EL LIBRO ESENCIAL PARA MADRES LACTANTES

6ª edición

Kathleen Huggins

Preámbulo de Ruth A. Lawrence

Apéndice sobre Uso de medicamentos
por Philip O. Anderson

The Harvard Common Press
Boston, Massachusetts

The Harvard Common Press
535 Albany Street
Boston, Massachusetts 02118
www.harvardcommonpress.com

Printed in the United States of America – Impreso en los Estados Unidos de América

Impreso en papel sin ácido

Library of Congress Cataloging-in-Publication Data
Huggins, Kathleen.
   [Nursing mother's companion. Spanish]
El libro esencial para madres lactantes / Kathleen Huggins ; preámbulo de Ruth A. Lawrence; apéndice sobre uso de medicamentos por Philip O. Anderson. -- 6ta ed.
      p.   cm.
   Translation of: The nursing mother's companion / Kathleen Huggins. 6th ed. Boston, Mass. : Harvard Common Press, c2010.
   Includes bibliographical references and index.
   ISBN 978-1-55832-736-8 (pbk. : alk. paper)
   1. Breast feeding--Popular works.   I. Title.
RJ216.H84518 2010
649'.33--dc22   2010020770

Harvard Common Press ofrece precios especiales al por mayor en todos sus libros. Las empresas y organizaciones pueden hacer pedidos para obsequiar o revender y también pueden solicitar ediciones personalizadas contactando al Director de Mercadeo en la dirección que está al inicio de esta página.

Diseño interior: Cia Boynton; modificado por Vicki Rowland
Diseño de cubierta: Night & Day Design
Ilustraciones: Susan Aldridge y Arden Vincent
Traducción al español y servicios gráficos: Victory Productions, Inc.

10 9 8 7 6 5 4 3 2 1

Contenido

PREÁMBULO

Siglos atrás, pocas mujeres tenían opciones para decidir cómo alimentar a sus hijos: el único medio de supervivencia del recién nacido era la leche materna. Sin embargo, hoy en día existen alternativas seguras para la lactancia y, por esto, una mujer debe pensar cómo desea alimentar a su bebé y cuál es realmente el mejor método para los dos. Si decide amamantar a su bebé, como hicieran sus antecesoras, debe esforzarse por aprender a hacerlo. La lactancia es la continuación fisiológica del ciclo reproductivo normal y los bebés, al nacer, ya saben cómo encontrar el pezón y succionar; sin embargo, sus madres no saben instintivamente cómo amamantarlos. En la actualidad hay muchas mujeres que nunca han visto cómo se amamanta a un bebé y tienen poco contacto con madres que hayan tenido esa experiencia. Estas madres tienen que aprender lo que deben hacer.

Una mujer embarazada debe aprender sobre métodos alternativos de alimentación primero para estar informada al tomar una decisión. Con este libro, Kathleen Huggins ayuda a la madre en el proceso de tomar decisiones, proporcionándole información sobre las ventajas prácticas de la lactancia, su importancia para la salud del bebé y la gran recompensa emocional que brinda a la madre y al bebé.

Mientras avanza el embarazo de la mujer y ella hace preparativos para su bebé, también puede preguntarse cómo debería prepararse para la lactancia. Amigos inexpertos pero con buenas intenciones pueden dar consejos numerosos pero contradictorios. Por el contrario, este libro proporciona pautas razonables de preparación para la lactancia, al igual que una explicación del proceso por medio del cual la naturaleza prepara los pechos para amamantar. Entender cómo funcionan los pechos prepara a la mujer para los cambios fisiológicos que ocurren cuando nace el bebé, se expulsa la placenta y empieza la lactancia. También es importante que la mujer embarazada discuta sus planes sobre la lactancia con su médico o partera. El profesional de la salud puede trabajar en conjunto con la madre para planificar los detalles del parto y el cuidado posparto para facilitar la lactancia.

Una vez tome la decisión de amamantar al bebé y se prepare para hacerlo, la mujer debe aprender *cómo* amamantar a su nuevo bebé. Aquí se incluyen capítulos que abarcan los métodos para aumentar la producción y bajada, o salida, de la leche y qué hacer cuando sobrevienen pequeños problemas. La autora también describe otros problemas más complicados, aunque menos comunes, y explica el tratamiento que un médico o una partera podrían recomendar. Es importante identificar cuáles situaciones requieren atención médica ya que un manejo inmediato y apropiado generalmente minimiza el problema y facilita su solución.

La autora, además de haber amamantado a sus propios hijos, es también una enfermera perinatal que ha aconsejado a miles de madres primerizas a través de una clínica de lactancia y una línea telefónica. Gracias a su experiencia práctica, enriquecida con los estudios formales que ha hecho sobre la lactancia, está especialmente calificada para preparar este manual para madres.

Una madre primeriza necesita estar segura de que está haciendo lo mejor para su bebé. Este libro le dará el conocimiento vital para adquirir esa confianza. Con el gran cúmulo de información aquí contenida, toda madre podrá experimentar la alegría de la lactancia.

Dra. Ruth A. Lawrence
Universidad de Rochester

PRÓLOGO

No hace mucho tiempo, una madre primeriza me pidió que la ayudara con un problema que tenía al amamantar a su bebé. Después de que lo resolvimos exitosamente, me sugirió que escribiera un libro sobre lactancia que incluyera técnicas para resolver problemas. Aunque me sentí halagada, me pareció un proyecto monumental. Sin embargo, al recordar su entusiasmo, me puse a considerar los conocimientos que había adquirido durante años ayudando a tantas madres, primero como enfermera de maternidad y, luego, cuando fundé la clínica de lactancia y el servicio de orientación por vía telefónica. Desde luego, estaba más que familiarizada con las preocupaciones comunes de las madres que aprenden a amamantar y con los problemas ocasionales que pueden interferir en el desarrollo de una relación de lactancia exitosa. Al día siguiente, escribí mi primer bosquejo.

Ya se habían escrito muchos libros excelentes acerca de los beneficios que tiene la lactancia sobre los métodos artificiales de alimentación. Por eso me propuse proporcionar a las madres una guía práctica que fuera una referencia sencilla para todo el período de lactancia. La primera parte del libro suministra información básica sobre los pechos, la preparación para la lactancia y la lactancia durante la primera semana. El resto del libro está concebido para leerse a medida que el bebé y la relación de lactancia crecen y se desarrollan. Hay un capítulo para cada una de las tres fases siguientes de la lactancia: desde la primera semana hasta el segundo mes, de los dos a los seis meses, y después de los seis meses. Después de cada uno hay una Guía de cuidados, es decir, una referencia rápida pero minuciosa sobre el tipo de problema que tu bebé o tú pueden tener durante la fase que se trató en el capítulo. Aunque normalmente no tengas que consultar estas guías, las incluí para garantizar que, cuando tengas que hacerlo, puedas identificar y resolver el problema lo más pronto posible. Como muchas mujeres lactantes pueden necesitar medicamentos eventualmente, el Dr. Philip O. Anderson aportó un apéndice sobre medicamentos y sus efectos en el bebé lactante.

Durante el año que estuve escribiendo este libro, recibí mucho estímulo y orientación. Tengo una gran deuda con Lynn Moen por todo el apoyo que me dio durante el proceso. También quiero agradecer a Penny Simkin, R.P.T., y a mi editora, Linda Ziedrich, por todos sus esfuerzos.

Por su revisión atenta del texto, agradezco a Marian Tompson, Andrea Herron, R.N., M.S., C.L.C., Kathleen Rodríguez Michaelson, B.A., C.L.C, Vicki McDonald, R.D., Judith La Vigna, Julie Merrill, R.N., Tom Robinson y Kathleen Auerbach, Ph.D.

A Jim Litzenburger, a Vicki Gadberry, R.N., C.N.M., Marilynn Schuster, R.N., a la Dra. Kathleen Long y a Dawn Edwards, R.N.C., los aprecio mucho por el ánimo que me dieron, al igual que por su amistad.

Agradezco a Donna Janetski por su dedicación a este proyecto en la preparación del manuscrito. También doy las gracias a Mike Sims por su generosidad y a Susan y Kirk Graves por sus esfuerzos.

Este libro nunca habría sido posible sin mi esposo, Brad, quién me fortaleció con su amor, paciencia y fe. Kate, mi hermosa hija y mi primera compañera de lactancia, fue mi inspiración durante todo el proceso.

Nota a la segunda edición: Por su ayuda para preparar esta edición, quisiera agradecer a Trina Vosti, I.B.C.L.C., y a Andrea VanOutryve, I.B.C.L.C. Y gracias a John, mi actual compañero de lactancia.

Nota a la tercera edición: Por su revisión exhaustiva del texto, quiero agradecer a Olga Mireles, R.N., C.L.C., y a Ellen ("Binky") Petok, I.B.C.L.C.

Nota a la cuarta edición: Por su generosa ayuda con las revisiones, agradezco a las siguientes mujeres: Dayna Ravalin, R.D., Sue Petracek, B.S. Ed., Paula Meier D.N.Sc., R.N., F.A.A.N., Lois D. W. Arnold, M.P.H., I.B.C.L.C., Jan Barger, R.N., I.B.C.L.C., Darillyn Starr y Rachel Vireday.

Nota a la quinta edición: Hace varios años, en un sitio web sobre la crianza de los hijos, tuve la fortuna de conocer a "Honeysucklemama", quien estaba lactando a su primer hijo. Muy pocas veces he encontrado una consejera dispuesta a ayudar a otras madres con tal comprensión, amabilidad y perspicacia al escribir. Gracias a ti, Tricia Bulger Zack, por aportar una visión fresca sobre el libro, y por tu apoyo durante mi año de recuperación del cáncer de mama.

También me gustaría agradecer a Patricia Donohue-Carey, L.C.C.E., C.L.E., educadora en salud perinatal, a la Dra. Nancy Wight, al Dr. Jack Newman, a Lenore Goldfarb, I.B.C.L.C., a Thomas Hale, Ph.D., a James McKenna, Ph.D., a Cynthia Good Mojab, M.S., I.B.C.L.C., R.L.C., y a Darillyn Starr por revisar ciertas partes de esta nueva edición. A mis amigas, Binky Petok, I.B.C.L.C., Gretta Blythe, R.N., I.B.C.L.C., y Jan Ellen Brown, I.B.C.L.C., les agradezco por su amor y apoyo.

Nota a la sexta edición: Tengo muchos a quienes agradecer en el 25.º aniversario de este libro. Primero que todo, a mi esposo, Brad, quien me ha animado y apoyado durante estos 25 años. Sin él, nunca hubiera existido *El libro esencial para madres lactantes*.

Hay dos médicos que se especializan en lactancia que han sido de especial ayuda en esta edición: la Dra. Jane Morton, quien se ha dedicado a ayudar a las madres lactantes y ha compartido su experiencia e investigación con madres y profesionales de la salud. El Dr. Jack Newman, un pediatra canadiense, también ha compartido amablemente su vasto conocimiento en lactancia con madres y especialistas en lactancia.

Aunque Philip O. Anderson, Pharm.D., ya está jubilado, accedió amablemente a actualizar la información sobre los medicamentos que se encuentra en el Apéndice D de esta sexta edición.

En esta edición incluí información sobre el impacto que tiene el cuidado materno hospitalario en la lactancia. Mi amiga y colega, Claudia Goff, R.N., tuvo la amabilidad de ayudarme en este aspecto.

Penny Simkin, P.T., me ayudó mucho al compartir información sobre madres que han sido abusadas sexualmente y los efectos del abuso en la lactancia.

Esta edición contiene más información sobre la extracción de leche, incluyendo un análisis a fondo de una variedad de extractores. Debo agradecer a Catherine Watson Genna y a Richard Weston por su contribución.

Ahora hay un nuevo enfoque sobre los sólidos en la alimentación de los bebés. Dawn Wilt, R.D., C.L.E., me fue de gran ayuda, al igual que Gill Rapley y Stefan Kleintjes, expertos europeos en lactancia.

Mi hija Kate ha sido un recurso sorprendente durante este año. Después de trabajar durante años en el sector bancario, ahora es educadora en lactancia y me ayudó mucho con esta edición.

Por último, debo agradecerle a Linda Ziedrich, mi extraordinaria editora, por haber estado a mi lado y por haber pulido mis palabras durante los últimos 25 años.

B.A.	Licenciado en Humanidades (Aprox.)	L.C.C.E.	Educador para el Parto Certificado por Lamaze
B.S.	Licenciado en Ciencias (Aprox.)	M.D.	Doctor en Medicina
C.L.C.	Consejera Certificada en Lactancia	M.P.H.	Magíster en Salud Pública
		M.S.	Magíster en Ciencias
C.L.E.	Educador en Lactancia Certificado	P.T.	Fisioterapeuta
C.N.M.	Enfermera Obstetra Certificada	Ph.D.	Doctor en Investigación
D.N.Sc.	Doctor en Ciencias de la Enfermería	Pharm.D.	Doctor en Farmacia
		R.D.	Diestista Colegiado
F.A.A.N.	Miembro de la Academia Americana de Enfermería	R.L.C.	Consultor Colegiado en Lactancia
		R.N.	Enfermera Colegiada
I.B.C.L.C.	Consultor Internacional en Lactancia Materna	R.N.C.	Enfermera Colegiada Certificada
		R.P.T	Fisioterapeuta Colegiado

INTRODUCCIÓN

¿Es realmente mejor amamantar?
¿Cuáles son los beneficios para la madre?

Desde que existe la humanidad, las mujeres han amamantado a sus bebés. Han alimentado y protegido a sus hijos con sus cuerpos, ampliando así el vínculo físico que comienza en la concepción. A cambio, esos momentos de ternura le han brindado placer y satisfacción a la tarea de ser madre. Si estás embarazada, es probable que esperes ansiosa el momento de alimentar, consolar y proteger a tu hijo en tu seno, tal y como lo hicieran tus antecesoras.

Tal vez ya te sientas comprometida con la idea de amamantar y estés completamente segura de que le darás pecho a tu bebé. O tal vez tengas algunas dudas, como muchas mujeres, pero piensas que valdría la pena intentarlo. Tu punto de vista depende de muchas cosas: el valor que le des a la lactancia, lo que piense tu compañero, cómo han alimentado tus amigas a sus hijos, tu estilo de vida y cómo te sientes contigo misma y con tu cuerpo.

Es probable que también tengas algunas ideas sobre lo que te espera. Tal vez creas que será fácil y conveniente, aunque te preocupe que no se ajuste a tus planes y actividades, o quizá tengas dudas sobre tu capacidad de amamantar. Posiblemente conozcas mujeres que intentaron amamantar, pero pronto desistieron. Sin importar tus actitudes, expectativas y preocupaciones sobre el tema, estos factores pueden determinar el éxito o fracaso que tengas en tu propósito de amamantar felizmente a tu bebé.

¿ES REALMENTE MEJOR AMAMANTAR?

Tal vez te parezca que la decisión entre amamantar o dar biberón sea una simple cuestión de preferencia personal. No te dejes convencer de que la leche materna y la leche de fórmula son igualmente buenas, porque no es así. Sin duda, la leche materna por sí sola promueve la salud y el desarrollo óptimos del bebé. Está hecha especialmente para satisfacer plenamente las necesidades nutricionales del bebé en crecimiento. También protege al bebé contra las enfermedades durante su primer año y mientras continúe lactando. La leche para bebés que imita a la materna, ya sea hecha de leche de vaca o de soya, nunca podrá reproducir la fórmula natural.

Si una compañía trasnacional desarrollara un alimento que, además de ser delicioso y nutricionalmente balanceado, fuera un poderoso medicamento que previniera y combatiera enfermedades, costara muy poco producir y pudiera administrarse en cantidades controladas según las necesidades de sus consumidores, el mero anuncio de su hallazgo dispararía las acciones de la compañía hasta alcanzar la cima del mercado de valores. Los científicos que desarrollaran ese producto ganarían premios y la riqueza y el poder de quienes participaran aumentarían drásticamente. Desde que existen seres humanos, las mujeres han producido esta sustancia milagrosa: la leche materna.

—Gabrielle Palmer, *The Politics of Breastfeeding*

Aunque también se pueden criar con leche de fórmula procesada, los bebés, como todos los mamíferos jóvenes, se crían mejor con leche proveniente de su misma especie. La leche humana contiene proteínas que promueven el desarrollo cerebral. Por el contrario, la leche de vaca contiene proteínas que favorecen el crecimiento muscular. Las propiedades nutricionales de la leche materna son las idóneas para cubrir las necesidades específicas de desarrollo y crecimiento del bebé. Los fabricantes de leche de fórmula tienen el reto constante de incluir en sus productos todos los nutrientes de la leche materna que la ciencia ha ido identificando como esenciales para el desarrollo y el crecimiento infantil.

Por ejemplo, en años recientes los fabricantes de leche de fórmula han reconocido que los ácidos grasos de la leche materna son necesarios para el desarrollo intelectual, motor y visual de los bebés. Hoy en día, el 90% de la leche de fórmula que se vende en los Estados Unidos incluye AA y DHA (ácido araquidónico y ácido docosahexaenoico) extraídos de la fermentación de microalgas y del hongo del suelo. Estos químicos producidos en el laboratorio intentan substituir los ácidos grasos omega 3 y omega 6 que hay en la leche materna. Marsha Walker, directora ejecutiva de la Alianza nacional para la defensa de la lactancia materna de los Estados Unidos (NABA), dice que cuando los fabricantes de leche de fórmula empezaron a agregar AA y DHA a sus productos, sus precios se elevaron un 30%. Las investigaciones han ofrecido pocas evidencias de los efectos positivos en el desarrollo del cerebro y los ojos que promulgan las compañías; lo que sí es cierto es que algunos bebés presentan diarrea u otros efectos secundarios después de tomarla.

La leche humana también se diferencia de la de fórmula en que brinda inmunidad específica contra enfermedades humanas. En cambio, la leche de vaca brinda inmunidad contra enfermedades bovinas. Por esta y otras razones, los bebés alimentados con leche de fórmula tienen un mayor riesgo de enfermarse y de tener que ser hospitalizados. Las infecciones diarreicas y las enfermedades respiratorias, incluyendo el virus respiratorio sincitial (VRS), afectan con mayor frecuencia y gravedad a estos bebés. El VRS es la causa más común de neumonía y bronquiolitis —inflamación de las vías respiratorias menores de los pulmones— en los niños menores de un año en los Estados Unidos. Los bebés alimentados con leche de fórmula también son más propensos a sufrir de infecciones de oído, lo cual puede generar problemas de habla o de lectura posteriormente. Las infecciones del tracto urinario y la meningitis bacteriana también son más comunes en los bebés alimentados artificialmente.

Aunque la mayoría de los padres no lo sabe, la leche de fórmula en polvo no es estéril. Además de carecer de los componentes antiinfecciosos de la leche materna, también se puede contaminar con bacterias

(*Cronobacter spp.*, antes conocida como *Enterobacter sakazakii*) que son nocivas para los bebés. Por esto, la Organización Mundial de la Salud (OMS) y la Organización de las Naciones Unidas para la Agricultura y la Alimentación recomiendan que los bebés con mayores riesgos de infección (los menores de dos meses, los nacidos con peso bajo y los prematuros) reciban leche de fórmula líquida y no en polvo. Sin embargo, en la mayoría de hospitales se acostumbra incluir muestras de leche de fórmula en polvo en los paquetes de regalo para recién nacidos cuando les dan de alta.

Recientemente, las compañías de leche de fórmula le han agregado probióticos al producto, bacterias que permanecen activas en el intestino para ayudar a prevenir las infecciones diarreicas. Esto plantea un dilema para los padres porque las instrucciones indican que esa leche sea preparada con agua fría para no destruir las bacterias que se han añadido, pero la OMS recomienda prepararla siempre con agua hirviendo para eliminar las bacterias nocivas que pueda contener la fórmula.

La leche de fórmula puede contener otras toxinas, además de las bacterias. Se han identificado niveles altos de aluminio en la mayoría de las leches de fórmula. En el 2008, se encontró también otro químico tóxico en algunos de estos productos. Después de que algunos fabricantes chinos intoxicaron a miles de bebés en ese país al agregar melamina a la leche para simular mayores niveles de proteínas, la Administración de Alimentos y Medicamentos de los Estados Unidos (FDA) anunció que no podía precisar ningún nivel de melanina en la leche de fórmula que pudiera considerarse seguro. Seguidamente, la FDA realizó pruebas con las marcas más populares de leche de fórmula en los Estados Unidos para asegurarse de que no incluyeran melamina. Aparentemente, debido a que este químico se usa en algunos empaques plásticos para alimentos y en una solución de limpieza para los equipos con los que se procesan alimentos, se hallaron rastros de melamina en algunas leches de fórmula estadounidenses. La agencia rectificó su posición y declaró que las cantidades de melamina halladas en las fórmulas estadounidenses eran aceptables.

En algunas ocasiones, los errores de fábrica en la producción de leche de fórmula para lactantes han tenido consecuencias graves. Sin embargo, es más común que la contaminación ocurra en casa. Ha habido casos de bebés que han sufrido envenenamiento por plomo cuando su leche ha sido preparada con agua del grifo con niveles altos de plomo. La contaminación del agua es un problema potencial, incluso si viene en botellas selladas, y los biberones pueden contener toxinas que llegan a liberarse y mezclarse con la leche de fórmula (consulta la pág. 214).

Alimentar con leche de fórmula implica otros riesgos para el bebé, tales como:

- Los bebés alimentados con leche de fórmula son más propensos a sufrir de cólicos, alergias y estreñimiento. De hecho, un gran número de bebés son alérgicos a las leches de fórmula, ya sea que estén hechas con leche de vaca o con soya.

- La alimentación con leche de fórmula parece ser uno de los diversos factores asociados al síndrome de muerte súbita del lactante (SMSL). Los bebés que han recibido leche de fórmula en cualquier cantidad tienen el doble de riesgo de presentar SMSL durante el primer mes de vida en comparación con los que solamente lactan. (Aún se desconoce la razón; tal vez se deba a que generalmente los bebés que se amamantan son más saludables que los que se alimentan con leche de fórmula y, por lo tanto, resisten mejor lo que sea que cause el SMSL).

- La caries dental, la maloclusión (alineación incorrecta de los dientes superiores e inferiores) y la distorsión de los músculos faciales pueden ser consecuencias directas de la acción de succionar el biberón.

Algunos estudios sugieren que los beneficios de la lactancia se extienden al resto de la infancia, la adolescencia y la edad adulta. Los bebés que lactan tendrán, en promedio, niveles de colesterol más bajos y menos enfermedades de las arterias coronarias cuando sean adultos. La leche materna protege al bebé de trastornos digestivos crónicos como la enfermedad de Crohn y la colitis ulcerativa. Aunque no se han encontrado diferencias significativas en las tasas de asma entre los bebés que toman leche materna y los que no, los adultos que fueron amamantados presentan una tasa menor. Los bebés que lactan tienen una probabilidad menor de padecer obesidad —la cual puede empezar con sobrealimentación en la edad de lactancia— y diabetes, tanto del tipo 1 (diabetes juvenil insulino dependiente) como del tipo 2 (diabetes en adultos). El cáncer, incluyendo la leucemia y el cáncer de ganglios linfáticos, también suele ser menos común en los niños que fueron amamantados.

Hay evidencia creciente de que los bebés alimentados artificialmente desarrollan problemas de aprendizaje con más frecuencia y suelen mostrar niveles inferiores en sus funciones intelectuales. Recientes estudios internacionales realizados a gran escala corroboran los hallazgos de estudios previos, los cuales indican que los niños que fueron amamantados tienen un mayor coeficiente intelectual y mejor desempeño en lectoescritura, matemáticas y otras materias escolares. Asimismo, los estudios revelan que es gracias a la leche materna, y no al acto de amamantar, que se da este desarrollo cognitivo superior.

Por supuesto, la lactancia también ayuda a crear un vínculo estrecho con el niño y a suplir sus necesidades emocionales. Las mujeres lactantes producen hormonas que promueven una conexión fisiológica entre

Temores infundados sobre la lactancia

Amamantar no es conveniente. De hecho, las madres experimentadas se ufanan de la facilidad y conveniencia de amamantar.

Amamantar es doloroso. Normalmente, amamantar es cómodo y placentero para las mujeres. Algunas mujeres desarrollan dolor en los pezones durante los primeros días de lactancia, pero esto se puede evitar colocando al bebé en la posición correcta (consulta "Posición del bebé en el pecho", pág. 40). Tal vez hayas escuchado que, a veces, los bebés muerden cuando lactan. Cuando el bebé succiona, su lengua cubre la encía y los dientes inferiores, lo que le impide morder. Sin embargo, algunos bebés muerden ocasionalmente al final de la lactancia, generalmente durante la dentición, pero la mayoría aprende pronto a no hacerlo.

Amamantar es vergonzoso. Aunque todas sabemos que producir leche es la función natural de nuestros pechos, a la mayoría de nosotras nos avergüenza mostrarlos. Al principio, quizá sea más cómodo amamantar en privado; pero la mayoría de las mujeres descubren, con un poco de tiempo y experiencia, que pueden hacerlo en público de manera cómoda y discreta.

Amamantar te obligará a quedarte en casa. De hecho, puedes llevar a tu bebé lactante adonde quieras; sólo necesitarás un pañal extra.

Tendrás que dejar de amamantar cuando vuelvas al trabajo. Hoy en día, hay cada vez más mujeres que combinan la maternidad, la lactancia y el trabajo, y lo hacen con éxito gracias a los recientes

madre e hijo. ¿Acaso hay una mejor manera de criar, consolar y dar seguridad a un bebé que en los brazos amorosos de su madre, abrigado al calor de su seno?

Aunque algunos sostienen que las madres que alimentan con biberón también pueden lograr una relación afectiva similar, esto no es verdad. En parte se debe a que la alimentación con biberón no requiere tanto contacto humano. Un bebé alimentado con biberón recibe menos caricias y abrazos, y lo mecen menos que a uno amamantado. Le hablan menos y pasa más tiempo solo en su cuna, alejado de sus padres. Aunque nadie sabe qué tan común sea la práctica de dejar el biberón apoyado, es probable que la gran mayoría de los bebés que son capaces de sostenerlo solos terminen encargándose de su propia alimentación casi por completo.

Por todas estas razones, la Academia Americana de Pediatría recomienda darle únicamente leche materna al bebé durante los primeros seis avances en los equipos de extracción y almacenamiento de leche. Tener un bebé saludable es particularmente importante para la madre trabajadora y los bebés amamantados se enferman con menos frecuencia.

Amamantar estropeará la forma de tus senos. Normalmente el embarazo hace que los senos crezcan y que, en ocasiones, desarrollen estrías. Durante los primeros meses de la lactancia, las mujeres con senos de tamaño normal o mediano pueden notar un aumento de tamaño. A medida que el bebé crece y lacta con menor frecuencia, la mayoría de mujeres sienten que los senos se reducen de tamaño. Durante el destete los senos suelen lucir aun más pequeños y algo caídos, pero durante los seis meses siguientes recuperan su tamaño y forma usuales. Un estudio reciente en los Estados Unidos reveló factores de riesgo independientes para tener senos caídos que incluyen una mayor edad durante el embarazo, varios embarazos, un mayor índice de masa corporal, un tamaño mayor de sostén pre-parto y fumar. Sin embargo, a las mujeres que amamantan no se les caen los pechos más que a las que alimentan con biberón.

Quizá tu leche no sea suficiente para tu bebé. Algunas madres temen que, debido a su dieta, al tamaño de sus senos o a su temperamento, su leche no sea lo suficientemente nutritiva o abundante. Ninguno de estos factores afecta la cantidad de leche que produces, la cual depende de la frecuencia con la que amamantes y de la habilidad del bebé para lactar. Además, la calidad de la leche materna rara vez es un problema.

meses de edad, continuar amamantándolo hasta cumplir el año y, de ahí en adelante, tanto como madre e hijo lo deseen.

¿CUÁLES SON LOS BENEFICIOS PARA LA MADRE?

Si bien la salud del bebé y los beneficios emocionales de la lactancia son razones suficientes para amamantar, las mujeres con frecuencia encuentran motivos adicionales. Las madres con experiencia en lactancia se ufanan de la facilidad y conveniencia de amamantar. Por supuesto, aclaran inmediatamente que el hecho de contar al comienzo con información, guía, apoyo y consuelo fue fundamental para ellas. Después de las primeras semanas, amamantar al bebé simplifica la vida considerablemente.

Amamantar ahorra dinero. Durante el primer año, alimentar a un bebé con fórmula en latas de 8 onzas, lista para usar, cuesta cerca de

4.000 dólares. Comprar latas de 32 onzas reduce el costo a unos 1.800 dólares. La leche de fórmula concentrada, que sólo requiere agua para su preparación, cuesta unos 1.500 dólares al año y la leche de fórmula en polvo reduce el costo un poco más, a unos 1.200 dólares.

La mayoría de las madres lactantes experimentadas se alegran de no tener que comprar leche de fórmula ni preparar biberones. En lugar de levantarte en la noche a preparar un biberón, puedes darle el pecho al bebé y dormirte de nuevo. Puedes salir con tu bebé sin tener que llevar leche de fórmula, biberones ni tetinas. Muchas madres agradecen haber podido amamantar a sus bebés en medio de desastres naturales como tormentas, inundaciones e incendios, cuando no había leche de fórmula ni alimentos disponibles. (El hecho de que sea fácil llevar a tu bebé lactante a cualquier parte no significa que no puedas separarte de él. Cuando tu bebé y tú deban estar separados, puedes dejarle tu propia leche. Consulta más información en el Capítulo 6).

Muchas mujeres se preocupan por su apariencia después de tener un bebé. La grasa que acumulas durante el embarazo sirve como reserva calórica durante la lactancia. No es buena idea hacer dietas rigurosas durante el período de lactancia y tampoco es necesario; la mayoría de las mujeres pierden peso gradualmente mientras están lactando, siempre y cuando no estén comiendo de más. Las mujeres que alimentan a su bebé con leche de fórmula pueden tener mucha más dificultad para perder la grasa que acumularon durante el embarazo.

La lactancia tiene otros efectos beneficiosos en el cuerpo de la mujer. Los estudios recientes demuestran que una mujer reduce el riesgo de padecer diabetes tipo 2 hasta en un 12% por cada año que haya amamantado. Unos investigadores suecos hallaron que las madres que amamantan a su bebé durante al menos 13 meses reducen a la mitad el riesgo de desarrollar artritis reumatoide. Muchos estudios registran tasas menores de cáncer de ovarios y de mama entre las mujeres que hayan amamantado, y al parecer, el riesgo de cáncer disminuye mientras más tiempo amamantan. También hay evidencia de que la lactancia protege contra el desarrollo de la osteoporosis (huesos frágiles) en una etapa posterior de la vida. Además, la lactancia suele posponer la reanudación de la menstruación después del parto. La mayoría de las mujeres lactantes no tienen menstruación durante varios meses o hasta dos años después del parto, mientras sigan amamantando con frecuencia. Por último, los estudios recientes que comparan a las madres lactantes con otras que alimentan con biberón sugieren una tasa más baja de depresión posparto entre las primeras.

Algunas madres no soportan el olor ni el sabor de muchas preparaciones de leche de fórmula, sin mencionar el desagradable olor de las deposiciones y regurgitaciones de los bebés alimentados con ésta, además de las manchas que deja en la ropa. La leche materna tiene un olor dulce si acaso y las regurgitaciones y deposiciones del bebé tendrán un olor suave y poco molesto siempre y cuando reciba sólo esta leche.

Las madres que amamantan no lo hacen sólo para criar y proteger de la mejor manera a sus bebés o para obtener los beneficios personales que conlleva la lactancia, sino también porque simplemente disfrutan de la experiencia. La relación amorosa que se establece entre la madre y el hijo lactante es emocionalmente satisfactoria y placentera. No tendrás una mayor recompensa como madre que presenciar cómo tu hijo se nutre de tu propio cuerpo, primero en la matriz y, luego, en tu seno.

AMAMANTAR NO SIEMPRE ES FÁCIL

Si la lactancia es algo natural, debería ser fácil, ¿verdad? En ocasiones no lo es. Hoy en día, aproximadamente la mitad de las madres que comienzan a amamantar a sus bebés desisten antes de las primeras seis semanas. Rara vez se debe este fracaso a que la madre no sea capaz de producir suficiente leche. Típicamente, se debe a que se siente a la deriva en sus esfuerzos por amamantar. La gran mayoría de las madres primerizas saben muy poco sobre el proceso de lactancia o el bebé lactante y cuentan con poca orientación o apoyo mientras aprenden a amamantar. A pesar de que amamantar es un proceso natural, no es instintivo y se debe aprender. En los siguientes capítulos encontrarás lo que necesitas saber.

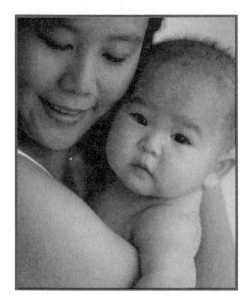

No existe un placer mayor que ver a tu bebé crecer, nutriéndose de tu propio pecho.

1 LA DULCE ESPERA: PREPARACIÓN DURANTE EL EMBARAZO

Aprender sobre la lactancia
Tus senos
Cómo lograr una leche pura
Preparación para un nacimiento normal
Preparación para los primeros días
Preparación para las primeras semanas

Es probable que hayas tomado la decisión de amamantar a tu bebé mucho antes de quedar embarazada o que apenas lo estés considerando. Aunque alimentar al bebé dándole pecho sea algo natural, muchas madres primerizas se sorprenden al descubrir que también es una habilidad adquirida y que necesitan varias semanas para dominarla.

Amamantar con éxito suele depender de la seguridad en sí misma y el compromiso de la madre. Puedes fortalecer tu confianza en ti misma, aprendiendo cuanto puedas sobre la lactancia con antelación y puedes reafirmar tu compromiso de amamantar mediante la creación de un sólido sistema de apoyo.

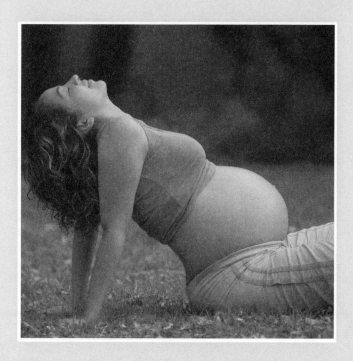

Aprender sobre la lactancia

Hace varias generaciones, la mayoría de las primerizas podían recurrir a sus madres para obtener apoyo y orientación sobre la lactancia. Hoy en día, por fortuna, muchas mujeres pueden hacer lo mismo. Sin embargo, muchas otras no tienen esa opción.

Si tu madre no amamantó o si desistió al poco tiempo, existen diversos medios para que aprendas sobre la lactancia con anticipación. Ciertamente, leer sobre el tema resulta beneficioso. En algunas comunidades se ofrecen clases sobre la lactancia. Las mujeres embarazadas son ampliamente bienvenidas en las reuniones de La Liga de La Leche que se realizan mensualmente en muchos sitios. La Liga de La Leche es una organización de madres lactantes cuyo objetivo es apoyar la lactancia en todo el mundo. También hay otros grupos, como el Concilio de madres lactantes (NMC), que ofrecen clases y asistencia telefónica para mujeres embarazadas y lactantes. En el Apéndice A encontrarás una lista de estos grupos. Además, los hospitales, los programas de los departamentos de salud del condado y el Programa especial de nutrición suplementaria para mujeres, bebés y niños (WIC) suelen patrocinar clases prenatales de lactancia. Consulta el Apéndice A, página 297 para obtener mayor información sobre los programas del WIC.

Otra manera excelente de aprender sobre la lactancia es compartir con mujeres que están amamantando a su bebé. Es posible que nunca hayas visto de cerca a una mujer dándole el pecho a su hijo. La mayoría de las madres lactantes estarán encantadas por tu interés y seguramente algunas de ellas se convertirán en buenas fuentes de información y apoyo en los días venideros. Asegúrate de preguntarles sobre sus primeras semanas de lactancia. Seguramente te contarán acerca de sus diversas experiencias y podrás hacerte una idea de lo que implica el comienzo de la lactancia.

TUS SENOS

Durante el embarazo, tus senos experimentan muchos cambios mientras se van preparando para la lactancia. Al comienzo del embarazo, seguramente te diste cuenta de que se agrandaron y se volvieron más sensibles que antes. Su aumento de tamaño durante los meses iniciales del embarazo se debe al desarrollo de las estructuras internas para la producción de leche. La mayoría de las mujeres prefieren usar un sostén de maternidad a lo largo del embarazo, aunque algunas pueden sentirse cómodas sin necesidad de usarlo. Al inicio o a la mitad del embarazo, tu caja torácica se ensancha. Probablemente sientas que te aprieta más el contorno del sostén y te veas en la necesidad de comprar sostenes nuevos o de conseguir extensores de sostén.

A medida que crecen los senos, aumenta el flujo sanguíneo y las venas pueden hacerse más visibles. A algunas mujeres se les forman estrías en los senos, iguales a las que pueden aparecer en el abdomen durante el embarazo.

Es posible que el pezón y el área que lo circunda (la areola) dupliquen su tamaño y su color se intensifique; tal oscurecimiento hará que el pezón sea visualmente llamativo para el recién nacido. Asimismo durante esta etapa, se hacen notorios los tubérculos de Montgomery, unas pequeñas glándulas ubicadas en la areola, cuya función es secretar un lubricante antibacteriano que mantiene el pezón hidratado y protegido durante el embarazo y la lactancia. El uso de jabones o cremas especiales para el cuidado de los senos es innecesario e incluso puede resultar perjudicial, ya que los jabones eliminan el lubricante natural de los senos y las cremas pueden interferir con su acción antibacteriana.

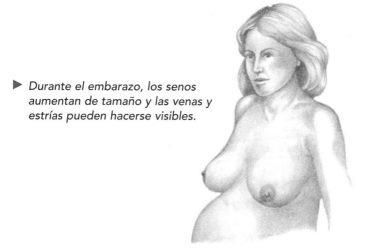

▶ *Durante el embarazo, los senos aumentan de tamaño y las venas y estrías pueden hacerse visibles.*

Los pezones suelen volverse más sensibles durante el embarazo; algunas mujeres incluso sienten dolor cuando se los tocan. Esta sensibilidad va disminuyendo a medida que avanza el embarazo y no debería causar molestias durante la lactancia. Otras mujeres disfrutan de esa sensibilidad y sienten gran placer cuando les acarician los senos al hacer el amor.

Alrededor del quinto o sexto mes de embarazo, los senos ya son plenamente capaces de producir leche. En esta etapa, algunas mujeres comienzan a notar gotas de fluido en sus pezones. Dicho fluido se llama calostro, sale de un conjunto de agujeros diminutos que hay en el pezón y es el alimento que darás a tu bebé durante sus primeros días de vida. Aunque algunas mujeres no lo secreten, el calostro ya está presente en los senos.

Como mujeres, todas recibimos mensajes sobre nuestro cuerpo y cómo "deberíamos" lucir. Estos mensajes afectan nuestra imagen corporal, incluyendo cómo nos sentimos respecto a nuestros senos y su aspecto. Probablemente recuerdes cómo te sentías con relación a tus senos mientras empezabas a desarrollarte en la adolescencia. Quizá te sentiste orgullosa al verlos crecer y tener que empezar a usar sostén. Tal vez te sentiste avergonzada si se desarrollaron antes de tiempo o si crecieron más que los de tus amigas.

Cómo cuidar tus senos

Durante los últimos meses de embarazo debes evitar enjabonar tus senos; simplemente enjuágalos mientras te bañas. Por lo general, el jabón reseca los pezones y areolas. Si sientes resequedad o picazón en los senos, una crema o loción suave puede aliviarte, pero evita aplicarla sobre el pezón o la areola.

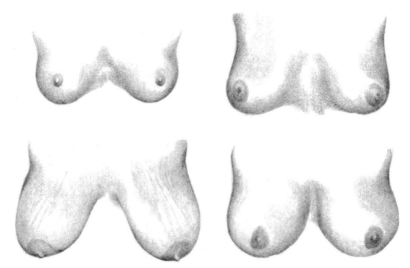

▲ *Los senos pueden tener muchos tamaños y formas.*

Por el contrario, pudiste sentir angustia si se demoraron en crecer, o te sentías acomplejada porque eran pequeños.

Incluso ahora, es probable que desees tener unos senos más pequeños o más grandes, más redondos o menos caídos. Quizá no luzcas como esas mujeres de senos "perfectos" que has visto en las fotografías de madres lactantes. En particular, las mujeres con senos grandes suelen sentirse inseguras respecto a la lactancia porque temen que sus senos crezcan aún más o que goteen leche en exceso. De hecho, los senos grandes no suelen crecer más después del parto y tienden a gotear menos que los senos pequeños.

Cada mujer tiene senos distintos a los de las demás, pero están perfectamente diseñados para su propósito fundamental sin importar su tamaño: el de criar y nutrir a los hijos. Los senos no sólo le proporcionan nutrientes excelentes al bebé para su crecimiento y desarrollo, sino también el calor, la comodidad y la seguridad que necesita. En este sentido, son lo más hermoso que hay.

Producir y dar leche
Apenas nace el bebé, el calostro está listo de inmediato para que él empiece a alimentarse. El calostro es el alimento ideal durante sus primeros días pues, además de ser nutricionalmente perfecto, es una protección importante contra las infecciones. Generalmente, la leche madura aparece al segundo o tercer día, aunque ocasionalmente puede demorarse hasta el cuarto, quinto o incluso más. El comienzo tardío de la producción de leche, que se ha vuelto un problema cada vez más común, puede estar relacionado

con algún suceso ocurrido durante el parto (consulta "Preparación para un nacimiento normal", pág. 18).

Apenas se expulsa la placenta, el cuerpo de la mujer recibe inmediatamente la señal para comenzar a producir la leche. Enseguida se estimula la prolactina, la hormona que activa las células productoras de leche en los senos. La producción inicial de leche ocurre independientemente de que el bebé lacte o no. Ahora bien, la producción continua de leche es otro asunto. Depende de la estimulación frecuente y regular del pecho y del ritmo al que se vacía de leche. Al succionar, el bebé estimula las terminaciones nerviosas del pecho que, a su vez, estimulan la liberación de dos hormonas esenciales para la producción y descenso de la leche: la prolactina y la oxitocina.

Como mencionamos antes, la prolactina activa las células productoras en los pechos que estimulan la producción de leche. La oxitocina es la encargada de que la leche se secrete de los diminutos sacos donde se produce. Esta secreción se conoce como reflejo de la bajada o descenso de la leche. A medida que el bebé succiona, la leche se impulsa hacia el pezón. Es el bebé quien hace salir la leche al comprimir la areola con su lengua y encías mientras lacta.

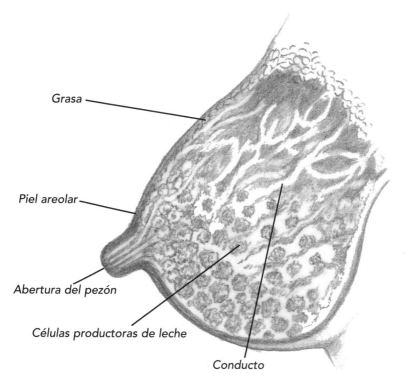

Grasa

Piel areolar

Abertura del pezón

Células productoras de leche

Conducto

Sección transversal de un seno durante la lactancia. ▲

Durante sus primeros meses de vida, tu bebé obtendrá tanta leche como necesite, siempre y cuando lo amamantes con frecuencia (al menos ocho veces en un período de 24 horas), se prenda del pecho y succione apropiadamente y lo dejes lactar suficiente tiempo como para que quede satisfecho. Esto se debe a que la lactancia funciona según un modelo de oferta y demanda. Mientras más estimule y vacíe los pechos el bebé con su succión, mayor será la cantidad de leche que éstos produzcan.

Cómo lograr una leche pura

En algún momento, una madre podría preguntarse si su leche es realmente sana para su bebé. Frecuentemente, esta duda surge si ella necesita tomar algún medicamento. Aunque muchos medicamentos pueden pasar a la leche materna, la mayoría sólo pasa en pequeñas cantidades que se consideran seguras para el bebé lactante. En el Apéndice D (pág. 312) podrás encontrar una guía muy completa sobre el uso de medicamentos durante la lactancia, escrita por el Dr. Philip O. Anderson. Otra fuente de información similar es LactMed, una base de datos en línea desarrollada por el Dr. Anderson para la Biblioteca Nacional de Medicina de los Estados Unidos. LactMed se encuentra en la lista de bases de datos incluidas en http://toxnet.nlm.nih.gov.

Cada vez son más las inquietudes relacionadas con los contaminantes ambientales a los que estamos expuestos, tales como insecticidas y otras sustancias químicas que son tóxicas. Muchas de esas sustancias se almacenan en los tejidos grasos del cuerpo y, como consecuencia, se pueden detectar en pequeñas cantidades en la leche materna. Sin embargo, los expertos en la materia no han identificado riesgos para el bebé en dichas cantidades. La mayoría de ellos creen que los beneficios nutricionales e inmunológicos de la leche materna superan con creces los riesgos potenciales de los contaminantes ambientales. Desafortunadamente, nuestros hijos están mucho más expuestos a algunas de esas sustancias químicas cuando están en la matriz que cuando son amamantados.

Si tu deseo es minimizar la exposición de tu bebé a las sustancias tóxicas, sigue los siguientes consejos durante el embarazo y mientras estés amamantando.

- No uses pesticidas en el hogar, el jardín o las mascotas.

- Evita el contacto con solventes orgánicos que están presentes en pinturas, removedor de pintura para muebles, vapores de gasolina, pegamentos que no sean a base de agua, esmalte para uñas y líquidos para lavar en seco. Tiende al aire libre la ropa lavada en seco o almacenada con naftalina antes de usarla y evita usar las prendas tratadas para ser permanentemente resistentes a la polilla.

● Sigue una dieta baja en grasa animal que incluya carnes magras y productos lácteos descremados.

● Evita fumar y estar cerca de personas que estén fumando.

● Evita comer pescado con niveles altos de mercurio y bifenilos policlorados (BPC), como el tiburón, el pez espada (conocido también como *kajiki*), el carite lucio (que se incluye entre las especies conocidas como *saba* en los restaurantes japoneses), el blanquillo camello (conocido también como pargo rojo o blanco) y pescados provenientes de aguas contaminadas, especialmente de los Grandes Lagos.

● Lava y pela muy bien las frutas y verduras. Evita las dietas drásticas, pues pueden aumentar la excreción de sustancias tóxicas en la leche materna.

Pescado y mariscos: ¿cuáles comer y cuáles no?

La Administración de Drogas y Alimentos de los Estados Unidos indica que una mujer embarazada puede comer 12 onzas (340 g) a la semana de cualquier otro tipo de pescado cocinado sin correr ningún riesgo, pero debe evitar el consumo de tiburón, pez espada, carite lucio y blanquillo camello. El Grupo de trabajo medioambiental (*Environmental Working Group*) es aun más conservador. Esta organización sin fines de lucro también recomienda evitar por completo el atún fresco (incluyendo las variedades que se venden en los restaurantes de sushi, como el *ahí, maguro, meji, shiro* y *toro*), el mero negro, las ostras de la Costa del Golfo, pez vela (*makjiki*), fletán, lucio europeo, lucioperca americana, roncacho blanco o corvineta listada y lubina negra o perca americana; asimismo, recomienda un máximo de 3 a 6 onzas (85 a 170 g) al mes de atún enlatado, llampuga o dorado, mejillón atlántico, ostión americano, bacalao, abadejo, salmón de los Grandes Lagos, jaiba o cangrejo azul, pez gato americano, seriola coreana (conocida en los restaurantes de sushi como *hamachi, kanpachi, inada* o *buri*), listado o bonito de vientre rayado (*katsuo*), trucha silvestre y corégono de lago.

Los pescados y mariscos seguros, es decir, con niveles de mercurio inferiores a 0,2 partes por millón, incluyen trucha cultivada, pez gato cultivado, palitos de pescado, camarones, abadejo, salmón silvestre del Pacífico, eglefino o anón, lenguado canadiense o platija de verano, corvina, almejas, lenguados, jaiba y vieiras u ostiones. Verifica con el departamento de salud de tu estado o ciudad qué especies locales se pueden consumir sin correr riesgos.

● Si en tu trabajo entras en contacto con químicos, pídele a tu doctor que te ponga en contacto con un especialista que pueda hacerte recomendaciones de seguridad.

PREPARACIÓN PARA UN NACIMIENTO NORMAL

Durante las últimas dos décadas se ha disparado el número de madres que han tenido parto inducido, las que han contado con anestesia epidural y las que han dado a luz por cesárea. Ahora se sabe que estas intervenciones de alta tecnología a menudo afectan la lactancia.

Un parto con complicaciones suele ocasionar que la madre y el bebé se separen. Esto puede obstaculizar el inicio de la lactancia.

Con demasiada frecuencia, un parto complicado implica también el comienzo tardío de la producción de leche. Diversos factores pueden ser causas parciales, entre ellos: un parto largo, la anestesia epidural, el uso de oxitocina sintética para acelerar o inducir el trabajo de parto y la administración de fluidos intravenosos en gran cantidad. Cuando la producción de leche se retrasa más de 72 horas después del parto, el recién nacido puede desarrollar ictericia, perder mucho peso y necesitar alimentos suplementarios. Es muy probable que una madre en esta situación decida no amamantar.

Normalmente, un nacimiento complicado no ocurre espontáneamente sino que es inducido mediante la rotura del saco amniótico. El médico puede recomendar que se haga esto cuando la madre está muy cerca de la fecha prevista o ésta ya ha pasado. Casi siempre, un parto inducido requiere intervenciones médicas adicionales. La ruptura de las membranas puede estimular o no el trabajo de parto, pero sí es seguro que aumenta el riesgo de infección para madre e hijo. Apenas la madre rompe fuentes, el tiempo empieza a correr; el bebé debe nacer en el transcurso de las 24 horas siguientes para minimizar el riesgo de infección.

En ocasiones, la inducción es una buena idea cuando ha habido problemas durante el embarazo. Para el bebé puede ser arriesgado permanecer en el útero si han pasado 42 semanas de gestación, o si la madre sufre de hipertensión o de una infección en el útero, o de alguna otra enfermedad, como la diabetes. Pero muchos médicos programan inducciones por conveniencia: porque le conviene a las madres, a los médicos o al personal del hospital. El médico puede persuadir a la madre al describirle la inducción como un procedimiento de rutina que le evitará salir corriendo a media noche hacia el hospital y para que algunos familiares puedan acompañarla, o al manifestar su preocupación por el tamaño del bebé. Tal vez una madre solicite la inducción simplemente porque está cansada de estar embarazada.

Ninguna de estas razones es suficiente para tener una inducción. Estudios de miles de casos han demostrado que la inducción aumenta la frecuencia de complicaciones en el parto y de partos quirúrgicos que no mejoran las condiciones del recién nacido.

Por naturaleza, el cuerpo empieza a prepararse para el parto durante las últimas semanas del embarazo. El bebé se desliza hasta la pelvis, el cuello uterino se inclina hacia atrás y se empieza a ablandar. El bebé recibe anticuerpos que lo protegerán contra las infecciones durante sus primeras semanas, sus pulmones maduran y su cuerpo se cubre de una capa de grasa. Su cuerpo almacena más hierro y el bebé desarrolla la habilidad de succionar y tragar coordinadamente. Cuando el bebé está listo para nacer, libera una pequeña cantidad de una hormona que hace que el cuerpo de la madre secrete las hormonas que darán inicio al trabajo de parto. Cuando el bebé, las hormonas maternas, el útero, el cuello uterino y la placenta están listos, empieza el trabajo de parto. Cuando esto último sucede naturalmente, el parto tiende a ser más fácil y el bebé usualmente nace listo para lactar.

Normalmente, la madre que ha decidido tener una inducción ingresa al hospital antes de que se hayan dado las condiciones para el trabajo de parto. Si se estima incorrectamente la fecha, el bebé puede nacer semanas antes de lo indicado. Un recién nacido con un desarrollo inmaduro está más propenso a complicaciones como inestabilidad de la temperatura, azúcar baja en la sangre, problemas respiratorios e ictericia. A menudo, los que nacen tres o más semanas antes, no aprenden a lactar hasta que llega el momento en el que deberían haber nacido.

Si al romper fuentes no se causan contracciones que sean efectivas, se puede usar oxitocina artificial (pitocina) para intensificarlas. Durante un parto normal, la madre produce su propia oxitocina, lo que también hace que su cuerpo produzca endorfinas, hormonas que reducen naturalmente el dolor. La oxitocina artificial que se administra por vía intravenosa no llega al cerebro y no estimula la liberación natural de endorfinas. Además de ser más dolorosas, las contracciones causadas por la pitocina suelen ser más largas y ésta puede impedir que el útero se relaje por completo entre contracciones. Dado que la pitocina incrementa la tensión del músculo uterino y la del bebé, la madre necesita monitoreo electrónico continuo. Como resultado, es probable que tenga que limitarse a permanecer en cama, sin tener la libertad de movimiento necesaria para ayudarse en el parto, y sin poder tomar baños relajantes que calmen sus dolores.

Un estudio reciente de miles de madres primerizas demostró que aquellas cuyo trabajo de parto fue inducido —por ruptura de membranas, por pitocina, o por ambas— tuvieron entre cuatro y diez veces más probabilidades de requerir cesárea. En el futuro, casi todas ellas darán a luz a sus hijos por cesárea.

Sin importar si su parto sea inducido o no, hoy en día la mayoría de las mujeres deciden hacerse aplicar epidurales. Una epidural es la inyección de un narcótico y un anestésico en el área que rodea la médula espinal. Los medicamentos bloquean los impulsos nerviosos de los segmentos inferiores de la médula espinal, provocando una reducción de sensibilidad en la mitad inferior del cuerpo.

Si bien la epidural alivia el dolor de un 80% de las mujeres en labor de parto, también puede causar complicaciones indeseadas. El parto tiende a ser más demorado: las contracciones se hacen más débiles y menos frecuentes porque la epidural reduce en la madre la producción de oxitocina, la cual hace que el útero se contraiga. Esto aumenta la probabilidad de que la madre necesite oxitocina artificial. Al no alcanzar el nivel máximo de oxitocina, no se generan las fuertes contracciones finales que culminan en el parto y ayudan a que la madre se enamore de su bebé sólo con verlo.

Las epidurales tienen otros efectos secundarios. Dado que los medicamentos bloquean los nervios que regulan la presión arterial, un tercio de las mujeres que reciben epidurales presentan presión arterial baja, y en el 12% de estos casos llega a tal extremo que impide que el bebé reciba oxígeno. En un intento por prevenir que se baje la presión, tal vez se le administren a la madre grandes cantidades de líquidos intravenosos antes de la epidural. Estos líquidos pueden causar que se retrase el inicio de la producción de leche.

Al recibir la epidural y la pitocina, se puede afectar la frecuencia cardiaca del bebé. Con una encuesta entre madres primerizas que recibieron estas dos intervenciones se concluyó que la mitad de ellas necesitó cesárea debido a sufrimiento fetal.

A menudo, la anestesia epidural causa la relajación de los músculos del piso pélvico, lo que puede interferir con la flexión y rotación normal de la cabeza del bebé al atravesar el canal de parto. Esta interferencia puede causar una presentación anormal (es decir, cuando el bebé desciende con la cara hacia el frente o el costado de la madre), dificultando el parto, o impedir el descenso del bebé, lo que hace necesaria una cesárea. Una epidural también reduce la habilidad de la madre para pujar (e, incluso, impide que la madre mueva la parte inferior de su cuerpo), lo que puede hacer necesario un parto con fórceps o con ventosa obstétrica. La probabilidad de una cesárea se triplica cuando se administran epidurales. Las mujeres a las que se les administra una epidural también tienen un mayor riesgo de sangrar en exceso después del parto.

Casi el 24% de las mujeres que reciben la epidural presentan fiebre. Cualquier aumento de temperatura puede indicar que la madre tiene una infección, lo que requiere que se examine al recién nacido. Si el bebé también tiene fiebre, se le harán más exámenes y se le administrarán

Preparación para un nacimiento normal

- Asiste a un curso de preparación para el parto, preferiblemente con un instructor certificado por Lamaza o Bradley, para aprender más sobre el nacimiento normal.

- Ten en cuenta que la fecha prevista es una aproximación. Infórmale a la persona que te asiste que prefieres esperar que el trabajo de parto inicie solo.

- Si la persona que te asiste está preocupada por el bienestar del bebé, pídele que realicen una cardiotocografía en reposo (monitoreo fetal electrónico) cada dos o cuatro días para asegurarse de que el bebé esté bien.

- Quédate en casa al empezar el trabajo de parto, hasta que rompas fuente o hasta que las contracciones se den cada 3 ó 4 minutos y duren 1 minuto.

- Considera emplear a una partera para que te ayude a manejar las molestias del parto y del nacimiento.

- Aprovecha la bañera o la ducha para disminuir la intensidad de las contracciones.

- Trata de retrasar la epidural hasta que el trabajo de parto haya progresado y tu cuello uterino se haya dilatado 5 centímetros.

- Si sientes que necesitas medicamentos para el dolor, pide que te apliquen AECP.

- Cuando el cuello uterino esté completamente dilatado, puedes mantenerte en pie y valerte de la gravedad para que el diámetro de tu pelvis aumente y el bebé pueda descender por el canal de parto.

- Cuando empieces a pujar, trata de descansar entre contracciones. Puja sólo cuando sientas el impulso, o cuando te lo indique la persona que te asiste o la enfermera. Pujar en períodos cortos, de no más de 4 a 6 segundos cada uno, te ayudará a conservar tu energía.

antibióticos. En un estudio a gran escala, los bebés de madres que tuvieron fiebre en el parto presentaron más a menudo un puntaje menor en la prueba de APGAR, tono muscular bajo y convulsiones que los bebés de madres sin fiebre. Además, cuando examinan y tratan a un bebé con fiebre, lo separan de su madre durante las horas que son idóneas para comenzar la lactancia.

Las madres cuyo trabajo de parto se alarga y complica por intervenciones médicas tienden a producir leche tardíamente y sus bebés tienden a ser menos hábiles para lactar. En general, éstos tienen más habilidad para hacerlo cuando su madre ha dado a luz sin necesidad de narcóticos intravenosos ni epidural. La habilidad de lactar es todavía menor cuando la madre ha recibido medicamentos intravenosos al igual que epidurales durante el trabajo de parto.

A pesar de que quedaron muy satisfechas por el alivio del dolor, muchas madres que recibieron epidurales reportaron poca satisfacción con la experiencia del nacimiento. Si estás segura de que necesitas medicamentos para el parto, puedes solicitar analgesia epidural controlada por el paciente, o AECP. La AECP está disponible en muchos hospitales y clínicas de maternidad y le permite a la madre administrarse a sí misma un bolo de narcóticos y anestésicos cuando siente la necesidad. La dosis es baja; así que, aunque bloquea los sensores del dolor, permite a la madre más movimientos en la cama. Cuando el cuello uterino está completamente dilatado, se interrumpe la epidural para que la madre pueda responder a su impulso de pujar. La recuperación de la madre tiende a ser mejor cuando se usa AECP. Casi siempre puede caminar más pronto, y hacerlo ayuda a prevenir tanto la distensión de la vejiga, como un sangrado excesivo. Ya que el bebé ha tomado menos narcóticos con AECP, tiende a mostrar más habilidad y un interés más normal al lactar.

Si debes programar un nacimiento por cesárea

Según muchas encuestas, los bebés que nacen más de una semana antes de la fecha prevista tienden a presentar complicaciones. Problemas respiratorios, infecciones, nivel bajo de azúcar en la sangre y necesidad de cuidados intensivos son muy comunes en bebés que nacen con 37 o menos semanas de gestación. Usualmente, estos problemas hacen que madre e hijo estén separados y que se retrase el inicio de la lactancia. Además, los bebés que nacen de 37 semanas o menos no suelen ser muy hábiles para alimentarse.

A pesar de estos riesgos, un tercio de las cesáreas se realizan antes de las 39 semanas de gestación. Si vas a necesitar cesárea, insiste en que sea programada para después de las 39 semanas o cuando se haya comprobado que los pulmones del bebé ya están maduros.

En la página 46 hallarás más información sobre la lactancia después de un parto por cesárea.

PREPARACIÓN PARA LOS PRIMEROS DÍAS

Preparación de los pezones

A menudo, se aconseja a las madres que planean amamantar que preparen sus pezones durante el embarazo. De hecho, los estudios han demostrado que las prácticas para hacerlos "resistentes", como frotarlos o retorcerlos suavemente sirven poco para prevenir el dolor durante el inicio de la lactancia. Ya sea que tengan una piel especialmente sensible o no, las rubias y las pelirrojas no suelen experimentar más dolor en los pezones que otras mujeres. Los pezones adoloridos pueden prevenirse haciendo que el bebé se prenda adecuadamente del pecho (consulta "Posición del bebé en el pecho", pág. 40).

Si usas joyas en uno o ambos pezones, debes quitártelas y dejar de usarlas durante el período de la lactancia. Probablemente puedas amamantar sin problema, pero es posible que la leche gotee por el agujero de la perforación.

Una preparación que es muy importante que hagas durante el embarazo es asegurarte de que tus pezones sobresalgan. Tu bebé tendrá dificultad para prenderse del pecho si no sobresalen lo suficiente por sí solos o si no logras hacer que sobresalgan. Incluso si tuviste un examen de senos al empezar tu embarazo, tal vez no hayan examinado completamente tus pezones. Tómate el tiempo para realizar tu propio examen.

Primero, mira tus dos pezones. Es probable que sobresalgan, o que uno o ambos sean planos, invaginados, plegados en el centro o invertidos. Luego, haz la prueba de "apretar el pezón": Aprieta suavemente justo detrás del pezón con tus dedos índice y pulgar. Esto imita el movimiento que tu bebé hará al lactar. Mira cómo responde cada uno de los pezones. Si son planos, hálalos y determina si pueden salir lo suficiente de la masa interna del seno. Consulta el cuadro de la página 24 para saber si tienes que tomar medidas adicionales para reducir las dificultades iniciales de la lactancia.

Pezones que deben corregirse. Se dice que un pezón plano que no se puede halar hacia afuera, o que al oprimirlo se va hacia adentro o se aplana, está "atado" al tejido interno del seno por pequeñas adherencias. Los cambios físicos del embarazo ayudan a los pezones a sobresalir, pero tal vez uno o ambos de todos modos necesiten corrección. En ese caso, puedes usar escudos mamarios que dan forma al pezón. Estos escudos especiales de plástico pueden solucionar el problema antes de empezar la lactancia.

Al llevarlos dentro del sostén, estos escudos ejercen una presión constante, aunque suave, sobre la areola, y hacen que el pezón sobresalga a través de una abertura en el escudo. Esto ayuda a aflojar la adherencia que hay bajo el pezón. Debes empezar a usar escudos tan pronto como determines que los necesitas, y es mejor si lo haces desde la mitad del embarazo en adelante. Puedes adquirirlos en casi qualquier tienda de maternidad u ordenarlos por medio de Medela (consulta el Apéndice A, pág. 299). Empieza a usarlos gradualmente, hasta poder usarlos la mayor parte del día, según como te sientas a gusto.

Apariencia usual del pezón	Apariencia al apretarlo	
	Satisfactoria	*Debe corregirse.*
Pezón normal	Sobresale todo el tiempo.	———
Pezón plano	Sale cuando se le aprieta.	Se va hacia adentro o no sale cuando se le aprieta.
Pezón invaginado o plegado	El pezón entero se extiende hacia afuera.	Se va hacia adentro o se aplana.
Pezón invertido	El pezón entero se extiende hacia afuera.	Se extiende leve-mente hacia fuera, permanece invertido o se invierte aún más.

Circunstancias del posparto

Muy pocas madres se dan cuenta, con anterioridad, del enorme efecto que la experiencia del posparto —ya sea en el hospital, en una clínica de materni-dad o en casa— puede tener en el éxito de la lactancia. Es importante que evalúes la situación en la que estarás después del parto para realizar todos los preparativos necesarios para el comienzo de la lactancia.

Las políticas de las unidades obstétricas deben fomentar que las madres y sus bebés permanezcan juntos durante las horas iniciales después del parto, o, por lo menos, garantizar que el bebé comience a lactar antes de que pasen dos horas, momento en el que seguramente estará alerta y deseoso de succionar. Al terminar el parto, en lugar de envolver, pesar, bañar y poner al bebé en la cuna, lo ideal sería secarlo solamente, dejarlo desnudo sobre el pecho de su madre, y abrigarlos luego a ambos. Los recién nacidos a los que se les trata así suelen presentar una mayor estabilidad respiratoria, así como niveles más altos de glucemia, y lloran mucho menos que otros bebés. Si la madre tuvo un parto sin medicación, por lo general el bebé estará tranquilo, pero atento, y será capaz de arrastrarse al pecho y

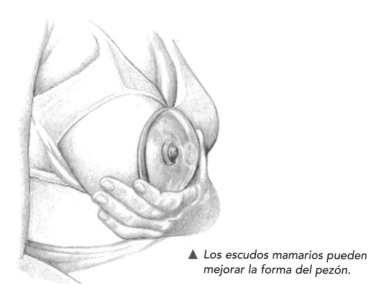

▲ *Los escudos mamarios pueden mejorar la forma del pezón.*

prenderse sin ayuda después de unos 30 a 60 minutos. (Puedes ver el video de un recién nacido que se arrastra al pecho en www.breastcrawl.org). Es mejor posponer ciertos cuidados de rutina, como pesarlo, bañarlo y examinarle los ojos, hasta después de que el bebé haya sido amamantado por primera vez.

La lactancia progresa mejor cuando se amamanta con frecuencia, entre cada una y tres horas, durante el día y la noche. Estar en la misma sala que el bebé, al menos durante el día y antes de que anochezca, permite que la madre amamante más a menudo, y que los dos se familiaricen mutuamente antes de ir a casa. Es preferible que el personal de enfermería no dé a los bebés agua o leche de fórmula suplementarias constantemente, pues esto disminuye su interés en la leche materna y, en ocasiones, interfiere con su habilidad para lactar. Habrá una ventaja adicional si las enfermeras disfrutan de apoyar a las madres lactantes, o si hay alguna encargada específicamente de asesorarlas sobre la lactancia.

Algunas mujeres pueden elegir entre distintos hospitales y clínicas de maternidad para dar a luz. Si vas a elegir un lugar, asegúrate de consultar con el profesional que te preparó para el parto o con una asesora de lactancia de tu zona. Seguramente, ella sabrá qué lugares ofrecen más apoyo a madres y bebés lactantes. Aun si sólo tienes un hospital disponible, y en vista de que muchas de las personas que atienden partos sólo ejercen en uno, es conveniente que averigües sobre las

> Algunos estudios han demostrado que las madres que amamantan en las dos primeras horas después de dar a luz tienen más probabilidades de tener éxito con la lactancia en las semanas y meses siguientes.

políticas de su unidad obstétrica. Esto te ayudará a asegurarte de que vas a comenzar la lactancia de la mejor manera posible.

Aprovecha las visitas guiadas a las áreas de maternidad, así como las clases y tés de maternidad que ofrece la mayoría de hospitales y clínicas de maternidad. También puedes llamar a la unidad de cuidados postnatales y, luego de asegurarte de que la enfermera dispone de tiempo para ayudarte, preguntarle sobre las políticas y rutinas de la unidad. Asegúrate de hacer las siguientes preguntas:

- ¿Puedo tener a mi bebé acostado a mi lado, su piel en contacto con la mía, inmediatamente después del parto?

- ¿En qué momento después del parto puedo empezar a amamantar a mi bebé? ¿Qué sucede si tengo un parto por cesárea?

- ¿Con qué frecuencia puedo amamantar al bebé en el día y en la noche?

- ¿El bebé podrá quedarse conmigo en el cuarto? De no ser así, ¿con qué frecuencia y por cuánto tiempo podremos estar juntos?

- ¿Qué tipo de apoyo con la lactancia me ofrece el personal de enfermería?

- ¿Se puede evitar que el personal dé alimento suplementario con biberón?

- ¿Hay algún profesional en lactancia en el personal?

En 1990, el Fondo de las Naciones Unidas para la Infancia y la Organización Mundial de la Salud crearon un premio como reconocimiento a los hospitales de todo el mundo que hayan implementado diez políticas de apoyo a madres y bebés lactantes. Los hospitales que han implementado los "Diez pasos" son galardonados con el título de "Amigos del Bebé". En el momento en que se escriben estas líneas, aproximadamente 100 hospitales de los Estados Unidos han recibido esa mención, mientras que otros 100 están en camino de obtenerla. Cuando estés averiguando las políticas de lactancia del hospital, pregunta si ya está certificado como "Amigo del Bebé" o si está en ese proceso. Si ya lo está, puedes confiar en que las enfermeras están comprometidas con el éxito de tu lactancia. Si aún no lo es, tal vez al escuchar tu inquietud el hospital considere la implementación de políticas que fomenten la lactancia.

Si la enfermera se muestra amable y receptiva con tus inquietudes, podrías además preguntarle qué pediatras son, en su opinión, expertos en el tema de la lactancia y si la apoyan en su hospital.

Si tu plan es que te den de alta al poco tiempo en el hospital o clínica de maternidad, o si piensas dar a luz en casa, es conveniente que averigües sobre las visitas a domicilio de una enfermera, un profesional en lactancia o una partera durante los primeros días.

El médico del bebé

Tu experiencia de lactancia puede verse influenciada en gran medida por la elección que hagas del médico de tu hijo. Es probable que quieras que a tu bebé lo vea un pediatra, o que prefieras un médico de familia, tal vez el mismo que atendió tu parto. Al elegir al médico, comienza por buscar los nombres de algunos que sean conocidos por tener una actitud positiva hacia la lactancia. Pide a tu obstetra, a tu partera, al profesional que te preparó para el parto o a un profesional en lactancia que te den algunas recomendaciones. También te convendría averiguar qué médicos de la zona trabajan con enfermeras. Éstas han recibido educación y entrenamiento avanzados en cuidado preventivo del bebé sano y, por lo general, dan a las madres atención y asesoría adicionales sobre diversos asuntos de importancia para los padres, incluyendo el de la lactancia.

La mayoría de médicos y enfermeras asignan tiempo para una consulta preliminar con los padres que esperan un bebé. Generalmente, esta consulta no tiene costo alguno. No tomes una decisión definitiva sin consultar antes por lo menos con dos médicos, aunque el primero te deje satisfecha. En cada consultorio, busca a la enfermera para conocerla. Seguramente será ella quien atienda tus llamadas y responda a tus inquietudes en horario de oficina. Ella puede ser un buen recurso para ti, en especial si ella misma ha tenido éxito con la lactancia o si tiene un interés especial en ese campo.

Cuéntale a tu médico y a la enfermera que vas a amamantar a tu bebé. Para saber cuánto apoyo ofrecen a las madres lactantes, pregúntales cuáles son sus recomendaciones si tuvieras una complicación durante la lactancia. Los mejores profesionales pediátricos te recomendarán asistencia práctica para la lactancia o te remitirán con profesionales en lactancia. Otros profesionales te tranquilizarán sobre el uso de leche de fórmula. Tómate el tiempo para comentar tus preferencias sobre la alimentación del bebé en el hospital. Si las políticas de la unidad de maternidad no son ideales, pregunta si podrías solicitar una autorización por escrito para amamantar a tu bebé poco tiempo después del parto y permanecer con él en la misma sala, así como para evitar que el niño reciba alimento suplementario.

Seguramente tendrás otras preguntas que querrás hacer sobre el hospital o la clínica de maternidad, o sobre el cuidado preventivo del bebé sano que se realiza. Prepara una lista con las preguntas para no olvidarlas. No olvides preguntar sobre los procedimientos necesarios para notificar al médico o a la enfermera que el bebé ya nació. Se suele decir que los pediatras cuidan más a los padres que, quizá, al propio niño. Confía en tu intuición cuando tomes la decisión final sobre el pediatra, médico de familia o profesional en enfermería que creas apropiado.

Sostenes de lactancia y protectores mamarios

Durante las primeras semanas de lactancia, cada pecho pesa, en promedio, tres o cuatro veces más de lo que pesaba antes del embarazo. Aunque el sostén no es completamente necesario en esta etapa, seguramente te sentirás más cómoda si usas uno; por lo menos, uno que te quede bien. Si tus pechos gotean leche y quieres usar protectores mamarios, es indispensable que uses sostén para mantenerlos en su lugar. Si tienes pechos pequeños, te será útil un sostén elástico que puedas estirar y apartar de tu pecho. De lo contrario, tal vez te convenga más un sostén de lactancia al que se le pueda levantar la solapa de la copa.

Después de que hayas dado a luz, la talla de tu contorno y el tamaño de tu copa seguramente aumentarán. Si compras un sostén de lactancia al comienzo del embarazo, tal vez no te quede bien cuando empieces a producir leche. El mejor momento para comprar sostenes de lactancia es durante las dos últimas semanas del embarazo, o cuando el bebé haya nacido. Para curarte en salud, no compres más de dos o tres sostenes; después de unas pocas semanas de lactancia, estarás más segura de la talla y el estilo que necesitas.

La persona que te asesore en la tienda o departamento de maternidad podría ayudarte a elegir un sostén que te quede bien durante tu lactancia. Si no te ofrecen mucha asesoría, tú misma puedes identificar tu talla si sigues estas indicaciones: Ponte un sostén sin almohadillas y quédate de pie. Respira normalmente y mide el contorno de tu pecho por debajo

▶ *Un sostén de lactancia te permite descubrir el pecho con sólo mover una mano.*

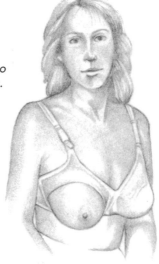

Diferencia entre la medida del busto y el tamaño del contorno	Talla de la copa
Hasta 1 pulgada (2,5 cm)	A
De 1 a 2 pulgadas (2,5 a 5 cm)	B
De 2 a 3 pulgadas (5 a 7,5 cm)	C
De 3 a 4 pulgadas (7,5 a 10 cm)	D
De 4 a 5 pulgadas (10 a 12,5 cm)	DD o E
De 5 a 6 pulgadas (12,5 a 15 cm)	F
De 6 a 7 pulgadas (15 a 17,5 cm)	G
De 7 a 8 pulgadas (17,5 a 20 cm)	H

de tus brazos con una cinta métrica. Redondea las pulgadas al número par superior y obtendrás la talla de contorno de tu sostén. Ahora, mide alrededor de tu cuerpo, por la parte más sobresaliente de tu busto. Como puedes ver en la tabla de arriba, tu talla de copa está determinada por la diferencia entre la medida de tu busto y la talla de tu contorno.

Ya que puede ser difícil encontrar tallas grandes de sostén, tal vez tengas que recurrir a un proveedor por catálogo. En el Apéndice A, páginas 297 a 298, podrás encontrar algunos.

Para verificar si el sostén te queda bien, ciérralo en la parte exterior del broche. Antes de pasar las cargaderas sobre tus hombros, inclínate hacia adelante para que tus pechos llenen las copas. Luego, enderézate y ajusta las cargaderas.

Revisa el ajuste en la copa. Cuando las partes removibles de un sostén de lactancia están enganchadas en sus puntos más altos, debería quedar un pequeño espacio de sobra en la parte superior de las copas para cuando comience la producción de leche. Si queda más espacio del indicado, usa una talla inferior de copa. Si tus pechos se desbordan por la parte superior, ya sea hacia afuera o hacia el centro, necesitas una talla mayor de copa.

A continuación, revisa la banda inferior del sostén. Mientras esté cerrada en la parte exterior del broche, la banda deberá ajustar bien; las hileras de ganchos siguientes te permitirán apretar la banda a medida que tu caja torácica se contraiga después del parto. Verifica que la banda esté a nivel alrededor de tu cuerpo, o levemente más baja en tu espalda. Si el sostén se levanta en la parte de atrás, las cargaderas pueden estar muy ajustadas. Si ésta no es la razón, intenta con una talla mayor de copa.

Además de un buen ajuste, otras características importantes en un sostén de lactancia incluyen: copas hechas sólo de algodón o microfibra para absorber la humedad; cargaderas rígidas para un mejor soporte; y cierres frontales en la copa que se puedan manejar con una sola mano.

Un detalle sobre los sostenes con aros: De no quedar bien ajustados, pueden causar obstrucción de los conductos lactíferos e infección de las mamas. Si quieres usar un sostén con aros durante la lactancia, es importante que uses uno que se ajuste adecuadamente. La curva de los aros debe ser lo suficientemente amplia para que no quede donde haya conductos lactíferos; es decir, completamente detrás del tejido mamario. Si tienes mucho tejido mamario bajo las axilas, como sucede a muchas mujeres, definitivamente es preferible un sostén de copa blanda. Si usas un sostén con aros durante la lactancia, nunca lo uses para dormir y altérnalo con un sostén de copa blanda.

Tal vez quieras comprar protectores mamarios antes del parto para mantener tu sostén y tu ropa secos las primera semanas de lactancia (no todas las mujeres gotean leche, así que es mejor empezar sólo con un paquete). Hay dos tipos de protectores: desechables y reutilizables. Sin importar el que elijas, asegúrate de que los protectores no tengan forros plásticos o impermeables, ya que éstos pueden causar dolor en los pezones. Si lo prefieres, puedes usar pañuelos o recortes de pañal de tela en lugar de los protectores comerciales.

Algunas madres también eligen usar escudos mamarios hechos de plástico en lugar de protectores para mantenerse secas. El principal objetivo de los escudos es mejorar la forma del pezón. Si se usan continuamente en lugar de los protectores, la leche puede chorrear en exceso.

Otros artículos que podrían serte útiles

Aunque todas las sillas de automóvil para bebés que hay en el mercado deben cumplir con estándares federales de seguridad, pueden variar mucho en precio y características. Las mejores son las sillas en sentido contrario a la marcha, semi-reclinadas y recomendadas para bebés que no pesen más de 20 libras (9 kg) ni midan más de 26 pulgadas (65 cm). Estas sillas sostienen con mayor seguridad a los bebés pequeños que las sillas convertibles para bebés y niños de uno a tres años de edad. Al elegir un modelo, busca uno con seguros que puedas manejar fácilmente. También es mejor uno con cubierta lavable.

Los brazos de un adulto nunca son un lugar seguro para un bebé o un niño pequeño dentro de un automóvil. Si tienes un automóvil, compra una silla de seguridad para bebés; es una exigencia en todos los estados de Estados Unidos.

No gastes dinero de más comprando una silla para bebés que funcione como un cargador multiusos para bebé. Durante las dos últimas décadas, los cargadores plásticos, muchos de los cuales funcionan también como

Los bebés necesitan estar la mayor parte del tiempo en posición horizontal, en brazos de una persona o en una superficie plana. Una silla mecedora, un moisés o una cobija sobre el piso son mejores lugares que un cargador plástico para dejar a tu bebé por un tiempo prolongado. También puedes cargarlo en una mochila porta-bebés y dejar tus brazos libres para otras funciones. Cargar, mecer y llevar a tu bebé mientras está en contacto con tu cuerpo estimula su desarrollo físico y mental, a la vez que fortalece el vínculo de amor entre los dos.

sillas para automóvil, han sido identificados como unos de los accesorios más nocivos para los bebés. Los padres los usan tanto para llevar a sus bebés cuando salen, como para acostarlos en casa, sin importar que estén dormidos o despiertos. Algunos bebés pasan muchas horas al día en estos cargadores. Los cargadores limitan los movimientos del bebé, evitando la estimulación del tallo cerebral y retrasan así el desarrollo muscular y sensoriomotor. Además, muchos recién nacidos tienen problemas para mantener abiertas sus vías respiratorias cuando están en estos cargadores.

Piénsalo bien en el momento de adquirir una silla para bebés usada, a menos que provenga de un negocio de alquiler de sillas de automóvil para bebé o de algún programa de préstamo de sillas patrocinado por un hospital u otra agencia. Es probable que la silla no cumpla con los estándares actuales, o que haya sido retirada del mercado, como sucede con muchas. Si te decides por una silla usada, verifica que no tenga más de dos años, que su modelo todavía se produzca y no haya sido retirado del mercado, y que puedas encontrar el manual de instalación y uso.

A menudo, las sillas de automóvil para bebés quedan mal instaladas. Sigue las instrucciones del fabricante para instalarla y luego sacúdela con fuerza. No debería moverse más de 1 pulgada (2,5 cm) en cualquier dirección. También puedes hacer que un técnico en la seguridad del niño pasajero verifique la instalación. El departamento de salud o la policía vial de donde vives pueden ayudarte a encontrar un técnico que haga una inspección gratuita. En la página 57 encontrarás más información sobre la seguridad de las sillas de automóvil.

Necesitarás comprar pañales o buscar un servicio de pañales a domicilio para las primeras semanas. Además de ser ecológicamente más seguros que los desechables, los pañales de tela son también más económicos si cuentas con una lavadora y una secadora. Por lo general, un servicio completo de pañales a domicilio no es más caro que los pañales desechables, y es un lujo que todos los nuevos padres se merecen.

Un sillón cómodo hará que sea más fácil acomodar a tu bebé en el pecho y te dará un mayor apoyo para amamantar. Una silla tapizada, ya sea de sala de estar, de comedor o de oficina, o una silla mecedora de madera, son lugares fabulosos para amamantar a tu bebé. Si tienes pechos grandes, una silla reclinable será más cómoda. Piensa en pedir prestada una silla apropiada o comprar una usada, si no puedes costearte una nueva.

Por supuesto, también puedes arreglártelas sin un sillón. La mayoría de los sofás son muy profundos para sentarse con la espalda erguida, y si te apoyas contra la cabecera de tu cama, será difícil poner al bebé en una posición adecuada y podrías terminar con una mala postura y fatiga muscular. Pero tanto un sofá como una cama pueden servir si te recuestas bien hacia atrás y usas la "postura biológica" para que tu bebé se prenda, la cual se describe en el próximo capítulo (consulta las págs. 45 a 46).

Aunque las almohadas normales pueden ayudarte al poner al bebé en posición para lactar, existe una variedad de almohadas especiales para este fin, y se están volviendo más populares para las primeras semanas de lactancia. Si quieres probar una de ésas, elige una que tenga superficies planas, no una que tenga forma de medialuna. Las de medialuna crean un vacío entre ellas y el cuerpo de la madre, y el bebé tiende a deslizarse por el vacío.

Muchas madres han descubierto que un taburete para los pies, diseñado especialmente para la lactancia, es muy útil para reducir la tensión de sostener el bebé en el pecho. La superficie inclinada del taburete eleva los pies y las piernas de la madre para levantar su regazo. Esto relaja su abdomen y sostiene su región lumbar, previniendo la distensión del brazo y el hombro. Puedes adquirir un taburete para lactancia a través de algunos catálogos o algún fabricante importante de extractores de leche (consulta cómo solicitar uno en el Apéndice A, págs. 302 a 303).

Algunas madres compran extractores antes del parto. Aunque no todas las madres necesitan un extractor, es probable que quieras usar uno en algún momento. No obstante, es probable que prefieras aprender la técnica de extracción manual que se describe en las páginas 193 a 195. Si decides comprar un extractor antes de dar a luz, consulta el análisis de diversos modelos y la información para conseguirlos en las páginas 221 a 233. También podrías conversar con una especialista en lactancia que no sólo tenga experiencia con extractores de alta calidad, sino que incluso los venda. Muchas madres han quedado decepcionadas con extractores que compraron en tiendas de descuento, de artículos para bebés o hipermercados.

Algunas madres necesitan un extractor eléctrico de calidad hospitalaria para los primeros días después del parto. Sin importar si compras algún tipo de extractor o no, es bueno saber dónde alquilar uno que sea de calidad hospitalaria en caso de llegar a necesitarlo. Si tu bebé no está lactando bien después de salir del hospital, o si corre el riesgo de estar subalimentado por otra razón (consulta las páginas 51 a 52), debes conseguir un extractor eléctrico de calidad hospitalaria, y es mejor si viene con un sistema doble de recolección. Puedes contactar un servicio de alquiler llamando a las líneas gratuitas que incluimos el Apéndice A, página 299.

Las primeras semanas después de dar a luz, muchas madres piensan que es útil llevar un registro de la cantidad de veces que amamantan y la cantidad de deposiciones del bebé. Un estudio sugiere que las mujeres que llevan estos registros tienden a amamantar por más tiempo que las que no lo hacen. Podrías pensar en usar *The Nursing Mother's Companion Breastfeeding Diary* (*Diario de lactancia para acompañar El libro esencial para madres lactantes*) (consulta "Lecturas complementarias recomendadas", pág. 348) como un libro de registro útil durante las primeras semanas.

PREPARACIÓN PARA LAS PRIMERAS SEMANAS

Durante tus primeras semanas de maternidad, cuidarte y cuidar a tu bebé requerirán de todo tu tiempo y energía. La mayoría de las madres primerizas a menudo se sienten cansadas y tienen altibajos emocionales. Planear con anticipación puede hacer que estas primeras semanas sean mucho más tranquilas para ti y tu familia.

Si es posible que tu compañero saque tiempo de su horario de trabajo, desde luego anímalo para que lo haga. Y no sólo para que te ayude a preparar comidas, hacer tareas domésticas y cuidar a otros niños, si los hay, sino también porque necesita y merece tiempo para conocer a su bebé. Además, podrá darte mucho apoyo y ánimo mientras aprendes a amamantar.

Otros familiares también podrían ser de ayuda en estas semanas, pero invítalos a quedarse sólo cuando estés segura de que su contribución será positiva y de apoyo para tu lactancia.

Tal vez algunos amigos que viven cerca se hayan ofrecido a ayudarte cuando nazca el bebé. Te pueden ayudar de muchas formas: con la preparación de las comidas, el lavado de la ropa, las diligencias, cuidar a los otros niños o pasar un rato poniendo la casa en orden.

Abastecerse de víveres antes del nacimiento también es una buena idea. Incluye alimentos fáciles de preparar y muchos líquidos. Probablemente querrás planear menús simples o congelar previamente algunas comidas.

Tu sistema de apoyo

Cerca de la mitad de las madres estadounidenses que empiezan a amamantar, desisten antes de que pasen tres meses y siguen alimentando con biberón. Como escribió Dana Raphael (1976) hace más de 30 años: "En nuestra cultura actual, las probabilidades están muy en contra de tener una lactancia exitosa, y el costo emocional de fracasar es alto". Aunque hoy en día hay más apoyo para la lactancia, sus palabras siguen teniendo validez. Frecuentemente las madres desisten de amamantar en la etapa de aprendizaje por falta de información, orientación o apoyo.

Cuando otras personas cuidan y animan a la madre lactante, ella se siente motivada y es capaz de sobrellevar cualquier situación difícil. Sin embargo, si se siente sola y sin apoyo, un pequeño obstáculo puede ser suficiente para romper los lazos que ha creado con la lactancia.

Gracias al entusiasmo que sientes ahora, no crees en la posibilidad de que en algún momento, durante las primeras semanas puedas empezar a dudar de tu habilidad para amamantar. De hecho, muchas madres primerizas experimentan períodos de ansiedad mientras aprenden a amamantar. Si eres afortunada, podrás pedirle a tu madre consejo y consuelo sobre la lactancia. Sin embargo, muchas de las mujeres que hoy son abuelas sólo amamantaron durante algunas semanas. Escucharás de ellas cosas como: "Mi bebé no se podía prender del pecho", "Yo no producía suficiente leche" o "Amamantar era muy doloroso". Comentarios de este tipo reflejan una era en la que los esfuerzos que las mujeres hacían para amamantar contaban con muy poco apoyo, y la profesión de consultoría en lactancia estaba en pañales. Imagina por un momento cómo sería dar a luz sin tener a tu lado a alguien que te apoye. Sería terrible, ¿cierto? Seguramente para ti es esencial que una persona de tu afecto y confianza te acompañe y apoye en cada etapa del camino. Durante tus primeras semanas de lactancia vas a necesitar el mismo tipo de apoyo: la presencia de alguien que te consuele, te oriente y te dé ánimo.

Es probable que tengas la fortuna de tener amigas que hayan amamantado (o lo estén haciendo), y contar con un compañero que, como tú, piense que amamantar es saludable y natural. Aún así, con el tiempo, tal vez descubras que no todas las personas que te rodean piensan lo mismo que tú. De hecho, algunos pueden ser indiferentes y otros estar totalmente en contra de esta forma de alimentar y nutrir al bebé. Es posible que tu compañero, tu madre o tu mejor amigo o amiga no estén entusiasmados con tu decisión. Incluso, algunas personas intentarán disuadirte de hacerlo. Tal vez se sientan algo amenazados, temerosos o, incluso, celosos por la relación tan íntima que crearás con tu bebé. La parte triste del asunto es que, a pesar del renovado entusiasmo de las mujeres jóvenes hacia la lactancia, muchas primerizas no cuentan con suficiente apoyo de sus familias, amigos, profesionales de la salud y de la sociedad en general.

Desarrolla con anticipación tu sistema de apoyo. Infórmale a tu compañero y a tus familiares lo que significa la lactancia para ti y lo importantes que ellos serán para que tengas éxito. Si tienen temores o preocupaciones sobre la lactancia, pregúntales cuáles son y dales la información que necesitan para aclarar sus ideas erróneas. Si tienes hijos mayores, habla con ellos sobre la lactancia para que estén preparados.

Asegúrate de identificar buenas fuentes de orientación. Tal vez cerca de ti haya mujeres que han amamantado satisfactoriamente a sus bebés. Muchos programas especiales de nutrición suplementaria de la WIC para mujeres, bebés y niños proporcionan apoyo y guía sobre la lactancia (consulta la pág. 297). Tómate tu tiempo para buscar los nombres de profesionales en lactancia en tu comunidad. Puedes preguntar por ellos a quien dirige tu curso de preparación para el parto, a alguien de la unidad obstétrica del hospital o a la enfermera de tu obstetra o pediatra. Las compañías de extractores Medela, Hygeia y Ameda tienen listas de profesionales en lactancia organizadas geográficamente (consulta el Capítulo 5 para encontrar la información de contacto de estas empresas, y el Apéndice A, pág. 296). Cuando cuentes con estos recursos, lograrás que las probabilidades de éxito estén a tu favor.

2 UNA NUEVA VIDA, UN BUEN COMIENZO: LA PRIMERA SEMANA

El comienzo
Cómo garantizar tu producción de leche
La primera semana de lactancia

Podrías pensar que después del trabajo de parto y el nacimiento, la madre y su bebé recién nacido están muy cansados para darse la bienvenida a esta nueva vida. Pero, por muy cansada que haya quedado por el parto, normalmente la madre renueva su energía para conocer a su bebé. Al ver a su bebé por primera vez, algunas madres parecen reaccionar con perplejidad, como si buscaran algún rasgo de familiaridad. Otras reaccionan como si lo conocieran desde siempre, y después de una larga espera, no pueden contener su alegría.

Luego de varios minutos de adaptarse a la respiración, al cambio de temperatura, a las luces y a los sonidos, un bebé que ha nacido sin medicación se pone

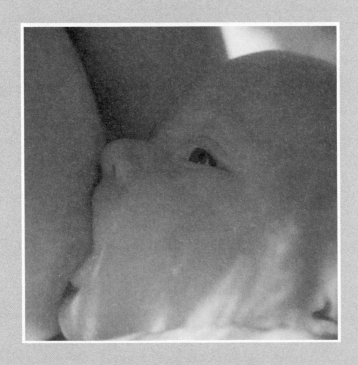

igualmente alerta, abre sus ojos y mueve su boca. Cuando lo dejan desnudo contra el cuerpo de su madre, el recién nacido se acerca al seno y empieza a buscarlo activamente. Poniendo los puños en su boca, o sus labios contra el brazo de su padre, busca el consuelo que encontrará en los senos maternales. Lo ideal es que permanezcan piel con piel hasta que la madre lo amamante por primera vez.

El comienzo

Por lo general, en las dos primeras horas después del nacimiento, el bebé está alerta y deseoso por succionar. En ese momento está más dispuesto para lactar.

El calostro

Es común escuchar a una madre primeriza diciendo a la enfermera: "Aún no tengo nada para alimentar a mi bebé". Aunque en poca cantidad, los pechos contienen el calostro adecuado para la capacidad estomacal del bebé. Este "oro líquido", que a menudo es amarillo pero también puede ser incoloro, se asemeja más a la sangre que a la leche, ya que contiene glóbulos blancos protectores que atacan a las bacterias perjudiciales. El calostro también "sella" el interior de los intestinos del bebé, previniendo la invasión de bacterias, y brindando al bebé altos niveles de anticuerpos de su madre. Por lo tanto, el calostro no sólo protege al bebé de enfermedades; también es el alimento ideal para los primeros días de vida del recién nacido. Es fácil de digerir porque es alto en proteínas y bajo en azúcar y grasa. El calostro también ayuda a estimular las primeras deposiciones del bebé. Las primeras heces, llamadas meconio, son oscuras y pegajosas y contienen bilirrubina, la sustancia que causa ictericia al recién nacido. El calostro en dosis frecuentes ayuda a eliminar la bilirrubina del cuerpo y puede reducir la incidencia y la severidad de la ictericia.

La primera vez que amamantes puedes hacerlo en la sala de parto, en la sala de maternidad o en el área de recuperación del hospital. En la primera hora, con poca ayuda de la enfermera o de tu compañero, el bebé buscará tus pechos y succionará. Lo ideal es que el bebé esté desnudo, sobre tu pecho (consulta las págs. 24 a 25).

Muchos especialistas creen que si se espera más de dos horas para amamantar al bebé por primera vez, éste puede estar menos dispuesto a hacerlo. La mayoría de los bebés se duermen alrededor de dos horas después del nacimiento y es difícil despertarlos durante las horas siguientes. Dar el pecho al bebé inmediatamente después de nacer también aumenta la confianza de la madre y estimula la acción de las hormonas que hacen que el útero se contraiga y permanezca firme después del parto. Estas contracciones pueden ayudar a acelerar la expulsión de la placenta y reducir la pérdida de sangre siguiente (sin embargo, el sólo amamantar es insuficiente en el caso de presentarse hemorragia de posparto; en ese caso es esencial la rápida atención del personal médico). En los primeros días después del parto, algunas madres sienten estas contracciones o "dolores posparto" al amamantar. Las madres que ya han tenido hijos pueden sentirse incómodas con los dolores de posparto.

No te desanimes si no puedes amamantar a tu bebé inmediatamente después del parto, o si no logras que se prenda al pecho. Muchas madres han tenido éxito al amamantar horas o días después del nacimiento.

Sólo el pecho   Cuando termines de amamantar por primera vez en el hospital, infórmale a las enfermeras (si no lo habías hecho antes) que prefieres que a tu bebé no le den chupetes ni biberones de agua o leche de fórmula suplementarios.

El agua o la leche de fórmula son innecesarios, y los pezones artificiales pueden hacer que a tu bebé se le dificulte reconocer tu pezón mientras aprende a lactar. Un estudio reciente reveló que las madres cuyos bebés recibieron suplementos o chupetes en el hospital tuvieron menos probabilidad de ser alimentados sólo con sus pechos.

Los recién nacidos por lo regular no necesitan fluidos diferentes al calostro, excepto los que tienen un nivel bajo de azúcar en la sangre —porque la madre es diabética, experimentó tensión inusual durante el parto o porque el peso del bebé al nacer fue bajo. Además, los alimentos suplementarios pueden ser perjudiciales: pueden hacer que el bebé pierda interés en los pechos y lacte con menos frecuencia de la necesaria. Esto se debe a que la tetina del biberón puede disminuir los esfuerzos instintivos del bebé a abrir bien la boca para agarrar el pecho, y lo acostumbra a succionar sólo cuando siente en la boca la tetina firme del biberón. El bebé que ha succionado tetinas de biberón también se puede frustrar al lactar, dado que la leche de los pechos sale más despacio que la del biberón.

Darle grandes cantidades de agua a los recién nacidos es peligroso. Debido a que los bebés más pequeños no pueden excretar agua rápidamente, un exceso de agua pueden bajar los niveles de sodio en sus cuerpos, causando complicaciones como baja temperatura corporal y convulsiones.

Es posible que un recién nacido que está acostumbrado al chupete no pueda reconocer el pezón corto y suave de su madre, y por ello puede tener problemas al prenderse de los pechos. Usar un chupete ahora también podría crear futuros problemas. Estudios recientes asocian el uso de chupetes con el destete temprano, y los bebés más grandes que usan chupete son más propensos que otros a tener infecciones de oído con frecuencia.

Actualmente, sólo algunos hospitales tienen políticas contra dar biberones y chupetes a los recién nacidos lactantes. Para asegurarte de que todas las enfermeras sepan tus preferencias, pide que pongan un mensaje como el siguiente en la cuna del bebé:

A todas mis enfermeras:
Mientras estoy aquí y aprendo a lactar, POR FAVOR, NO ME DEN BIBERONES NI CHUPETES. Mi mamá estará feliz de amamantarme cada vez que lo necesite.

¡Gracias!
El bebé Reynolds

Cuánto tiempo amamantar

Muchos médicos y enfermeras aconsejan a las madres que limiten el tiempo en que amamantan a sus bebés durante los primeros días para prevenir el dolor de los pezones. Probablemente las causas de los pezones adoloridos sean los aspectos menos comprendidos sobre la lactancia. Aunque se podría argumentar que amamantar al bebé durante períodos cortos puede prevenir el dolor y "fortalecer" los pezones, la verdad es que, por lo general, la irritación se debe a una postura incorrecta del bebé en el pecho y no al hecho de amamantarlo por períodos prolongados. Se ha difundido también que el pecho se "vacía" en un período determinado de tiempo. La mayoría de los recién nacidos necesitan lactar entre 10 y 40 minutos para quedar satisfechos. Siempre y cuando tu postura sea correcta y la lactancia sea cómoda, no necesitarás limitar los períodos de lactancia. Además de ser innecesario, limitar la lactancia puede terminar frustrando a tu bebé y resultar en una mayor congestión de los pechos cuando comience a bajar la leche.

Posición del bebé en el pecho

La posición del bebé es la correcta cuando, una vez que se ha prendido del pecho con la boca bien abierta, su encía inferior está por debajo de la base del pezón, en la areola (el área oscura que rodea el pezón). Esta posición descentrada o "asimétrica" le permitirá al bebé comprimir los senos lactíferos que están bajo la superficie de la areola y extraer la leche. Por el contrario, si el bebé se prende sólo del pezón o si el pezón le queda en el centro de la boca cuando comienza a succionar, es probable que el pezón duela y se agriete, llegando incluso a sangrar. Además, el bebé será incapaz de comprimir completamente los senos lactíferos y, por ende, podrá succionar muy poca leche.

Seguramente la destreza más importante que debes desarrollar al comienzo será la de acomodar correctamente al bebé en tus pechos. Algunas madres pueden hacerlo con facilidad, pero muchas necesitan práctica para lograrlo.

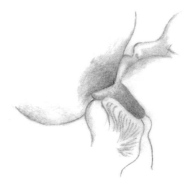

▶ *Posición correcta del bebé al lactar*

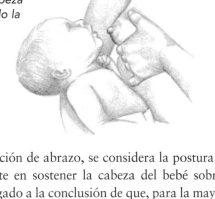

► *Es difícil controlar la cabeza del recién nacido usando la posición de cuna.*

La posición de cuna, o posición de abrazo, se considera la postura clásica para amamantar y consiste en sostener la cabeza del bebé sobre el ángulo interno del codo. He llegado a la conclusión de que, para la mayoría de las madres primerizas y sus bebés, esta posición no es ni la más fácil ni la más efectiva para que el bebé se prenda bien del pecho. En las primeras semanas de nacido, el bebé todavía no ha desarrollado suficiente coordinación muscular en la cabeza y el cuello como para prenderse fácilmente por sí solo; necesita que su madre controle la mayoría de sus movimientos. Sin embargo, resulta difícil controlar adecuadamente la cabeza de un recién nacido con el ángulo interno del antebrazo, además de que esta postura suele impedir que el bebé logre prenderse de forma descentrada. Aunque la mayoría de las madres comienza a usar tarde o temprano la posición de cuna para amamantar al bebé durante el día, la posición cruzada y la de rugby son más útiles en los días iniciales de la lactancia.

La posición cruzada. Tómate el tiempo que necesites para acomodarte bien. Si estás amamantando en una cama de hospital, siéntate tan erguida como puedas con la espalda apoyada en una almohada. Tan pronto como puedas, siéntate en una silla con brazos (los sofás suelen ser demasiado bajos). Desarropa a tu bebé; eso aumenta su interés en prenderse y podrás revisar su posición con más facilidad. Coloca una o dos almohadas en tu regazo para que el bebé quede a la altura de tu pecho. Recuéstalo sobre un costado con su pecho y abdomen contra tu cuerpo.

En lugar de colocar la cabeza del bebé sobre el ángulo interno del codo, como se hace en la posición de cuna, sostenlo con el otro brazo, de tal forma que tu mano se apoye entre sus omóplatos y le sostenga el cuello y la cabeza. Coloca el pulgar detrás y debajo de una de sus orejas y los demás dedos detrás y debajo de la otra. Inclina su cabeza ligeramente hacia atrás de forma que, cuando lo atraigas hacia tu pecho, su barbilla llegue primero. Ahora, si es necesario, mueve al bebé hasta que el área que está justo por encima de su labio superior —y no su boca— quede

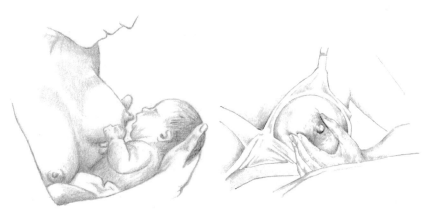

▲ *Posición cruzada*   ▲ *Posición de la mano en la posición cruzada*

enfrente de tu pezón. En esta posición es más posible que el bebé se prenda asimétricamente, con su mandíbula inferior lejos de la base del pezón.

Si empiezas con el pecho izquierdo, sujétalo con tu mano izquierda de manera que tu pulgar esté en el contorno de la areola, a 1½ pulgada (3,8 cm) del pezón, en el punto donde el labio superior del bebé toque el pecho (o cerca de las dos en punto, si te imaginas un reloj dibujado en tu pecho). Coloca el dedo índice a la misma distancia del pezón, en el punto donde la barbilla del bebé toque el pecho (o cerca de las ocho en punto). Comprime suavemente el pecho para que se ajuste a la forma de la boca abierta de tu bebé.

Antes de que lleves el bebé al pecho, debes estimularlo a que "lo busque". Con la frente del bebé inclinada hacia atrás, tócalo con tu pezón exactamente debajo de la nariz y espera hasta que abra bien la boca.

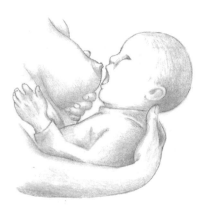

▲ *Antes de prenderse: inclina la cabeza del bebé un poco hacia atrás, y apunta tu pezón hacia su labio superior.*

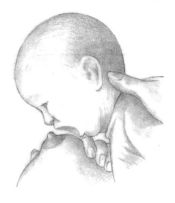

▲ *Antes de prenderse, desde tu punto de vista*

Cuando su mandíbula inferior esté bien abierta, lleva rápidamente sus hombros y cabeza hacia tu pecho. Con su cabeza inclinada ligeramente hacia atrás, su barbilla debería tocar primero el pecho. No te inclines hacia el bebé ni muevas tu pecho. Mantén comprimida la areola hasta que empiece a succionar. Sabrás que está bien prendido si sus labios están bien separados y abiertos, si tiene más de la parte inferior de la areola que de la superior en su boca, y si te sientes cómoda.

Tal vez tengas que repetir este proceso algunas veces hasta que el bebé se prenda correctamente. Algunos errores comunes son: alinear el pezón con la boca del bebé y no con el labio superior, poner el bebé al pecho antes de que su boca esté bien abierta, no ponerlo con la rapidez o a la distancia necesaria, y soltar el pecho antes de que el bebé esté bien prendido.

Mientras estés aprendiendo a hacer que el bebé se prenda, te será útil ver a otra persona haciéndolo. La Dra. Jane Morton, pediatra general, profesora clínica en la Universidad Stanford, miembro de la junta directiva de la sección de Lactancia de la Academia Americana de Pediatría, y miembro de la Academia de Medicina de Lactancia de los Estados Unidos, ha producido videos maravillosos sobre la lactancia (consulta el Apéndice A, pág. 297). "Fifteen-Minute Helper" (Ayudante de 15 minutos) se puede ver en línea y, aunque está dirigido a los médicos, también es útil para las madres que están aprendiendo a hacer que el bebé se prenda del pecho. Un video más corto sobre bebés prendiéndose del pecho, "Breastfeeding Essentials" (Aspectos esenciales de la lactancia), está disponible en el sitio web YouTube. Los enlaces de los dos videos están en www.nursingmotherscompanion.com/resources.

Cuando el bebé esté lactando activamente, es probable que tengas que sostenerte el pecho, presionando suavemente la parte inferior con tus dedos. Sin embargo, si tus pechos son pequeños, puedes soltar el pecho, o incluso cambiar de brazo y seguir amamantando en posición de cuna.

Posición de rugby. Es muy útil usar la posición de rugby cuando:

- Tuviste un parto por cesárea y quieres evitar poner al bebé en tu abdomen.
- Necesitas más visibilidad para que el bebé se prenda a tu pecho.
- Tus pechos son grandes.
- Estás amamantando a un bebé pequeño, especialmente si es prematuro.
- Estás amamantando mellizos.

Siéntate en un sillón cómodo con una almohada a un lado para ayudarte a sostener el brazo y levantar al bebé. Sostén al bebé de manera

▼ *Posición de rugby*   ▼ *Posición de la mano en*
                                          la posición de rugby

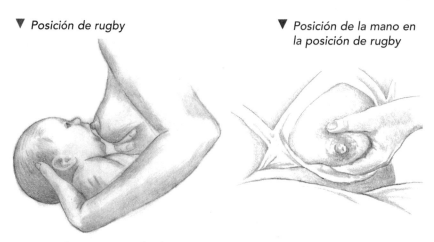

que quede semi-sentado frente a ti, con sus nalgas contra el respaldo del sillón. Debes apoyar la espalda del bebé en el brazo que tengas más cercano a él, con tu mano sosteniéndole el cuello y la cabeza. Coloca tu pulgar detrás y debajo de una de sus orejas y los demás dedos detrás de la otra. Coloca al bebé con la cabeza debajo de tu pecho y su nariz frente al pezón. De esta manera se prenderá de la areola sin centrarse en el pezón, con la mandíbula inferior bien por debajo de la base del pezón.

Sostén tu pecho con tu mano libre de manera que tu pulgar esté a 1½ pulgada (3,8 cm) por encima del pezón, a las doce en punto, y tu dedo índice esté a la misma distancia debajo del pezón, a las seis en punto. Comprime la areola con el pulgar y el índice, de manera que la mano forme una C. De esta manera acomodarás mejor el pecho a la forma de la boca de tu bebé, para que pueda meterse mayor parte del pecho. Al igual que en la posición cruzada, estimula al bebé para que abra bien la boca y acércalo al pecho.

Posición reclinada. Es muy útil usar la posición reclinada cuando:

- Debes permanecer acostada después de un parto por cesárea.
- Te sientes incómoda al sentarte.
- Necesitas que otra persona te ayude a que el bebé se prenda del pecho.
- El bebé tiene sueño y se niega a lactar o a estar despierto durante mucho tiempo.
- Estás amamantando en la noche.

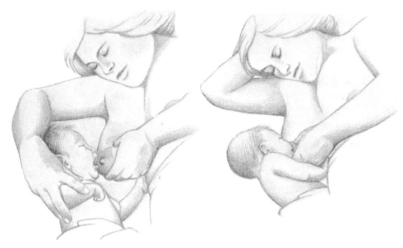

▲ *Posición reclinada*

Tu bebé y tú se acuestan de lado, con su estómago contra el tuyo, como en la posición de cuna. Coloca tus dedos debajo del pecho y levántalo, espera a que el bebé busque con la boca bien abierta y luego acércalo.

La posición reclinada se hace más fácil después de 4 ó 5 semanas, cuando el bebé controla mejor la cabeza y se puede acercar al pecho sin mucha ayuda.

Postura biológica

Recientemente, la Dra. Suzanne Colson, una enfermera obstetra de Inglaterra, describió un nuevo enfoque para lograr que un recién nacido se prenda del pecho. La "postura biológica" usa los reflejos normales de los bebés recién nacidos, los cuales, explica la Dra. Colson, en parte existen para ayudar al bebé a prenderse del pecho por sí solo. Esta técnica utiliza una posición muy cómoda para las madres y puede ser especialmente útil para los recién nacidos que tienen dificultades para prenderse bien al pecho.

Con esta técnica, la madre se recuesta de espaldas sobre almohadas y el bebé se coloca vertical o diagonalmente sobre ella. El bebé, vestido apenas con su pañal, se acuesta sobre la piel desnuda de la madre con la cara encima de su pecho y los pies tocando sus muslos, para que use el reflejo de arrastrarse y alcance el área del pezón. Sentir y oler los pechos estimula al bebé a abrir por completo la boca y a cabecear de arriba a abajo y hacia los lados mientras busca el pezón. Como la madre está recostada de espaldas, el bebé puede usar la gravedad a su favor y meter bien el pezón en su boca. La madre puede sostener las nalgas del bebé con una mano y ofrecerle el pecho con la otra. El Dr. Jack Newman presenta en su sitio web el video de un bebé prendiéndose del pecho por primera vez con esta técnica. Puedes ver el enlace a este video en el título "Upright Nursing" (Lactancia vertical), en www.nursingmotherscompanion.com/resources.

Puedes aprender más sobre la postura biológica en el sitio web de la Dra. Colson, www.biologicalnurturing.com.

Cómo finalizar la toma La mejor forma de finalizar la toma es esperar a que el bebé suelte el pezón. Si no suelta el pecho por sí solo después de 20 ó 25 minutos en el mismo lado, y quieres cambiar de pecho o descansar un momento, lo puedes apartar interrumpiendo antes la succión. Incluso cuando no está succionando activamente, un bebé se agarra del pezón con una fuerza tremenda. Para liberarte de la succión, pon el dedo en la comisura de su boca y presiona suavemente la piel hacia su oreja, hasta que escuches o sientas que lo suelta.

Después de apartar al bebé del pecho, deja abiertas las solapas del sostén para que el aire seque tus pezones. Si están sensibles o lastimados y quieres aliviarlos, puedes aplicar una preparación con lanolina modificada o un apósito de gel (consulta el Apéndice A, pág. 300).

Después de una cesárea Si estás despierta durante el parto, dile al personal del hospital y a tu médico que quieres amamantar a tu bebé lo antes posible. Aunque algunos hospitales permiten que la madre sostenga al bebé contra su piel en el quirófano mientras la suturan, la mayoría no lo permiten y, francamente, muchas madres no se sienten tan bien como para disfrutar esta experiencia. Además, los quirófanos se mantienen frescos para la comodidad de los médicos y la baja temperatura puede hacer que la temperatura corporal de la madre baje tanto que no le permita darle suficiente calor al bebé.

Pero si ni el bebé ni tú tienen problemas, no hay razón para retrasar la lactancia por mucho tiempo. Puedes pedirle a una enfermera o a tu compañero que te lleve el bebé a la sala de recuperación. Si no estuviste totalmente consciente durante el parto, o si el doctor ordena que el bebé permanezca en la sala de recién nacidos, aún puedes empezar la lactancia después de esa separación inicial.

Cuando el bebé llegue, ponlo contra tu piel y cúbrelo. Disfruta de sus intentos por alcanzar tus pechos y lactar. Si no se prende, incluso con tu ayuda, pídele a tu compañero o a la enfermera que te ayuden a alimentarlo en la posición reclinada. Levanta las barandas de la cama para que puedas ponerte de lado con más facilidad. Una almohada en tu espalda y otra entre tus piernas pueden ayudar.

Como te estarás recuperando de la cirugía, sentirás cierta incomodidad y posiblemente tendrás dificultades para llevarte el bebé al pecho. Los medicamentos que te den para el dolor, que serán probablemente narcóticos, son importantes para tu comodidad durante los primeros días, y no le harán daño al bebé. Incluso, si tomas los medicamentos justo después de amamantar, sólo habrá una cantidad mínima en tu leche la próxima vez que amamantes. Después de los primeros días, un analgésico sin narcóticos, como acetaminofén o ibuprofeno, puede ser suficiente para controlar el dolor la mayor parte del tiempo.

Cuando empieces a sentarte para amamantar, una almohada en tu regazo te ayudará a estar más cómoda. La posición de rugby funcionará muy bien si quieres tener al bebé alejado de tu abdomen.

Después de un par de días querrás tener al bebé contigo en la habitación. Recuerda pedir ayuda cuando la necesites; algunas veces el personal puede olvidar que tuviste un parto por cesárea.

Sea que tu cesárea haya sido programada o no, tu producción de leche debe ser igual que si hubieras tenido un parto vaginal, aunque puede retrasarse si tuviste un trabajo de parto largo o complicado y recibiste grandes cantidades de líquidos intravenosos (consulta la pág. 64).

Cómo garantizar tu producción de leche

Lactancia frecuente La mayoría de los bebés lactan con poca frecuencia durante las primeras 24 horas de vida. Pero en adelante tu bebé debe lactar con frecuencia, por lo menos ocho veces en un período de 24 horas. Los estudios muestran que el número de tomas del segundo, tercer y cuarto día de vida está directamente relacionado con la cantidad de leche que se produce en los días cinco y catorce. Hasta que la producción de leche comience, tu bebé necesita tomas frecuentes de calostro. Después de que comience la producción de leche, cerca de 72 horas después del nacimiento, una buena toma cada pocas horas ayudará a asegurar una producción de leche abundante.

Durante los primeros días después del nacimiento, muchos bebés están somnolientos. Si tu bebé no ha lactado después de tres horas (contadas desde el comienzo de la última toma), desarrópalo de sus cobijas. Frota su espalda y háblale o ponlo, sólo en pañal, contra tu pecho descubierto. Es probable que entonces se interese en lactar.

Mientras estás en el hospital, mantener al bebé contigo en la habitación ayudará a asegurar que lo amamantes con frecuencia. Si no compartes la habitación con el bebé, pídeles a las enfermeras que te lo lleven por lo menos cada tres horas (o más seguido, si está inquieto), incluyendo cuando se despierte en la noche.

Anima al bebé a que se alimente bien cada vez que lo amamantes. Mientras la leche baja, puedes insistirle para que tome ambos pechos en cada toma. Cuando escuches el sonido que hace al tragar, sabrás que está tomando el calostro o la leche.

El Dr. Jack Newman, del Newman Breastfeeding Clinic and Institute (Clínica e Instituto de Lactancia Newman), ha producido algunos videos excelentes que muestran bebés que se prenden y tragan bien y de otros que toman muy poca leche. Puedes encontrar los enlaces de estos videos en www.nursingmotherscompanion.com/resources. El video titulado "Really Good Drinking" (Una lactancia muy buena) muestra a un bebé de pocos días de nacido. La madre ya empezó a producir leche y el bebé está succionando y tragando enérgicamente. No sólo puedes ver al bebé tomando leche y en ocasiones escucharlo tragar, sino que también puedes ver que tiene el pecho bien adentro de su boca, que está muy abierta. (Antes de que comience la producción de la leche, es posible que un bebé no trague tanto). En contraste, en el video titulado "Nibbling" (Mordisqueando) puedes ver un bebé que sólo está mordisqueando el pecho y traga muy poco o nada.

En el video "Baby 28 hrs old, Baby-Led Mother-Guided Latching" (Bebé de 28 horas, guía para prenderse al pecho, a pedido del bebé y con ayuda de la madre) un especialista en lactancia y el Dr. Newman le indican a una madre cómo comprimir su pecho para estimular el flujo de leche para el bebé. Con la ayuda de la compresión del pecho, este bebé de un día de nacido

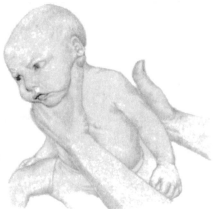

▶ *Para hacer eructar al bebé, siéntalo y coloca una mano debajo de su mandíbula. Con la otra mano, dale palmaditas firmes en la parte baja de la espalda.*

empieza a tragar calostro. La compresión del pecho es fácil de hacer: cuando el bebé succione pero no trague, oprime suavemente tu pecho hasta que el bebé empiece a hacer succiones largas con pausas para tragar.

Sácale los gases al bebé cuando haya soltado el pezón, o cuando lo hayas amamantado durante 20 ó 25 minutos y ya no esté tragando. Cárgalo sobre tu hombro y dale palmaditas en la espalda. También puedes sentarlo verticalmente e inclinarlo un poco hacia delante, con tu mano sosteniendo su mandíbula y darle palmaditas firmes en la parte baja de la espalda. Después de eructar, es probable que quiera seguir alimentándose y tomar el otro pecho. Si no eructa a los pocos minutos, simplemente cambia de lado. Si se niega a lactar del otro pecho o lo hace por poco tiempo, asegúrate de empezar con ese lado en la siguiente toma.

Los primeros días de producción de leche son el período crítico para determinar si una madre tendrá una producción de leche abundante o insuficiente. Si se saca poca leche del pecho, la presión resultante hace que disminuya la producción. Si no se saca leche, la producción se detiene por completo (así es como dejan de producir leche las mujeres que no amamantan). Así que la buena producción de leche depende de tener un lactante vigoroso o del uso de un extractor efectivo para drenar por lo menos un pecho cada pocas horas.

Evita los suplementos

Otra manera de asegurar tu producción de leche es evitando la alimentación complementaria. Algunos bebés desarrollan una fuerte preferencia por las tetinas si se les da biberón durante los primeros días de nacidos (consulta "Sólo el pecho", pág. 38). El agua glucosada (con azúcar) tiene pocas calorías y puede hacer que el bebé pierda el interés por lactar. Además, los bebés que reciben agua glucosada desarrollan con más frecuencia ictericia en los primeros días de nacidos. Después de tomar leche de fórmula, es frecuente que un bebé no quiera lactar durante cuatro horas o más, ya que la fórmula tarda más en digerirse que la leche materna. La disminución en la estimulación de los pechos puede disminuir la producción de leche.

No te preocupes

Es posible que en los primeros días de la lactancia te sorprenda la frecuencia con la que el bebé quiere lactar. Tal vez esté más inquieto la segunda noche después de su nacimiento, antes de que empiece la producción de leche; la mayoría de los bebés quieren lactar casi cada hora durante este período. Incluso después de que comiences a producir leche, tu bebé puede parecer inquieto y hambriento la mayor parte del tiempo. Esto puede hacer que te preguntes si tienes suficiente leche y si deberías extraértela para dársela al bebé en un biberón y ver cuánta está tomando. Incluso, algunos amigos y familiares con buenas intenciones pueden sugerirte que complementes tu leche con leche de fórmula.

Después del primer o segundo día de vida, la mayoría de los recién nacidos quieren lactar entre ocho y doce veces en un período de 24 horas. Esta alimentación tan frecuente es normal; raras veces refleja una producción escasa de leche y nunca quiere decir que la leche es "aguada". A menos que tu bebé o tú estén en alguna de las categorías descritas en "Bebés que necesitan más" (consulta la pág. 51), lo más probable es que tu bebé esté tomando abundante leche.

Entonces, ¿cómo puedes saber si tu bebé está obteniendo suficiente leche sin la ayuda de un biberón? Puedes buscar los siguientes signos de una ingesta adecuada de leche:

- *Comienzas a producir leche al tercer día después del parto.* Cuando empieza la producción de leche, los pechos se hacen más firmes y pesados. Tal vez la firmeza se note menos en los pechos grandes, pero aún así se deben sentir más pesados.

- *Tu bebé lacta por lo menos ocho veces en un período de 24 horas después del primer día de nacido.* Esto significa que tu bebé se alimenta cada dos o tres horas durante el día (calculando desde el comienzo de una toma hasta el comienzo de la siguiente), con un período de sueño de hasta 5 horas por la noche. Si tu bebé no se alimenta con esta frecuencia, es posible que tengas que despertarlo para alimentarlo.

- *Tu bebé lacta entre 10 y 45 minutos en cada toma y parece satisfecho al terminar.* El tiempo de lactancia de los bebés varía, pero típicamente necesitan de 10 a 45 minutos para completar una toma. Aunque no siempre se duermen después de alimentarse, deben parecer satisfechos después de las tomas.

- *Tu bebé traga en varios períodos durante cada toma.* Si el bebé succiona con grandes tragos y se le puede escuchar al tragar, está obteniendo suficiente leche (consulta la pág. 53).

- *Sientes los pechos más blandos o livianos después de amamantar al bebé.* Después de empezar a producir leche, deberías poder sentir que los pechos tienen menos leche o pesan menos después de alimentar a tu bebé.

- *Tu bebé tiene deposiciones diarias, y al quinto día sus heces son de color amarillo.* Este es el signo más claro de que el bebé está tomando suficiente calostro, primero, y leche materna, después. La mayoría de los recién nacidos defeca, por lo menos, dos o tres veces al día durante el primer mes. Sólo después del primer mes es normal que los niños alimentados con leche materna pasen varios días sin defecar.

- *Tu bebé moja más pañales al quinto día después de nacido.* Antes de que comiences a producir leche, tu bebé no orinará mucho, pero para el quinto día deberías notar que orina más y con más frecuencia. Debes estar consciente de que la mayoría de pañales desechables actuales son tan absorbentes que puede ser difícil detectar si están mojados.

Si alguno de los puntos mencionados no se cumplen para ti o tu bebé, debes hacerlo pesar y examinar. Un bebé pierde peso en los primeros cuatro o cinco días después de su nacimiento; pero después del quinto día, debe aumentar una onza (28 g) por día. Una pérdida inicial del 10% o más del peso del bebé al nacer sugiere que el bebé está subalimentado (consulta el Apéndice B, pág. 307). Incluso si tu bebé ha perdido menos del 10% de su peso al nacer, hazlo pesar de nuevo en un par de días para ver si ha empezado a aumentar una onza (28 g) por día.

Bebés que necesitan más

Algunas madres y bebés en riesgo de subalimentación se pueden identificar incluso antes de que comience la producción de leche. En este grupo se incluyen:

- los bebés que nacen a las 37 semanas de gestación o antes (consulta "El bebé casi a término", pág. 117);

- los bebés que pesan menos de seis libras (11,5 kg) al nacer (consulta "El bebé casi a término", pág. 117);

- los bebés que pueden tener poco tono muscular, como los que tienen síndrome de Down (consulta "Problemas neurológicos y del desarrollo", pág. 130);

- los bebés que tienen una formación inusual en la boca, como frenillo corto y cerca de la punta de la lengua (el frenillo es la banda de tejido debajo de la lengua), paladar ojival o hendido, o labio leporino (consulta "El bebé que aún no se ha amamantado", pág. 84, o "Labio leporino y paladar hendido", pág. 128);

- los bebés que no se prenden del pecho o no succionan después de 24 horas de nacidos (consulta "Problemas al succionar", pág. 88);

- las madres que tienen pezones del diámetro de una moneda de 25 centavos o más grandes (consulta "Problemas al succionar", pág. 88);

- las madres que tienen pechos muy blandos, que no los sienten llenos y no presentan otros signos de producción de leche 72 horas después del parto (consulta "Comienzo tardío de la producción de leche", pág. 63);

- las madres que han tenido alguna cirugía previa de los senos que requiriera una incisión alrededor del pezón o de la areola, como en algunos procedimientos de aumento o reducción (consulta "Amamantar después de una cirugía de mamas", pág. 102);

- las madres que tienen síndrome de ovarios poliquísticos, o SOPQ (consulta "Madres con necesidades especiales", pág. 102);

- las madres que tienen senos muy separados, largos y delgados, que no crecieron durante el embarazo y que pueden ser notoriamente diferentes en tamaño (consulta "Madres con necesidades especiales", pág. 101); y

- las madres que todavía tienen fragmentos de placenta en el útero (consulta "Comienzo tardío de la producción de leche", pág. 63).

Si tu bebé o tú están en uno de estos grupos de riesgo, unos cuantos días de lactancia débil y una extracción limitada de leche pueden tener un efecto devastador en tu producción de leche, aunque parezca que hayas tenido un buen comienzo. Considera la posibilidad de alquilar un extractor de calidad hospitalaria, preferiblemente uno con sistema doble de recolección, el cual puede ser más confiable que tu bebé para estimular una producción continua de leche. A partir del tercer día después del parto, usa el extractor con sistema doble de recolección durante 5 ó 10 minutos inmediatamente después de cada toma diurna y nocturna. Si no tienes un sistema doble de recolección, succiona cada lado dos veces, para una extracción total de 10 a 15 minutos. Si tu bebé no se puede prender del pecho o si no está succionando eficazmente, empieza a extraer la leche antes del tercer día; hazlo con un sistema doble de recolección durante 10 a 20 minutos, o con uno sencillo durante 10 a 15 minutos por lado. Esto debe garantizar que tendrás una producción abundante de leche, incluso si tu bebé succiona lentamente. Puedes refrigerar la leche extraída y usarla después.

Si tu bebé se está prendiendo del pecho y succionando, observa atentamente si presenta los signos de ingesta adecuada de leche enumerados en las páginas 50 y 51. Pésalo a los tres o cuatro días de nacido y aproximadamente cada dos días a partir de entonces, hasta que notes claramente que está aumentando una onza (28 g) por día. Si pierde 10% o más del peso que tenía al nacer, o si no aumenta una onza (28 g) por día después de los cinco días de nacido, necesitará que le des tu leche extraída o leche de fórmula como suplemento. Si recupera el peso que tenía al nacer, puedes disminuir gradualmente el uso del extractor después de algunos días. Sin embargo, antes de devolver el extractor, asegúrate de que el bebé haya aumentado una onza (28 g) por día desde la última vez que lo pesaste. Consulta "Medidas terapéuticas para la subalimentación", página 93.

La primera semana de lactancia

Aunque la mayoría de los bebés que nacen sin medicación están alerta y deseosos de lactar en las primeras dos horas de nacidos, los siguientes días pasarán la mayor parte del tiempo durmiendo. Después de los primeros dos días, un bebé promedio empieza a despertarse cada dos o tres horas para lactar. Por la noche, dormirá entre una y cinco horas ininterrumpidas. Si tu bebé no se despierta por sí mismo para lactar como mínimo ocho veces en un período de 24 horas, incluyendo por lo menos una vez en la noche, debes despertarlo para amamantarlo.

La duración típica de una toma varía mucho de un bebé a otro. Un bebé que se dedica completamente —succiona y traga con pocas pausas— pueden completar una toma en apenas diez minutos. En el otro extremo está el bebé que succiona y traga cinco o seis veces y luego hace una pausa. Este patrón de pausas frecuentes puede extender la toma hasta por más de 40 minutos. La mayoría de los bebés se encuentran entre estos dos extremos; el bebé promedio se alimenta entre 20 y 30 minutos. Aunque tu bebé no se duerma después de lactar, debe verse satisfecho.

Es probable que un bebé que se demora más de 45 minutos para completar la mayoría de sus tomas no esté recibiendo suficiente leche; se recomienda pesarlo para verificar que no haya perdido demasiado peso o, después del quinto día, que sí esté subiendo de peso.

Cuando ya estés produciendo leche, deberías escuchar muchos sonidos que indiquen que el bebé traga mientras lo amamantas. Estos sonidos al tragar son algo como: "eh, eh, eh". Algunos bebés tragan ruidosamente y otros lo hacen silenciosamente. Entre un trago y otro, el bebé succiona un largo rato para extraer leche. (Cuando no están tragando, hacen succiones cortas e interrumpidas). Estas succiones largas normalmente ocurren en intervalos: cinco a diez succiones seguidas de una pausa para descansar. Usualmente, los bebés que están tomando suficiente leche tienen varios intervalos de succionar y tragar continuamente durante una toma.

No deberías escuchar chasquidos cuando tu bebé está lactando. Por lo general, los chasquidos indican que el bebé no está succionando adecuadamente y tal vez no está recibiendo suficiente leche. El bebé debe prenderse con fuerza del pecho, de modo que si intentas apartarlo suavemente, el pezón no pueda deslizarse de su boca. Sus mejillas deben permanecer lisas mientras succiona; los hoyuelos en las mejillas son un indicio de que la succión es insuficiente o defectuosa (si observas esto, consulta "Problemas al succionar", pág. 88).

Durante el primer día después del nacimiento, a veces los bebés regurgitan moco que tragaron durante el parto. En ocasiones, el bebé se puede atragantar con este moco. Normalmente, luego de las primeras 24 horas, esto deja de ser un problema.

Algunos bebés también regurgitan calostro o leche. Usualmente, la cantidad parece mayor de lo que realmente es, aunque podrías preguntarte si el bebé sí está reteniendo el alimento. Es normal que, en la primera semana, algunos bebés regurgiten una cantidad equivalente a una o dos cucharaditas después de lactar.

A los bebés también les da hipo, a menudo después de lactar. El hipo se produce cuando el estómago del bebé está lleno. Es posible que recuerdes que al bebé le daba hipo en el útero después de tomar líquido amniótico. Si al bebé le da hipo después de lactar en el primer pecho, puede ser difícil que se interese en el otro. No necesitas darle agua u otra cosa. El hipo no le causa dolor; sólo espera a que se le quite.

Las primeras heces del bebé, llamadas meconio, son negras y pegajosas. Por lo general, si el bebé defeca todos los días y tiene heces amarillas el quinto día, la ingesta de calostro, primero, y de leche materna después, han sido adecuadas. Defecar heces amarillas con frecuencia es uno de los mejores signos de que el bebé está obteniendo suficiente leche. Durante el primer mes, la mayoría de los recién nacidos evacuan por lo menos dos veces al día.

Las heces amarillas de un bebé recién nacido son blandas, sueltas o incluso aguadas, algunas veces, con apariencia de semillas. Los bebés normalmente se esfuerzan y gruñen cuando están evacuando. Esto no significa que tienen estreñimiento.

En los días iniciales, mojan los pañales con poca frecuencia, pero deben mojarlos más y con mayor frecuencia después del quinto día. Ocho o más pañales mojados con orina de color claro todos los días, y con heces amarillas a diario, normalmente son signo de una ingesta suficiente de leche. (Tal vez esta regla no se cumpla si el bebé está recibiendo agua o leche de fórmula suplementarias).

Todos los recién nacidos pierden peso después de nacer. Cuenta con que tu bebé perderá entre el 5% y el 9% del peso que tenía al nacer. Debe comenzar a ganar peso a partir del quinto día, aproximadamente una onza (28 g) por día.

Cómo cuidar tus senos

Un baño o una ducha diaria es suficiente para limpiar tus senos. Evita aplicar jabón o champú sobre el pezón o la areola ya que éstos contrarrestan la acción de los aceites naturales que limpian esa área. También es innecesario aplicar antisépticos en los pezones, pero siempre debes lavarte las manos antes de amamantar.

Es probable que, por conveniencia y comodidad, quieras usar un sostén de lactancia, sobre todo después de que comiences a producir leche. Una vez más, es preferible que uses un sostén con copas de algodón o microfibra en lugar de copas sintéticas, para permitir una mejor circulación de aire en los pezones.

Si el bebé no se desprende del pecho por sí mismo cuando termina la toma, ten cuidado de liberarte de la succión presionando con tu dedo la comisura de sus labios hacia su oreja. Deja tus pechos expuestos al aire por un período de cinco a diez minutos antes de cubrirlos.

En el pasado, se recomendaba a las madres lactantes no usar cremas para los pezones, ya que algunas mujeres desarrollan pezones adoloridos en reacción a las preparaciones con lanolina, vitamina E o mantequilla de cacao. También se descubrió que las preparaciones con lanolina venían contaminadas con residuos de pesticida. Sin embargo, se ha desarrollado una forma purificada de lanolina que raras veces causa reacciones alérgicas. La lanolina modificada podría no evitar los pezones adoloridos, pero es muy buena para aliviar los pezones sensibles y puede ayudar a que sanen.

Otra cura para los pezones adoloridos son los apósitos de gel. Además de calmar la irritación, ayudan a sanar cualquier grieta o abrasión. Sin embargo, lo esencial para prevenir las heridas de los pezones es una buena técnica para que el bebé se prenda del pecho. En el Apéndice A, páginas 300 y 303, hallarás información sobre cómo ordenar apósitos de gel y lanolina modificada, respectivamente.

Si usas escudos mamarios de plástico para mejorar la forma de tus pezones, en las semanas iniciales tal vez descubras que hacen que la leche gotee excesivamente, manteniendo tus pezones húmedos. Puedes tratar de poner los escudos en tu sostén unos 10 ó 20 minutos antes de amamantar (si la leche que se recolecte así permanece en las copas más de media hora, debes descartarla). No uses rutinariamente los escudos en lugar de protectores mamarios, ya que esto suele causar más goteo. Después de cada toma, los escudos deben lavarse con agua jabonosa caliente y enjuagarse muy bien.

Cuando aparece la leche madura Generalmente, la producción de leche madura comienza el segundo o tercer día después del parto, aunque en ocasiones puede demorarse hasta cuatro días o más (si al tercer día la leche aún no aparece, consulta "Comienzo tardío de la producción de leche", pág. 63). Al principio, la leche estará mezclada con el calostro, lo que le dará un color naranja pálido. Después de unos pocos días, se volverá más blanca. La apariencia de la leche madura es más aguada que la leche de vaca; se asemeja a la leche descremada.

La mayoría de las mujeres notan que sus pechos se hacen más grandes, más llenos y más sensibles cuando aparece la leche madura. Es posible que las mujeres con senos grandes sólo noten un cambio en su peso.

Este cambio se conoce como congestión y se debe al aumento en el flujo de sangre hacia los pechos y al comienzo de la producción de leche. La llenura será más notoria si tus pechos normalmente son pequeños o medianos. Puedes sentir que aparecen protuberancias en los pechos y en el área de las axilas, dado que allí también hay glándulas mamarias. Después de amamantar, tus pechos se sentirán más blandos y livianos.

La congestión dura normalmente entre 24 y 72 horas. Un sostén de lactancia te proporcionará soporte y comodidad durante este período. El mejor tratamiento es amamantar frecuentemente, por lo menos cada dos o tres horas. Los tratamientos de calor como duchas tibias, compresas calientes y cataplasmas pueden empeorar la hinchazón. Sin embargo, masajear y apretar suavemente tu pecho mientras amamantas te puede dar alivio. Esto producirá que baje más leche. Es importante prestar mucha atención a la forma como el bebé se prende mientras el pecho está congestionado. Cuando el bebé se prende incorrectamente, ya sea porque está en una posición inadecuada o porque la areola está demasiado llena, a menudo el pezón empieza a doler. Si la areola está dura, puedes extraer algo de leche con la mano o con un extractor. (Para más información sobre cómo manejar la congestión, consulta la pág. 62).

Cuando le das el pecho a tu bebé, es normal que tengas alguna de estas sensaciones: calidez, relajación, somnolencia, sed e, incluso, hambre.

Es normal que la leche gotee de los pechos. Cuando el bebé está lactando de un pecho, puede gotear leche del otro. Es posible que este goteo continúe por varias semanas o que nunca ocurra en absoluto.

Las mujeres que gotean leche normalmente necesitan protectores mamarios para prevenir que su ropa se moje o se manche. Se pueden adquirir dos clases de protectores, reutilizables y desechables. Un nuevo tipo que ayuda a reducir el goteo son los protectores LilyPadz. Al estar hechos de silicona permeable al gas, estos protectores ejercen una suave presión sobre el pezón para detener el goteo (consulta el Apéndice A, pág. 300, para saber cómo pedirlos).

Del hospital a la casa

En muchos hospitales, se acostumbra regalar a las madres primerizas que serán dadas de alta una serie de muestras de productos que algunos fabricantes quieren que ellas prueben. Podrías creer que el personal del hospital aprueba estos productos, pero no siempre es así. Por lo general, uno de estos regalos es algo que puede ser etiquetado como un "kit de lactancia": leche de fórmula para bebés (normalmente en polvo, aunque ésta no es segura para los recién nacidos; consulta la pág. 3), tetinas para biberón y un folleto sobre la lactancia, que puede tener información errada. Ya que has decidido amamantar, es mejor que dejes el kit. No lo vas a necesitar.

Sin embargo, lo que sí debes llevarte a casa son los nombres y números telefónicos de las personas que tienen buena reputación ayudando a las madres lactantes y a sus bebés. Pídele esta información a las enfermeras que te han estado apoyando o ayudando con el comienzo de tu lactancia. Tal vez sepan de voluntarios de La Liga de La Leche o del Concilio de Madres Lactantes, o profesionales en lactancia de tu comunidad.

Cuando te estés preparando para dejar el hospital en automóvil, ten a mano algunas mantas pequeñas para sostener al bebé en su silla, incluso si el camino a casa es corto. Como el recién nacido no puede controlar bien el peso de su cabeza, necesita soporte adicional para poder respirar libremente en la silla. Un estudio reciente sobre modelos de sillas de automóvil actuales (Tonkin, S. et al. 2006) concluyó que todos los recién nacidos necesitan una manta

> Todos los recién nacidos son propensos a que sus niveles de oxígeno disminuyan cuando permanecen sentado por largo tiempo; por lo tanto, los investigadores recomiendan que durante los primeros meses los viajes en automóvil sean muy pocos y que no se deje al bebé en otro tipo de asientos, como los columpios.

enrollada a cada lado de la cabeza y otra en su parte superior. Muchos también requieren una manta enrollada entre el cinturón de la entrepierna y las piernas para no deslizarse de la silla. Esto es importante en particular para los bebés prematuros.

Si un bebé nació antes de las 37 semanas de gestación, la Academia Americana de Pediatría recomienda la supervisión del personal del hospital cuando lo recuesten en la silla del automóvil, para comprobar que su respiración, frecuencia cardíaca y niveles de oxígeno se mantienen en niveles normales. Las salas de recién nacidos que se ocupan principalmente de bebés nacidos a término tal vez no tengan en cuenta esta recomendación; por esto, deberás solicitar que monitoreen a tu bebé antes de que sea dado de alta.

En casa. Como cualquier madre lactante experimentada te lo diría, los primeros días en casa con el bebé son agotadores y, a veces, emotivos. Lo mejor es pasar estos días cuidándote a ti misma y a tu bebé. Además de la recuperación posparto, tienes la importante tarea de conocer a tu bebé y aprender a amamantarlo. Tu reposo y un ambiente tranquilo y agradable son esenciales para prevenir la ansiedad y la "melancolía posparto". Procura alimentarte bien, pero no te preocupes si tu apetito disminuye; es normal que suceda durante las dos primeras semanas después del parto. Lo ideal es que pases los primeros días amamantando al bebé y descansando, mientras tu comprensivo ayudante o tu compañero (o ambos) se encarga del hogar, las comidas y el teléfono.

Si tienes más hijos, también querrás que te ayuden con ellos. De lo contrario, podrás terminar de repente sintiéndote impaciente o irritable con uno de tus queridos hijos. Cuando nació mi segundo hijo, deseé que alguien pudiera encargarse por unos días de mi hija mayor. Es posible que estos sentimientos nazcan de un impulso natural de protección que hace que la madre centre toda su atención en el vulnerable recién nacido; las fluctuaciones hormonales y la falta de sueño también contribuyen. Incluso, hay especies que defienden agresivamente a sus crías. Por ejemplo, si cargas las crías recién nacidas de una mascota, es posible que la nueva madre gruña, aunque pocas semanas después no le importe que alguien las toque.

En las madres, al igual que sucede con las hembras de los gatos y los perros, estos sentimientos normalmente disminuyen con el tiempo. Mientras tanto, ofrecen una buena oportunidad para que tus hijos mayores fortalezcan su relación con su papá, sus abuelos u otros adultos. Esta es también una gran oportunidad para que tu hijo mayor aprenda a ser paciente y responsable. Lo puedes animar a que acepte el rol de niño grande diciéndole abiertamente: "primero está el bebé". El niño puede sentirse orgulloso de ayudarte al traer un pañal o un vaso de agua; más adelante podrá aplicar el principio de "primero está el bebé" con otras criaturas indefensas, como las mascotas.

Algunos padres encuentran de utilidad llevar un registro de las comidas y las veces que el bebé orina y evacua durante los primeros días de lactancia. Esta información les asegura que la lactancia va bien, y ayudan a un médico o profesional en lactancia a analizar cualquier problema que surja. Si no tienes una copia de *The Nursing Mother's Companion Breastfeeding Diary (Diario de lactancia para acompañar El libro esencial para madres lactantes)* (consulta "Lecturas complementarias recomendadas", pág. 348), tu profesional de la salud puede darte una planilla en blanco, puedes encontrar una en Internet (por ejemplo, en http://kellymom.com), o puedes crearla tú misma. Para cada período de 24 horas, registra el número de tomas, la cantidad y color de las heces, y, quizá, el número de pañales mojados. No hay casi ninguna razón para seguir llevando el registro luego de que el bebé haya recuperado su peso en el nacimiento, lo que suele suceder entre los días 10 y 14.

Sin importar cómo fue tu parto, es posible que sigas necesitando en casa medicamentos para el dolor durante la primera semana o más. Toma analgésicos de venta libre, como acetaminofén o ibuprofeno cada vez que lo necesites, para aliviar los dolores posparto o el producido por la incisión de la episiotomía o la cesárea. Toma analgésicos narcóticos sólo cuando los medicamentos de venta libre no sean suficientes.

En algunos casos, el consumo de analgésicos narcóticos con frecuencia y por más de una semana después del parto puede causarle somnolencia al bebé y, en raras ocasiones, puede hacer que la madre experimente el síndrome de abstinencia cuando suspende su uso. Algunos síntomas del síndrome de abstinencia son: depresión y ansiedad, llanto, dificultad para dormir, náuseas, vómito, diarrea, sudoración excesiva y pupilas dilatadas. Algunos de estos síntomas se parecen a los del malestar emocional posparto, pero otros no.

No es extraño que inesperadamente "todo se venga abajo", poco después de que la madre primeriza llega a casa del hospital. De repente, tener la responsabilidad del nuevo bebé puede hacer que te sientas inestable y que tu seguridad a veces desaparezca. La dramática fluctuación hormonal que comienza justo después del nacimiento afectará tu estado emocional por un tiempo. Puedes llegar a sentirte agotada y alterada, especialmente si has tenido que responsabilizarte de otras cosas aparte de ti misma y de tu bebé.

En algunos momentos, muchas madres primerizas sienten que la lactancia "no está funcionando" y que es mejor desistir. Si a los cambios de estado de ánimo del posparto se le suma el temor de que el bebé no esté recibiendo suficiente leche, la dificultad para hacer que el bebé se prenda o problemas como pezones adoloridos, la situación puede ser abrumadora. Tal vez el padre se preocupe mucho al presenciar estos apuros y episodios emocionales y termine ansioso por hallar una solución. Si tu compañero no puede "solucionar" tus problema de lactancia, es probable que te aliente para que la abandones.

Tu compañero será más solidario si siente que juega un papel importante ayudando a la familia a adaptarse al nuevo miembro. Así que anímalo a que te ayude, ¡aunque ponga los pañales al revés! Puede cargar al bebé mientras tomas una siesta, preparar las comidas, arreglar la casa, cuidar a los otros niños e, incluso, conseguir orientación profesional para ti.

A pesar de los momentos difíciles, puedes confiar plenamente en que, con paciencia y apoyo, podrás superar la mayoría de las dificultades de comenzar la lactancia. No dudes en buscar asistencia. Una simple conversación telefónica con alguien experto puede ser suficiente para que las cosas vuelvan a su sitio.

El período posparto es un tiempo de ajustes físicos y emocionales. Como ocurre con casi todas las grandes transiciones de la vida, ésta suele traer algo de confusión. Necesitarás varias semanas y casi todo tu tiempo y energía para conocer a tu bebé y aprender a cuidarlo. Así que no hagas más de lo que debes y acepta toda la ayuda que te ofrezcan. Adaptarse a la maternidad siempre será más fácil si cuentas con el apoyo y el cuidado de quienes te rodean.

GUÍA DE CUIDADOS

LA PRIMERA SEMANA

CUIDADOS CONTIGO MISMA

Pechos congestionados

Comienzo tardío de la producción
de leche

Pezones adoloridos

Dolor en los pechos

Goteo de la leche

Problemas en la bajada de la leche

Apariencia de la leche

Problemas para prenderse: pezones
planos, invaginados o invertidos

Fatiga y depresión

CUIDADOS DEL BEBÉ

Bebé somnoliento

Deposiciones

Ictericia

Problemas para prenderse:
cuando se niega a lactar

Problemas al succionar

Incomodidad e interrupciones
excesivas del sueño

Subalimentación
y pérdida de peso

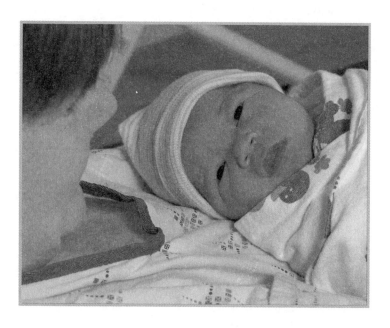

CUIDADOS CONTIGO MISMA

Pechos congestionados

Es usual que los pechos de una mujer se congestionen o se hinchen temporalmente dos o tres días después de dar a luz. La congestión es causada por el incremento en el flujo de sangre hacia los pechos y el inicio de la producción de leche. En algunas mujeres, los pechos sólo se abultan levemente; otras sienten que se ponen muy hinchados, adoloridos, sensibles y con protuberancias. A veces, la hinchazón se extiende hasta el área de las axilas.

La congestión puede hacer que los pezones se aplanen, dificultando que el bebé se prenda. Por lo general, este problema disminuye después de unas 24 a 72 horas, pero la hinchazón y la molestia pueden empeorar si se amamanta durante muy poco tiempo o con poca frecuencia, o en el caso de que el bebé no succione eficazmente. Si la congestión no se alivia al amamantar o al utilizar el extractor, la producción de leche disminuye y finalmente se detiene por completo.

Aunque muchos profesionales de la salud recomiendan aplicar calor directamente (con una toallita, una almohadilla térmica, botellas de agua caliente o duchas calientes) sobre los pechos congestionados, en realidad esto puede agravar la congestión.

Medidas terapéuticas para la congestión mamaria

1. Usa un sostén de lactancia que te dé soporte, incluso durante la noche. Cerciórate de que no te quede muy ajustado.
2. Amamanta con frecuencia, cada una a tres horas. Para esto puedes necesitar despertar al bebé (consulta "Bebé somnoliento", pág. 78).
3. Evita que el bebé se prenda cuando la areola esté muy dura. Para evitar que la boca del bebé se deslice hasta el pezón y lo lastime, puedes usar la técnica que desarrolló Jean Cotterman (2004): justo antes de amamantar, suaviza la areola poniendo dos o tres dedos en la base del pezón y presionando con firmeza contra la areola. Mantenlos en esa posición durante un minuto; luego, muévelos a un punto distinto de la base del pezón y vuelve a presionar. También puedes suavizar la areola y extender el pezón extrayendo un poco de leche, manualmente o con un extractor (consulta el Capítulo 5, pág. 193). Otra forma de suavizarla es usar un escudo mamario durante media hora antes de amamantar.
4. Procura que el bebé lacte durante 10 minutos como mínimo, o más tiempo. Aún si el bebé va a dormir, es preferible amamantar en un solo lado hasta que el pecho se suavice, que limitar su tiempo de lactancia en el primer lado para que alcance a lactar de ambos pechos en una toma.

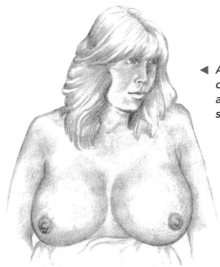

◀ *Al comenzar la producción de leche, los pechos pueden alcanzar un tamaño y dureza sorprendentes.*

5. Aprieta suavemente tus pechos para masajearlos mientras el bebé se alimenta. Esto estimulará el flujo de la leche y aliviará parte de la tensión y molestia que sientes. (consulta el Capítulo 2, págs. 48 a 49).

6. Para reducir el dolor y la hinchazón, pon una compresa fría sobre tus pechos por un rato corto después de amamantar. También puedes usar una bolsa plástica con hielo o, mejor aún, empapa de agua un pañal desechable, dale forma y congélalo. Antes de aplicar la compresa fría o el pañal, cubre tu pechos con una tela delgada.

7. Si es necesario, toma tabletas de acetaminofén (como Tylenol), ibuprofeno (como Advil o Motrin) u otro analgésico suave.

8. Si luego de 48 horas de que haya comenzado la producción de leche, todavía sientes tus pechos demasiado llenos después de amamantar, usa un extractor para vaciarlos tanto como sea posible. En esta primera semana, combinar el uso regular del extractor y la lactancia puede generar más hinchazón y una sobreproducción crónica; sin embargo, usar el extractor una vez cada 24 horas, después de amamantar, debería aliviar la hinchazón en vez de empeorarla.

9. Si el bebé no logra lactar lo suficiente como para suavizar al menos un pecho cada pocas horas, utiliza un extractor de leche de calidad hospitalaria según lo necesites (consulta el Capítulo 5, pág. 197).

Comienzo tardío de la producción de leche

Normalmente, la producción de leche materna comienza dentro de las 72 horas siguientes al parto. Típicamente, los pechos se sienten más pesados y llenos, aunque las mujeres de pechos grandes pueden notar poco cambio.

En ocasiones, la producción de leche se retrasa más de 72 horas; a veces comienza varios días después. Mientras tanto, los pechos permanecen blandos, y el bebé succiona pero obtiene poca leche. En estos casos, algunos bebés parecen somnolientos y conformes, pero la mayoría parecerán insatisfechos. Pueden pasar mucho tiempo succionando, pero se mostrarán hambrientos al terminar. Estos bebés tienen deposiciones poco frecuentes; muchos presentan ictericia y pierden más peso de lo normal.

Algunos sucesos durante el trabajo de parto o el parto en sí pueden retrasar el comienzo de la producción de leche. La sobrehidratación con líquidos intravenosos durante el trabajo de parto es una causa frecuente de retraso en la producción de leche (consulta el Capítulo 1, pág. 20). La retención de fragmentos de la placenta es otra causa posible, aunque poco común. Se cree que aun pequeñas partes de la placenta que quedan unidas a la pared uterina secretan hormonas que inhiben la aparición de la leche. Empieza a sospechar que hay retención de fragmentos placentarios si tuviste una hemorragia posparto o si después del parto has tenido alguno de estos síntomas: dolor uterino, sangrado abundante, desprendimiento de tejido, loquios malolientes o fiebre. Incluso algunas mujeres que han tenido partos por cesárea han retenido fragmentos placentarios. Cuando un médico retira los fragmentos, comienza la producción de leche.

Si tu leche tarda en aparecer, podrías necesitar usar leche de fórmula suplementaria hasta que aparezca. Sin embargo, debes continuar amamantando mientras tanto.

Medidas terapéuticas para el comienzo tardío de la producción de leche

1. Si 72 horas después del parto sospechas que todavía no tienes leche, pide que pesen a tu bebé. Si ha perdido 10% o más del peso que tenía al nacer (consulta la tabla del Apéndice B, pág. 307), amamántalo con frecuencia, cada dos horas o dos horas y media durante el día o al llegar la noche, o más a menudo si el bebé parece hambriento; y cada tres horas por la noche, o más a menudo si se despierta antes.

2. Verifica el peso del bebé todos los días o cada dos días.

3. Si te es posible, consulta con un profesional en lactancia.

4. Mientras el bebé lacta, escucha si está tragando. Cuando el bebé suelte el pezón para dormir y deje de tragar, masajea o comprime tu pecho (consulta el Capítulo 2, pág. 48). También puedes alternar los pechos cuando esté dejando de tragar, para ayudarle al bebé a que se despierte y comience a tragar de nuevo. Masajear, comprimir y alternar los pechos cada 20 ó 30 minutos ayudará a estimular el pecho y maximizar la cantidad de leche que el bebé reciba.

Hierbas para producir más leche

Se conocen diversas hierbas que estimulan la producción de leche. La más efectiva es posiblemente el fenogreco, cuyas fragantes semillas se usan para dar sabor al jarabe de arce artificial. Puedes preparar un té con las semillas, pero es más conveniente y efectivo tomar cápsulas, disponibles en la mayoría de tiendas naturistas. Las madres que toman tres cápsulas de 580 ó 610 miligramos tres veces al día, por lo general notan un aumento en su producción de leche después de uno a tres días. Aunque las cápsulas de fenogreco se suelen tomar sólo por unos días, algunas madres han seguido tomándolas durante semanas o meses sin presentar problemas. Un frasco de 100 cápsulas de fenogreco cuesta cerca de 10 dólares.

Generalmente, esta hierba es inofensiva, pero es probable que tu sudor y orina huelan claramente a arce. En raras ocasiones, las madres que toman fenogreco presentan diarrea, pero ésta desaparece rápidamente al suspender el fenogreco. También se han reportado casos de mujeres asmáticas que desarrollaron síntomas mientras tomaban fenogreco.

El cardo bendito, *Cnicus benedictus*, también es útil para estimular la producción de leche. Al igual que el fenogreco, esta hierba se encuentra en la mayoría de tiendas naturistas en forma de cápsulas. La dosis típica son tres cápsulas de 390 miligramos tres veces al día. Podrías usar fenogreco y cardo bendito juntos para estimular aun más la producción de leche.

Yo recomiendo otras dos preparaciones herbarias: *More Milk Plus* y *More Milk Special Blend*, fabricados por Motherlove Herbal Company. *More Milk Plus* contiene fenogreco, cardo bendito, ortiga e hinojo, y está diseñado para aumentar rápidamente la producción de leche. *More Milk Special Blend* contiene las mismas hierbas además de galega, y está diseñada para estimular el desarrollo del tejido mamario y para incrementar la producción de leche en mujeres con síndrome de ovarios poliquísticos (SOPQ) o en madres adoptivas. Ambas preparaciones se venden en cápsulas y tintura. Las tinturas son más fuertes y actúan más rápido que las cápsulas. En el Apéndice A, página 302, encontrarás información sobre proveedores y pedidos.

5. Luego de cada toma, usa un extractor eléctrico de calidad hospitalaria con sistema doble de recolección. Hazlo funcionar entre 5 y 10 minutos y luego alimenta al bebé con el calostro que recolectaste junto con la leche de fórmula que sea necesaria (consulta el Apéndice B, pág. 308 para determinar cuánta leche de fórmula necesita tu bebé).

6. Considera la opción de usar hierbas conocidas por estimular la producción de leche (consulta la pág. 65).

7. Si presentas síntomas de una posible retención placentaria (consulta la pág. 64), llama a tu médico o partera.

8. Cuando comiences a producir leche, puedes hallar orientación para calcular tu producción y para destetar al bebé de la leche de fórmula y la leche extraída en "Subalimentación y pérdida de peso" (pág. 92). Mientras vas dejando de usar leche de fórmula y leche extraída, haz pesar a tu bebé con frecuencia. Después del quinto día de vida, el bebé debe aumentar una onza (28 g) por día.

Pezones adoloridos

No hay duda: los pezones adoloridos pueden convertir en un martirio lo que debería ser una experiencia gratificante. Durante unos pocos días después de dar a luz, tal vez sientas una ligera sensibilidad el primer minuto de lactancia, cuando el bebé se prende y el pezón se estira dentro de su boca. Esa sensibilidad es normal en esta etapa.

Sin embargo, si sientes tus pezones muy adoloridos, probablemente están lastimados o irritados, y requieren un tratamiento más profundo que simples medidas de bienestar. Es importante que identifiques la causa del problema para ayudar a que tus pezones sanen. En cualquier momento que no puedas tolerar el dolor, o si los cambios de posición recomendados no te ayudan, consulta con un profesional en lactancia. Si no hay ninguno disponible, tal vez quieras suspender la lactancia temporalmente; extrae la leche con un extractor alquilado de calidad hospitalaria que tenga un sistema doble de recolección durante 24 ó 72 horas, o hasta que los pezones sanen (consulta el Capítulo 5, pág. 193, y encontrarás información sobre la extracción de leche).

Básicamente, hay dos tipos de pezones adoloridos: el pezón lastimado y el pezón irritado. El pezón lastimado puede presentar ampollas, costras o grietas. El pezón irritado adquiere un color muy rosado y, a menudo, arde. En ocasiones, la madre puede tener ambos problemas al mismo tiempo.

Además de dar una lista de tratamientos específicos para cada tipo de problema, las siguientes "Medidas de bienestar general para el dolor en los pezones" te ayudarán a acelerar su recuperación y te harán sentir mejor.

Medidas de bienestar general para el dolor en los pezones

1. Media hora antes de amamantar, toma acetaminofén (como Tylenol), ibuprofeno (como Advil o Motrin) o un analgésico que tu médico te haya recetado.

2. Si te duele un pezón más que el otro, comienza cada toma con el menos sensible.

3. Evita el uso de protectores para pezón (consulta la pág. 75) durante la lactancia. Estas cubiertas de silicona son delgadas y blandas, y están diseñadas para ayudar a los bebés con problemas para prenderse del pecho. Los protectores pueden empeorar el dolor y disminuir tu producción de leche.

4. No retrases las tomas. Los pezones soportan mejor las tomas frecuentes (cada una o dos horas) que las extensas y poco frecuentes.

5. Mientras amamantas, masajea o comprime tus pechos (consulta las págs. 48 a 49) para estimular el flujo de leche y acelerar el vaciado.

6. Si estás adolorida durante toda la toma, ofrécele al bebé sólo un pecho o limita el tiempo entre 10 y 15 minutos por pecho. Esto probablemente signifique que deberás amamantar más a menudo, cada una o dos horas. Si aun así te resulta doloroso amamantar, alquila un extractor de calidad hospitalaria con un sistema doble de recolección.

7. Con cuidado, haz que el bebé deje de succionar (consulta la pág. 55) antes de retirarlo del pecho.

8. Después de amamantar, aplica sobre los pezones una capa delgada de lanolina modificada (consulta la pág. 55) para aliviarlos y ayudar a que sanen. Entre las tomas, puedes usar escudos mamarios de plástico, rígidos y ventilados, para que tus pezones sensibles no toquen el sostén. Otra opción es usar apósitos de hidrogel. Estas compresas frescas y calmantes pueden acelerar la recuperación al mantener hidratados los pezones lastimados para prevenir la formación de costras (consulta el Apéndice A, pág. 300).

9. Cambia los protectores mamarios desechables o de tela después de cada toma o cuando estén húmedos.

10. Usa sostenes de algodón o microfibra. Los otros materiales no permiten que el aire circule adecuadamente.

11. Si usas escudos mamarios de plástico, lávalos diariamente.

12. No laves tus pezones excesivamente. Enjuágalos durante tu baño diario, pero no los enjabones. Sin embargo, siempre lávate las manos antes de manipular tus senos.

13. No toques las costras ni las ampollas.

14. Si usas un extractor de leche en lugar de amamantar mientras tienes los pezones adoloridos, extrae tu leche a menudo —al menos ocho veces por día— para mantener tu producción. Insisto en que solamente un extractor de calidad hospitalaria con sistema doble de recolección, será lo suficientemente efectivo para mantener tu producción de leche (consulta el Capítulo 5 para más información sobre la extracción de la leche).

Pezones lastimados. Con frecuencia, las grietas, ampollas y abrasiones se deben a la mala posición del bebé al lactar, pues sus encías se cierran sobre el pezón y no sobre la areola. Esto ocurre a menudo cuando el bebé no abre bien la boca o cuando sus encías se deslizan de la areola hasta el pezón, muchas veces porque el pecho está congestionado o no tiene soporte.

Este tipo de lesiones también las puede causar un bebé con succión defectuosa o con "lengua anclada" (consulta la pág. 85). Las grietas también aparecen cuando los pezones se irritan (consulta la pág. 69) o cuando presentan candidiasis (consulta la pág. 69).

Medidas terapéuticas para pezones lastimados

1. Revisa cuidadosamente la sección "Posición del bebé en el pecho", páginas 40 a 45, para entender claramente los detalles de la técnica correcta para que el bebé se prenda. La posición cruzada y la de rugby son muy recomendables. Si tienes acceso a Internet, mira los videos recomendados en la página 43. También puedes intentar la "postura biológica" (consulta la pág. 45).

2. Si tus pechos están tan llenos que no puedes comprimir la areola con facilidad, suavízala presionando con tu dedo, como se describe en la página 63, o extrayendo un poco de leche manualmente o con un extractor. Esto permitirá al bebé abarcar con su boca una mayor parte de la areola y estimulará la bajada de la leche.

3. Si tu bebé se resiste a abrir bien la boca, no permitas que se quede mordiendo el pecho. Espera pacientemente hasta que abra la boca por completo. Si dejas que succione tu dedo por unos segundos, estimularás su reflejo de succión y se animará a abrirla bien.

4. No dudes en separar al bebé de tu pecho en cuanto notes que no está en una posición correcta. Tal vez tengas que ayudarlo a prenderse un par de veces antes de que puedas meter correctamente el pecho en su boca. Pídele a tu compañero o a un especialista en lactancia que observe tu técnica para hacer que se prenda. También, un ayudante puede guiar tu brazo cuando el bebé abra bien la boca para acercarlo al pezón tanto como sea posible.

5. Después de amamantar al bebé, aplica sobre tus pezones una capa delgada de lanolina modificada (consulta la pág. 55), o usa apósitos de hidrogel entre una toma y otra (consulta la pág. 67).

6. Si tienes una herida abierta en el pezón por más de cinco días, pídele antibióticos orales a tu partera o médico. La herida puede estar infectada, y esto puede no sólo demorar la cicatrización, sino también poner a una mujer en alto riesgo de desarrollar mastitis en las semanas siguientes. Toma los antibióticos durante 10 ó 14 días, según la prescripción médica, o más tiempo si no ha cicatrizado del todo.

Pezones irritados. Los pezones irritados se enrojecen, algunas veces se hinchan y, generalmente, arden. Algunas madres sienten ardor en los pezones tanto al amamantar como entre las tomas. En casos graves, los pezones llegan a agrietarse, se pelan o supuran. La irritación de los pezones puede ser causada por hongos levaduriformes (candidiasis), bacterias, alergia o sensibilidad a algunos químicos, o por afecciones de la piel como eccema o impétigo.

Candidiasis del pezón. Cuando los pezones comienzan a doler después de una lactancia sin problemas durante semanas o meses, generalmente se debe a la candidiasis (consulta la pág. 156). Pero esta infección también puede aparecer en las primeras semanas después del parto, y tal vez no sea tenida en cuenta al determinar la causa del dolor. Un recién nacido con candidiasis pudo haber contraído una infección por levaduras en el canal de parto durante su nacimiento; esto suele suceder si la madre es diabética. Esta infección también aparece si la madre o su bebé han recibido antibióticos (que muchas veces se administran por vía intravenosa después de una cesárea).

Si sospechas que tu bebé presenta candidiasis, examina cuidadosamente su boca. Es posible que veas parches blancos en la parte interna de las mejillas y los labios y hasta en la lengua. A veces, el bebé no muestra signos en la boca, pero puede tener una dermatitis del pañal causada por candidiasis. Generalmente, esta irritación se presenta en la zona genital, y se ve como una quemadura leve que se pela y no responde a tratamientos comunes. Algunas veces, la erupción parece una mancha de puntos rojos. Para saber cómo tratarla, consulta la página 156.

Dermatitis del pezón. Un enrojecimiento leve y una sensación de ardor en los pezones, no asociada con candidiasis u otra afección subyacente de la piel, suele indicar una dermatitis. Su causa puede ser el crecimiento de bacterias en los pezones o sensibilidad o alergia a alguna crema o aceite para los pezones, a detergentes o a suavizantes para la ropa.

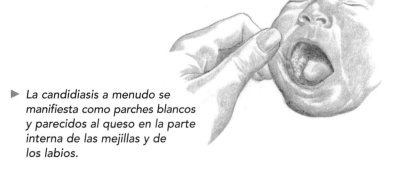

▶ *La candidiasis a menudo se manifiesta como parches blancos y parecidos al queso en la parte interna de las mejillas y de los labios.*

Los culpables más comunes de esto son las preparaciones con vitamina E en aceites, cremas o cápsulas. Una madre alérgica al chocolate puede desarrollar una reacción alérgica a preparaciones con mantequilla de cacao, como las de Balm Barr. La lanolina sin modificar también puede causar una reacción alérgica, generalmente en las madres alérgicas o muy sensibles a la lana (de donde proviene la lanolina). La lanolina se encuentra en sus formas puras hidratada y anhidra, y en muchos ungüentos y cremas comerciales, como Masse, Mammol, Eucerin y A & D. La lanolina modificada, a la cual se le ha extraído el componente alergénico, rara vez causa reacciones alérgicas.

Tanto suspender el uso de la crema o aceite como cambiar el detergente por uno hipoalergénico (sin fragancias ni colorantes) pueden dar alivio, pero estas medidas no son suficientes.

Medidas terapéuticas para la dermatitis del pezón

1. Consulta con un médico, preferiblemente un dermatólogo. Por lo general, prescribirán cremas antibióticas o antinflamatorias de grado moderado a fuerte.
2. Pon compresas frías y húmedas sobre los pezones después de amamantar.
3. Cada dos tomas y con los pezones totalmente secos, aplica el medicamento sobre la zona irritada. Aplica la crema con moderación para que sea absorbida por completo. Si todavía hay rastros de crema en tus pezones cuando vas a amamantar, estás usando demasiada. Limpia el exceso con un pañuelo de papel.
4. Usa el medicamento por el tiempo que te indique el médico. Aunque el dolor desaparezca después de dos días, la dermatitis puede tardar de una a dos semanas para sanar por completo.
5. Si notas que el dolor aumenta con el medicamento, deja de usarlo de inmediato. Esto puede indicar que tienes candidiasis y necesitas tratamiento (consulta "Candidiasis del pezón", pág. 69).
6. Consulta "Medidas de bienestar general para el dolor en los pezones", en la página 66.

Eccema e impétigo. El eccema aparece en el pezón y la areola, causando ardor, picazón, caída de piel, secreciones o costras. Las mujeres que han tenido o tienen un eccema en otra parte del cuerpo son más propensas a sufrirlo. Si crees tener un eccema, consulta con un dermatólogo.

El impétigo es una infección severa que causa una muda de piel continua. Cuando sucede en los pezones causa mucho dolor, pero se puede curar rápidamente con un antibiótico oral o una crema antibiótica. Bactroban (mupirocina) es una crema antibiótica de venta libre que se usa para tratar el impétigo.

**Dolor en
los pechos**

Algunas veces, la madre se queja de sentir un dolor dentro de los pechos mientras amamanta. Probablemente se debe a la congestión, lo cual es frecuente de dos a cuatro días después del parto (consulta "Pechos congestionados", pág. 62). Si los pezones te arden y están más rosados de lo normal, consulta "Pezones irritados" en la página 69. Si sientes un dolor leve cuando empiezas a amamantar, puede deberse a que la leche ha empezado a bajar.

Los dolores intensos, a veces descritos como "punzantes" y que aparecen poco después de amamantar, pueden deberse a que los pechos se llenan repentinamente. Por lo general, desaparecen después de las primeras semanas de lactancia. Este tipo de dolores también pueden ser causados por la obstrucción de los conductos lactíferos (consulta la pág. 160) o la irritación de los pezones por candidiasis o dermatitis (consulta las págs. 156 a 158).

**Goteo
de la leche**

Durante las primeras semanas de lactancia, la leche puede gotear o salir de los pechos en pequeños chorros. Son señales normales de la bajada de la leche. A menudo, mientras el bebé lacta de una mama, la otra gotea leche. La bajada y el goteo de leche pueden ocurrir cuando no estás amamantando, de manera frecuente e inesperada, incluso mientras duermes. Los sonidos que hace tu bebé, las rutinas de alimentación o tus pensamientos sobre la lactancia pueden estimular este goteo. Tomar una ducha también estimula la bajada de la leche. Estos episodios suelen disminuir en gran medida después de algunas semanas de lactancia.

Los pechos de algunas madres no gotean. Las madres que han amamantado antes, notan que sus pechos gotean menos con cada hijo que tienen. Ambas situaciones suelen ser normales.

Medidas para manejar el goteo de la leche

1. Cuando amamantes, abre ambas solapas del sostén y deja que la leche gotee sobre una toalla pequeña o un pañal.
2. Cámbiate la ropa o los protectores mamarios apenas se hayan mojado.
3. Prueba los LilyPadz de silicona (consulta el Apéndice A, pág. 300), que no absorben leche pero sí presionan el pezón con suavidad y previenen el goteo.
4. Evita el uso continuo de escudos mamarios de plástico si no necesitas mejorar la forma de tus pezones. Aunque mantienen la ropa seca, pueden causar un goteo excesivo y mantener tus pezones húmedos. La leche que queda en los escudos no es segura para alimentar al

bebé; a menos que laves los escudos antes de amamantar y los uses mientras lo amamantas, no podrás almacenarla para más adelante.

5. No trates de controlar el goteo extrayendo frecuentemente la leche. De hecho, esto estimula una mayor producción y puede hacer que tus pechos se llenen más y estén más propensos a gotear.

6. Si tus pechos gotean durante la noche, usa ropa o protectores extra en tu sostén, o usa protectores de silicona, que se adhieren a la piel y no necesitan un sostén que los mantenga en su lugar (consulta la pág. 166). Otra solución es extender una toalla de baño sobre la sábana para mantener seco el colchón.

Problemas en la bajada de la leche

Durante las primeras semanas de lactancia se desarrolla la respuesta de bajada de la leche. A veces se les dice a las madres que deben estar felices, relajadas y sin preocupaciones para que la leche baje. Si esto fuera así, muy pocas mujeres podrían amamantar satisfactoriamente. Aunque muchas madres se preocupan porque su leche no sea suficiente, muy rara vez la leche no baja en mujeres que amamantan regular y continuamente.

Para establecer y hacer funcionar al máximo el reflejo de bajada de la leche, amamanta al bebé cada dos o tres horas, día y noche, durante la primera semana. Asegúrate de que esté en una posición correcta, que comprima los senos lactíferos que hay debajo de la areola y que su tiempo al lactar no sea limitado. Preferiblemente, deberías dejar —o, incluso, procurar— que el bebé vacíe por completo uno o ambos pechos en cada toma.

Es importante que estés lo más cómoda posible al amamantar a tu bebé. Es posible que la leche no descienda del todo si tienes mucho dolor, ya sea en los pezones o por el traumatismo del parto. Una solución puede ser tomar un analgésico suave como acetaminofén o ibuprofeno media hora antes de la lactancia.

Los signos que indican el descenso de la leche durante la primera semana variarán de una mujer a otra. Algunos pueden ser:

- dolores uterinos leves mientras amamantas;
- aumento del flujo vaginal mientras amamantas;
- leche que gotea o sale en pequeños chorros, especialmente mientras amamantas;
- sensaciones esporádicas en los pechos mientras amamantas; y
- pechos más blandos después de amamantar.

El indicador más confiable de que la leche está bajando es que el bebé está tragando. A medida que la leche baja, el bebé succiona una o dos veces y la traga. La mayoría de las mujeres, en especial las madres primerizas, no sienten el reflejo de bajada de la leche durante las primeras semanas después del parto.

Por lo general, cuando a la madre se le dificulta la bajada de la leche, el problema se relaciona con la forma que tiene el bebé de prenderse o de succionar, o con una producción baja de leche. Consulta "Problemas para prenderse: cuando se niega a lactar", página 83; "Problemas al succionar", página 88; y "Subalimentación y pérdida de peso", página 92.

Apariencia de la leche

Mientras que el calostro por lo general es claro, amarillo o naranja, la leche madura es blanca y, a veces, tiene un matiz azulado. Si tu leche parece leche descremada, no significa que sea "aguada"; normalmente la leche materna parece estar diluida. En ocasiones, la madre descubre que su leche es verde, azul, o rosada. Esos tonos se deben a la ingesta de verduras, frutas, colorantes o suplementos dietéticos y no son nocivos para el bebé.

Si la leche tiene sangre, tal vez se deba a que el pezón sangra. A veces los pechos sangran durante el embarazo o cuando empieza la lactancia. Esto se debe frecuentemente a un papiloma benigno, y el sangrado suele desaparecer algunos días después. La sangre en la leche no le hará daño al bebé, pero ingerida en grandes cantidades puede hacer que vomite. Si te aconsejan que dejes de amamantar, extrae tu leche por un par de días. El problema desaparecerá por sí solo en un día o dos.

Problemas para prenderse: pezones planos, invaginados o invertidos

Tanto la madre como el bebé se frustran cuando éste no puede prenderse debido a pezones planos, invaginados o invertidos. El problema tiende a empeorar si los pechos se congestionan o se llenan demasiado. Cuando esto ocurre, incluso los pezones que antes sobresalían pueden aplanarse o invaginarse de repente. A menudo, un pezón puede presentar más problemas que el otro. La perseverancia y la paciencia ayudan a la mayoría de madres a superar este problema.

Las madres con estos problemas suelen ser más propensas a sufrir de dolor en los pezones. La razón es que se concentran en que el bebé se prenda del pecho y no se fijan en que lo haga bien, con el pezón bien adentro de la boca. Si el bebé se prende mal, puede causar dolor en el pezón y llegar a lastimarlo.

Medidas terapéuticas para pezones planos, invaginados o invertidos

1. Amamanta a tu bebé antes de que cumpla dos horas de nacido. El momento de amamantar por primera vez se hace crítico si los pezones son planos, invaginados o invertidos. Muchos bebés se prenden fácilmente de este tipo de pezones en el período inicial, y continúan sin problemas.

2. Para ayudar al bebé a prenderse de un pezón plano, apriétalo, acarícialo o estíralo entre el pulgar y el índice. Apretar un pezón invertido o invaginado puede hacer que se invierta aún más. Para ayudar a tu bebé a prenderse de un pezón invertido o invaginado, coloca el pulgar a 1½ ó 2 pulgadas (4 a 5 cm) detrás del pezón y, con los otros dedos por debajo, empuja hacia atrás, hacia tu pecho. Con las posiciones cruzada y de rugby tendrás más visibilidad y mayor control. Intenta también la "postura biológica" (consulta la pág. 45) para ayudar al bebé a prenderse bien.

3. Si el bebé no quiere prenderse, pon algunas gotas de calostro o leche sobre tu pezón o en sus labios. Si pones sobre el pezón gotas de suero glucosado (disponible en las salas de recién nacidos) podrás tentar al bebé, aunque el pezón se pondrá resbaladizo. Si necesitas hacerlo en casa, puedes mezclar una cucharadita de azúcar refinada en una taza de agua hervida ya tibia, y utilizarla de la misma manera. Nunca untes miel o jarabe de maíz en tu pezón, ya que han sido asociados con el botulismo infantil.

4. Si el bebé se desespera, deja de amamantarlo. Pon un poco de agua azucarada en sus labios para que se calme y se interese de nuevo en prenderse.

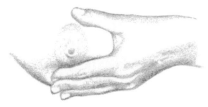

▲ Para ayudar al bebé a prenderse de un pezón invertido, pon tu pulgar sobre la areola y, con los otros dedos por debajo, empuja el pecho hacia el tórax.

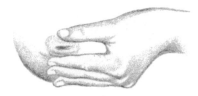

▲ No aprietes el pulgar contra el índice, pues harás que el pezón se invierta más.

5. Si te está asistiendo una enfermera o un ayudante, intenta la posición reclinada —o la de rugby, si tienes pechos grandes— para darle más visibilidad y control. Si tus pezones son invaginados o invertidos, pídele a tu ayudante que presione el pecho por detrás del pezón en vez de apretarlo. Algunas veces estas tomas se vuelven intensas y molestas, así que avísale a tu ayudante cuando tú o tu bebé necesiten un descanso. Si estás en el hospital, deja que te vean diferentes enfermeras o especialistas en lactancia; seguramente encontrarás a algunos muy talentosos y sensibles.

6. Si 24 horas después de nacer, tu bebé no se ha prendido del pecho, empieza a extraer tu leche y a alimentarlo. Por lo general, alquilar un extractor de calidad hospitalaria es la mejor solución para extraer la leche y mejorar la forma del pezón. Antes de que comience la producción de leche, puedes extraer manualmente aún más calostro. Puedes aprender a extraer tu leche manualmente y sobre la extracción en general en el Capítulo 5, páginas 193 a 217. Continúa dándole el pecho al bebé.

7. Durante los primeros dos días, evita darle al bebé pezones artificiales de cualquier tipo. Esto puede ser esencial, sin importar que tu bebé haya podido prenderse bien del pecho o no. Succionar un pezón artificial puede dificultar aun más sus próximos intentos por prenderse. Puedes darle el calostro extraído a un recién nacido por medio de un gotero, una cuchara, una jeringa o una taza suave.

8. Muchas madres optan por usar un protector para pezón cuando no pueden lograr que sus bebés se prendan del pecho. Un protector para pezón es una cubierta de silicona delgada, blanda y transparente, que se usa sobre el pezón. Los agujeros en su punta dejan pasar la leche a la boca del bebé. Si usas protectores, tu bebé podrá prenderse y succionar; sin embargo, es necesario que su medida sea adecuada para el tamaño de tus pezones y de la boca del bebé, y que éste se prenda completamente y no sólo de la punta para poder comprimir bien los senos lactíferos que están debajo de la areola. Sin la asesoría de un experto, el protector puede inhibir el flujo de leche y el vaciado adecuado de los pechos, y causar que tanto tu producción de leche como la ingesta del bebé sean insuficientes.

Si quieres usar un protector para hacer sobresalir tus pezones, espera un par de días después del parto para dar tiempo a que la leche baje y a que tu bebé aprenda a prenderse sin el protector. Cuando estés usando el protector, retíralo cuando el bebé haya succionado durante uno o dos minutos, e intenta hacer que se prenda sin el protector. Extraerte leche poco antes de empezar la lactancia para hacer que tus pezones sobresalgan es tan útil como usar un protector. Usa un

▶ *Protector para pezón*

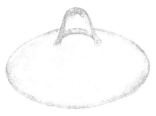

protector al amamantar sólo si ya estás produciendo leche y si (1) un profesional en lactancia determina el tamaño correcto del protector y se asegura de que el bebé esté recibiendo suficiente leche, o si (2) usas un extractor de calidad hospitalaria después de cada toma para garantizar que tus pechos se están vaciando por completo y estás pesando al bebé con frecuencia para verificar que esté aumentando por lo menos una onza (28 g) al día.

9. Si tu bebé y tú son dados de alta antes que lo hayas amamantado por primera vez, alquila un extractor de calidad hospitalaria (consulta el Apéndice A, pág. 299) y úsalo por lo menos ocho veces al día. (Consulta en el Capítulo 5, pág. 195 las pautas sobre extracción de leche, y en el Apéndice B, pág. 308 la cantidad aproximada de leche que tu bebé necesita en cada toma). Sigue intentando amamantar al bebé; practicar unas tres o cuatro veces al día, cuando tengas tus pechos blandos y cuando el bebé no esté desesperado, puede dar buenos resultados.

10. Si tus pechos se congestionan cuando comience la producción de leche, presiona la areola para suavizarla como se muestra en la página 62. También puedes usar un escudo mamario en el sostén durante media hora antes de amamantar; esto es fundamental para pezones invaginados o invertidos. En muchas unidades de maternidad disponen de escudos mamarios. Si donde estás no los hay, pídele a alguien de confianza que compre un par en una tienda de maternidad o en una clínica de lactancia. Un último recurso es extraer un poco de tu leche poco antes de amamantar al bebé; así los pezones sobresaldrán lo suficiente para que él se prenda.

Si tu bebé aún no puede prenderse, tal vez llegue el momento en que lo mejor sea empezar a darle leche materna en biberón. Este momento puede ser cuando la producción de leche ya comenzó y toma mucho tiempo alimentarlo por otros medios. En esta situación vas a necesitar mucho apoyo y ánimo, y contar con ese apoyo será definitivo. Consultar con un profesional en lactancia también resultará muy útil.

Es frecuente que el bebé se prenda un día inesperadamente, recompensando así la perseverancia de su madre.

Fatiga y depresión Durante la primera semana, haz que tu vida sea lo más simple posible. Tu compañero o ayudante son esenciales para que puedas recuperarte y adaptarte. Podrán garantizar tu reposo si se encargan de las tareas domésticas y familiares y limitan las llamadas y visitas que recibirás.

Es necesario que descanses para poder sobrellevar el período posparto. Haz el propósito de dormir por lo menos una siesta al día y recuperar el tiempo de sueño perdido desde el trabajo de parto. Es posible que duermas mejor durante las siestas y por la noche si tienes al bebé a tu lado. Muchas veces, los bebés también duermen mejor así.

Apaga tu celular o siléncialo. Un contestador automático te ayudará a evitar interrupciones mientras duermes; sólo tienes que ajustarlo para que conteste rápidamente. También es útil cuando estás ocupada amamantando y cuidando al bebé.

Toma un desayuno balanceado; tal vez tu compañero pueda prepárartelo. Si no sientes apetito, consume durante el día pequeñas cantidades de alimentos con un alto nivel de proteínas para que te recuperes y mantengas tu nivel de energía.

Si tuviste un desgarro o una episiotomía, o si tienes hemorroides, báñate varias veces al día. El agua tibia no sólo te relajará y tranquilizará, sino que también acelerará la cicatrización del perineo.

No creas que te será fácil adaptarte a la maternidad sin ayuda. Busca ayuda y consuelo cada vez que lo necesites. Tus amigos o familiares seguramente querrán acompañarte y ayudarte por ratos, y debes sentirte libre de llamar al personal del hospital, a una enfermera de salud pública, a tu instructor de parto o a tu asesora de lactancia cuando necesites ayuda o apoyo.

Si te sientes cansada o abrumada, no te quedes callada. Compártelo con tu compañero; llorar sobre el hombro de alguien te puede hacer sentir mucho mejor. Evita descargar tus miedos y tu rabia en tu compañero; en lugar de criticarlo, dile exactamente qué necesitas. Una madre lo dijo muy bien: "Sólo necesito que me abrace y que me diga que lo estoy haciendo bien". Después de todo, tu compañero tal vez esté tan estresado como tú.

Si durante la primera semana estás sola con tu bebé, haz el esfuerzo de limitar tus actividades. Tal vez puedas pedirle a alguien que vaya a tu casa y te prepare el almuerzo. Puedes dejar los platos en remojo todo el día y arreglar la casa en sesiones de diez minutos, si nadie puede hacerlo por ti. Es posible que puedas contratar a alguien que te ayude con los quehaceres una o dos veces a la semana, o por algunos días.

Es normal que te sientas deprimida después de la experiencia del parto. Serás capaz de superar esos sentimientos si hablas con tu instructor de parto o con quien te asistió en ese momento. Una o dos semanas después del parto, podrías buscar un grupo de apoyo para posparto o cesárea.

CUIDADOS DEL BEBÉ

Bebé somnoliento

Durante los primeros días después del nacimiento, muchos bebés se mantienen somnolientos; tanto, que tal vez no quieran despertarse para lactar o se duerman después de unos cuantos minutos succionando. La somnolencia de los días iniciales puede estar relacionada, en parte, con la recuperación que sigue al trabajo de parto y el nacimiento. Los medicamentos para el dolor y los anestésicos generales administrados a la madre en el parto también reducen el tiempo de vigilia del bebé y su interés en lactar. Cuando un recién nacido está bien abrigado, es común que duerma largos períodos (por esta razón las enfermeras los envuelven firmemente). Un bebé puede estar somnoliento al lactar si se siente lleno con agua, con leche de fórmula o a causa de una burbuja de aire. El recién nacido con ictericia también puede estar somnoliento en cierta medida.

Aunque puede parecer indelicado, después de las primeras 24 horas se debe despertar y alimentar al bebé somnoliento al menos cada dos horas y media (medidas desde el inicio de una toma al inicio de la otra) durante el día, y cada tres horas por la noche. El bebé somnoliento necesita un horario "establecido por mamá" y no "a pedido del bebé" hasta que pueda despertarse por sí solo. Esto es necesario no sólo por su bienestar nutricional, sino también para asegurar la producción de leche en la madre. Amamantarlo con frecuencia también ayuda a reducir la ictericia.

Medidas terapéuticas para el bebé somnoliento

1. Mientras estén en el hospital, aprovecha los ciclos normales de vigilia y sueño del bebé manteniéndolo a tu lado tanto como sea posible.
2. Evita los suplementos, los chupetes y los protectores para pezón. Éstos pueden disminuir el vigor del bebé al lactar.
3. Antes de intentar amamantar al bebé, despiértalo. Desenvuélvelo y déjalo sólo con el pañal puesto. Atenúa las luces fuertes y siéntalo sobre tu regazo sosteniéndolo por debajo de su mentón. Háblale y frota o acaricia su espalda suavemente (tal vez así eructe). También puedes ponerlo contra tu pecho desnudo y esperar a que comience a buscar el pecho.

4. Si el bebé vuelve a dormirse al poco tiempo de prenderse, masajea o comprime tu pecho para hacer que fluya más leche (consulta la pág. 48). Los bebés lactan con más energía cuando están recibiendo leche.

5. Prueba la posición reclinada; los bebés tienden a lactar por períodos más largos en esta posición (si lo requieres, busca a alguien que ayude a que el bebé se prenda). La posición de rugby también es útil para mantener al bebé despierto, aunque no es tan efectiva como la reclinada.

6. Haz que el bebé eructe cuando termine de lactar de un pecho para animarlo a tomar el otro. Sentarlo sobre tu regazo e inclinarlo levemente hacia delante suele ser lo mejor. Si luego de un par de minutos el bebé no ha eructado, seguramente no lo hará. Si es necesario, cámbiale el pañal.

7. Si nada funciona, inténtalo una hora después.

8. Avisa a tu médico si notas al bebé muy aletargado y no logras despertarlo con estas técnicas después de cinco o seis horas.

Deposiciones   Las primeras heces del bebé se llaman meconio. El meconio es negro, negro verdoso o castaño oscuro, y puede ser alquitranoso o pegajoso. En el segundo o tercer día, luego de varias tomas completas de calostro, el bebé habrá eliminado la mayor parte del meconio. Tal vez expulse algunas heces de transición, de color castaño verdoso o amarillo pardusco.

Cuando la producción de leche sea continua y el bebé esté lactando bien, las heces tendrán el color amarillo o mostaza que las caracteriza. Generalmente, esto ocurre en el quinto día, a menos que el bebé no esté recibiendo suficiente leche o tenga ictericia y esté en fototerapia, lo que oscurece las heces. Las heces amarillas en el quinto día suelen indicar que el bebé está recibiendo suficiente leche.

En los primeros días, la mayoría de los bebés defecan dos veces al día, como mínimo. Las heces de un bebé lactante tienen casi siempre la consistencia del yogur; son blandas o, incluso, líquidas, y como si estuvieran cortadas o con semillas. Esto no es diarrea. Estas heces tienen un olor dulce o parecido al del queso.

Es probable que, al defecar, el bebé elimine las heces sin problema, o que emita ruidos o gruñidos, y su cara enrojezca. Esto no es una señal de estreñimiento; el estreñimiento no es posible mientras el bebé sólo esté tomando leche materna.

Si tu bebé no defeca a diario, o si el quinto día sus heces siguen siendo oscuras, es probable que no esté recibiendo suficiente leche. Consulta en "Subalimentación y pérdida de peso", página 92, información sobre cómo determinar si el bebé está comiendo lo suficiente.

| Ictericia |

La ictericia es causada por la bilirrubina, un pigmento amarillo presente en la sangre, y se manifiesta tornando la piel y los ojos de ese color. Cuando la cantidad de bilirrubina es más alta de lo normal, la piel se vuelve amarillenta.

La bilirrubina proviene de los glóbulos rojos. Estas células viven muy poco tiempo; cuando se degradan, se produce la bilirrubina. Ésta luego es procesada por el hígado y finalmente es eliminada en las heces. Durante el embarazo, el hígado de la madre procesa la bilirrubina por el bebé; después de nacer, el hígado del bebé tiene que hacer este trabajo. Usualmente, esto toma unos pocos días. Hasta que el hígado del bebé es capaz de procesarla, el nivel de bilirrubina en la sangre puede aumentar. Este incremento normal se conoce como ictericia fisiológica. Es el tipo más común de ictericia y se manifiesta en cerca del 40% de los bebés. Se hace notoria en el segundo o tercer día de vida, y generalmente desaparece al cumplir una semana.

Si un bebé presenta ictericia de este tipo leve o moderada, no sufrirá ningún daño, aunque muchos padres se preocuparán. Sin embargo, el bebé que lacta poco o nada durante los primeros días, puede presentar ictericia por la falta de calostro, el cual es importante para la eliminación del meconio. Si el meconio es retenido en el intestino más tiempo de lo normal, la bilirrubina no se puede eliminar adecuadamente. La mejor manera de tratar esta ictericia es asegurarte de que el bebé reciba suficiente calostro y leche materna (consulta "Subalimentación y pérdida de peso", pág. 92).

Algunos bebés desarrollan ictericia por otras razones. Un tipo de ictericia, la incompatibilidad ABO, ocurre cuando el tipo de sangre de la madre es O y el del bebé es A, B o AB. Durante el embarazo, los anticuerpos de la madre atraviesan la placenta, descomponen los glóbulos rojos y hacen que se produzca más bilirrubina en el bebé después de nacer. El primer o segundo día después del parto, el nivel de bilirrubina puede aumentar rápidamente. Otras incompatibilidades sanguíneas también generan niveles elevados de bilirrubina. Normalmente, los bebés con ascendencia asiática presentan niveles más altos de bilirrubina.

Es común que un bebé que haya sufrido hematomas durante el parto desarrolle ictericia. Aun más propensos a la ictericia son los bebés que se enferman justo después del parto o que nacen prematuramente, con poco peso o cuyas madres son diabéticas. También los mellizos son especialmente propensos. Algunos medicamentos que se usan durante el parto, como la Pitocina (consulta la pág. 19), pueden causar ictericia.

Otro tipo de ictericia, común sólo entre recién nacidos lactantes, se conoce como ictericia por leche materna. Se presenta aproximadamente

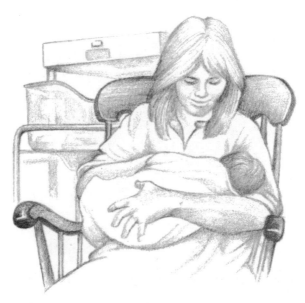

▲ *Amamanta a menudo durante la fototerapia; alejar al bebé de las bililuces para alimentarlo no retardará su recuperación de la ictericia.*

en un tercio de todos los bebés lactantes, usualmente al quinto día de nacidos. Esta ictericia suele durar entre cuatro y seis semanas, pero puede extenderse hasta ocho o diez semanas. Cuando la piel del bebé sigue amarilla después de la primera semana, se hacen pruebas de laboratorio para diagnosticar ictericia por leche materna y descartar otro tipo de ictericia. Para su diagnóstico no es necesario interrumpir la lactancia.

La causa concreta de esta ictericia es aún desconocida, pero nunca se ha sabido que haya generado problemas para el bebé.

Si tu bebé parece presentar ictericia, el médico pedirá exámenes para medir el nivel de bilirrubina en la sangre y determinar si es necesario un tratamiento. Muchos médicos no prescriben un tratamiento si el bebé nació a término y sin otros problemas de salud, a menos que el nivel de bilirrubina supere los 20 miligramos por decilitro. Es posible que sólo sea necesario amamantarlo frecuentemente.

Algunos bebés con ictericia se tratan con fototerapia. Las "bililuces", junto con una lactancia frecuente, ayudan a eliminar el exceso de bilirrubina. Usualmente, el bebé permanece bajo estas luces entre dos y cuatro días, con los ojos cubiertos por un antifaz protector.

Normalmente, el nivel de bilirrubina permanece constante durante 24 horas, pero baja después de 48 horas. El tratamiento se suspende tan pronto como el nivel de bilirrubina se normaliza. Por lo general, se hospitaliza al bebé para la fototerapia, pero en algunas comunidades hay servicios de fototerapia a domicilio.

En contados casos, la bilirrubina puede elevarse rápidamente a niveles excesivos, generalmente debido a incompatibilidad sanguínea. Cuando eso ocurre, se puede realizar una exanguinotransfusión para reducir la bilirrubina. Durante una o dos horas, se extraen pequeñas cantidades de la sangre del bebé y se reemplazan con sangre donada.

Algunos médicos le piden a la madre que deje de amamantar temporalmente cuando el bebé tiene ictericia. Generalmente es poco prudente, dado que amamantar es una de las formas más efectivas de combatir la ictericia. Pedirle a la madre que deje de amamantar también resulta desacertado, ya que ella podría cuestionarse si su leche es realmente lo mejor para el bebé.

También suele recomendarse a las madres que les den agua suplementaria a los bebés lactantes para ayudar a eliminar la ictericia. Sin embargo, el agua suplementaria no reduce los niveles de bilirrubina en la sangre. De hecho, algunos estudios sugieren que el agua suplementaria está asociada a niveles más altos de bilirrubina. Además, los bebés que reciben agua constantemente, tienden a lactar menos y tienen un mayor índice de destete temprano.

Desde 1994, la Academia Americana de Pediatría recomienda un enfoque diferente: los bebés saludables, nacidos a término, con más de 72 horas de vida y con valores de bilirrubina inferiores a 20 miligramos por decilitro (ó 340 micromoles por litro) se deben amamantar frecuentemente, por lo menos 8 veces en un período de 24 horas, y no deben recibir agua suplementaria.

Medidas terapéuticas para la ictericia

1. Infórmale al pediatra que prefieres continuar amamantando a tu bebé durante el episodio de ictericia.

2. Amamántalo con frecuencia, idóneamente cada dos a dos horas y media, y procura que el bebé succione cada pecho al menos entre 15 y 20 minutos. Si tu bebé necesita fototerapia, sacarlo un rato de debajo de las bililuces para alimentarlo no retrasará la efectividad del tratamiento. Se considera que la fototerapia intermitente es tan efectiva como la exposición continua.

3. Si tu bebé está somnoliento, algo que les pasa ocasionalmente a los bebés con ictericia, consulta "Bebé somnoliento" en la página 78 donde se presentan medidas efectivas para despertarlo antes de alimentarlo.

4. Evita darle agua suplementaria ya que ésta no reduce los niveles de bilirrubina y puede causar que el bebé no quiera lactar con frecuencia.

5. Para asegurarte de que tu bebé está ingiriendo suficiente leche, debes estar pendiente de sus deposiciones. Debe defecar por lo menos dos veces al día, pero preferiblemente tres o más. Debe haber perdido menos del 10% del peso al nacer y debe aumentar una onza (28 g)

por día después del quinto día. Si está aumentando menos de ese peso, consulta "Subalimentación y pérdida de peso" en la página 92.

6. Si todavía estás hospitalizada o te permiten permanecer en un cuarto del hospital mientras están tratando a tu bebé, pídele a las enfermeras que pongan la cuna del bebé y la lámpara al lado de tu cama para que puedas cuidarlo y alimentarlo con frecuencia.

7. Si no puedes estar las 24 horas del día con tu bebé, extrae la leche cada tres horas usando un extractor de calidad hospitalaria alquilado (consulta el Capítulo 5, pág. 195, para hallar consejos sobre la extracción). Lleva la leche al hospital para las tomas que no puedas realizar personalmente.

8. Si tu médico insiste en su decisión de que dejes de amamantar temporalmente al bebé, extrae tu leche cada 3 horas para mantener la producción. Congélala y guárdala para más tarde.

Problemas para prenderse: cuando se niega a lactar

Si estás teniendo dificultades para que tu bebé se prenda, es posible que notes que se molesta cuando lo acercas a tu pecho. Cuando eso ocurre, podrías empezar a creer que tu bebé no quiere lactar. Nada más lejos de la realidad. Si tu bebé llora al darle el pecho y parece que no quiere prenderse, debes saber que simplemente está frustrado. Llora porque quiere prenderse y succionar, pero no está percibiendo las señales que necesita. No siente el pezón metido lo suficiente dentro de la boca.

Los problemas para prenderse se pueden originar tanto en el bebé como en la madre. Algunos bebés no se prenden bien porque están somnolientos (consulta "Bebé somnoliento", pág. 78). Muchos bebés tienen dificultades para prenderse cuando los pechos están demasiado llenos o congestionados (consulta "Pechos congestionados", pág. 62), cuando la madre y el bebé no tienen la posición adecuada para lograr que éste se prenda o cuando la madre tiene pezones planos, invaginados o invertidos (consulta "Problemas para prenderse: pezones planos, invaginados o invertidos", pág. 73). Otras situaciones que pueden generar este problema son:

El bebé que ya se ha amamantado. Durante la primera semana, un bebé que ya ha lactado del pecho puede negarse de repente a prenderse de uno o ambos lados. El bebé puede mostrar desinterés aunque esté despierto, o molestarse cuando le ofrecen un pecho o el otro. Se puede deber a que le dieron un biberón o un chupete durante la primera semana, y ahora prefiere un pezón artificial. Un bebé así seguramente comenzará a lactar otra vez después de unas cuantas horas sin que lo persuadan o si se aplica una o varias de las siguientes medidas:

Medidas terapéuticas para el bebé que deja de lactar

1. Si tus pechos están demasiado llenos o congestionados, presiona la areola para suavizarla (consulta la pág. 62) o extrae un poco de leche manualmente o con un extractor (consulta el Capítulo 5, pág. 193) un instante antes de darle el pecho a tu bebé.

2. Si el bebé se desespera, cálmalo. Unas cuantas gotas de calostro o suero glucosado en sus labios o sobre el pezón pueden llamar su atención y animarlo. El suero glucosado sólo está disponible en las salas de recién nacidos de los hospitales; pero en casa, en un apuro, puedes mezclar una cucharadita de azúcar refinada en una taza de agua hervida y usar la mezcla del mismo modo. En ocasiones, un bebé muy molesto puede necesitar que lo envuelvan bien con una cobija delgada.

3. Presta atención a la posición correcta (consulta "Posición del bebé en el pecho", pág. 40). Cuando el bebé mueva la cabeza de lado a lado con la boca abierta, acércalo al pezón para que pueda sentirlo con la lengua. Intenta usar la "postura biológica" (consulta la pág. 45) para ver si el bebé logra prenderse más fácilmente en esta posición.

4. Intenta hacer que el bebé succione tu dedo durante algunos segundos justo antes de darle el pecho.

5. Si parece que el bebé está rechazando el pezón con la lengua, prueba poniendo hielo envuelto contra el pezón durante unos minutos para endurecerlo. Esto puede resultar efectivo en especial para bebés que se hayan acostumbrado a un pezón artificial.

6. Persevera. Cuando el bebé tiene hipo, está defecando, está observando a su madre o algo más llama su atención, seguramente se mostrará reacio a prenderse. Inténtalo otra vez en aproximadamente una hora.

7. Si de repente el bebé empieza a rechazar uno de los pechos, persuádelo usando la posición de rugby en ese lado.

8. Si no logras que el bebé se prenda, extrae la leche hasta que lo logres, usando un extractor de calidad hospitalaria. Esto puede ser crucial para comenzar la producción de leche y mantenerla al máximo. En el Capítulo 5, página 195, hallarás información sobre la extracción de leche, y en el Apéndice B, página 308, conocerás la cantidad aproximada de leche que el bebé requiere en cada toma.

9. Busca todo el consejo y apoyo que puedas. Si te es posible, visita a un profesional en lactancia.

El bebé que aún no se ha amamantado. Si ha pasado un día o más desde el nacimiento y el bebé todavía no ha conseguido prenderse y succionar, tal vez se deba a alguno de los siguientes problemas:

Retrusión mandibular. Algunos bebés nacen con la mandíbula inferior muy hacia atrás. Esto es más fácil de notar si miras la cara del bebé de perfil. La retrusión mandibular es problemática porque el bebé sólo puede prenderse si su barbilla alcanza el pecho antes que su labio superior; si no, no podrá poner suficiente tejido mamario en su boca.

Al intentar que un bebé con esta condición se prenda, hay que asegurarse de que los pechos no estén demasiado llenos. Extiende levemente la cabeza del bebé hacia atrás y atráelo hacia un pecho, de modo que su barbilla lo toque primero. Intenta usar la "postura biológica" (consulta la pág. 45) para ver si el bebé logra prenderse del pecho en esta posición. Un bebé con retrusión mandibular probablemente comenzará a prenderse y a succionar después de cuatro o seis semanas de edad. Mientras tanto, es posible que necesites extraer tu leche y alimentarlo con biberón.

Lengua anclada. La razón por la que algunos bebés no pueden prenderse del pecho —principalmente varones— es por tener la lengua anclada. Esto significa que el frenillo, o la membrana de tejido que se une a la parte inferior de la lengua, es tan corta o está conectada tan cerca de la punta de la lengua que el bebé no es capaz de extender su lengua más allá del labio inferior. Y lo más impor-

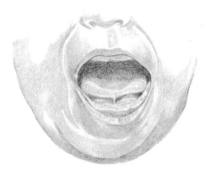

tante, tal vez no sea capaz de levantar su lengua lo suficientemente alto para extraer leche del pecho. Aunque sea capaz de succionar un dedo o una tetina de caucho que entre bien en su boca, quizá no sea capaz de agarrar la parte inferior del pezón de su madre. Esto no sólo impide que el bebé tome leche, también hace que la madre sienta mucho dolor mientras lo amamanta, incluso si el bebé está en la posición correcta. Algunas veces se puede escuchar un chasquido cuando el bebé succiona. En

▲ *Es posible que el bebé con lengua anclada no pueda extender su lengua lo suficiente para prenderse del pezón.*

algunas ocasiones, un bebé con lengua anclada logra arreglárselas para prenderse de un pecho pero no del otro.

La solución es simple: se debe cortar el frenillo para liberar la lengua. Algunos médicos se resisten o se rehúsan a realizar este procedimiento, llamado frenotomía, porque estudios realizados hace muchos años demostraron que es raro que los bebés con lengua anclada desarrollen problemas de habla posteriormente; por lo tanto, los estudios concluyeron que el corte del frenillo era innecesario. Lamentablemente, algunos bebés con lengua anclada no pueden lactar. Si no logras persuadir a tu médico para que corte el frenillo, busca otro que sí lo haga. Un cirujano o un dentista puede hacer esto en su consultorio, y el procedimiento sólo tarda un minuto. Puedes ver las fotos de la Dra. Jane Morton de un bebé antes y después de una frenotomía si entras al sitio web www.nursingmotherscompanion.com/resources.

Lengua protruida. Unos pocos bebés tienen lenguas que sobresalen. La lengua puede parecer más larga de lo normal. La mayor parte del tiempo, puede ser visible entre los labios. Algunas madres han descrito la lengua protruida como si formara en la boca una joroba que no deja pasar el pezón.

Puedes enseñarle al bebé a lactar animándolo a que abra bien la boca, con la lengua abajo y puesta detrás de la areola justo antes de prenderse. Se recomienda la posición de rugby para tener mejor control y visibilidad.

Si logras que el bebé se prenda del pecho, asegúrate de que está succionando adecuadamente; es decir, que no se suelta del pecho fácilmente, que hace largas succiones de extracción y que puedes escuchar cuando traga.

Chuparse la lengua. Otros bebés que tienen dificultades para prenderse del pecho son los que se chupan la lengua. Estos bebés normalmente sueltan el pezón después de una o dos succiones y sus mejillas se hunden con cada succión. Es posible que también hagan chasquidos. Cuando el bebé abre la boca para buscar el pezón o para llorar, puedes notar que su lengua está atrás en su boca o está enrollada hacia el paladar.

Intenta que el bebé se prenda sólo cuando abra la boca completamente y su lengua esté abajo. Estimular el labio inferior o bajar suavemente la barbilla puede ayudar a que la lengua baje. Acerca al bebé. La posición cruzada o la de rugby serán mejores cuando estés sola, y la posición reclinada te dará más control y visibilidad cuando alguien te ayude.

Cuando se sigue negando a lactar. Si seguiste las sugerencias anteriores y tu bebé aún no se ha prendido, intenta las siguientes medidas:

Medidas terapéuticas para cuando se niega a lactar

1. Amamanta al bebé en tomas cortas y frecuentes. Si alguien te está ayudando, la posición reclinada permite un mejor control y visibilidad. Si estas tomas se vuelven intensas y molestas para ti y tu bebé,

avísale a tu ayudante cuando necesites un descanso. Si estás en el hospital, pídele ayuda a diversas enfermeras o profesionales en lactancia, y seguramente encontrarás algunos con mucho talento y sensibilidad.

2. Anima a tu bebé extrayendo unas gotas de leche y dejándolas en tu pezón o en sus labios. También puedes probar con suero glucosado (disponible en el hospital), o mezclando una cucharadita de azúcar —nunca jarabe de maíz ni miel— en una taza de agua hervida ya tibia (consulta la pág. 74).

3. Intenta la "postura biológica" (consulta la pág. 45) para ver si el bebé puede prenderse en esta posición.

4. Si luego de 24 horas de nacido tu bebé no se ha prendido del pecho, empieza a extraer manualmente la leche (consulta el Capítulo 5, pág. 193) y a alimentarlo con el calostro extraído. No lo alimentes con biberón; succionar un pezón artificial puede dificultar aun más sus intentos por prenderse. En vez de usar un biberón, puedes usar un gotero, una cuchara, una jeringa o una taza suave. Extrae el calostro y úsalo para alimentar al bebé por lo menos ocho veces al día. Consulta el Apéndice B, página 308, para saber cuál es la cantidad que el bebé necesitará cada vez que lo alimentes.

5. Continúa extrayendo la leche y dándosela al bebé por lo menos ocho veces en un período de 24 horas.

6. Si tu bebé "se bloquea" o se altera cuando está al pecho, deja que succione tu dedo con la uña hacia abajo. Espera un par de minutos y, rápidamente, ofrécele el pecho, apretándolo bien para hacerlo entrar en su boca tanto como puedas.

7. Extrae un poco de leche poco antes de amamantar para hacer sobresalir los pezones. A algunos bebés se les facilita lactar si el pecho está blando o vacío.

8. Si usas un protector para pezón para ayudarlo a prenderse (consulta la pág. 75), retíralo cuando haya succionado durante uno o dos minutos, e intenta que se prenda sin el protector. Usa un protector al amamantar sólo si ya estás produciendo leche y si (1) un profesional en lactancia determina el tamaño correcto del protector y se asegura de que el bebé esté recibiendo suficiente leche, o si (2) usas un extractor de calidad hospitalaria después de cada toma para garantizar que tus pechos se están vaciando por completo y estás pesando al bebé con frecuencia para verificar que aumente por lo menos una onza (28 g) al día.

9. Si el bebé parece estar prendido, pero sólo succiona una o dos veces, lo más probable es que su boca no esté bien pegada al pezón. Apártalo del pecho y vuelve a intentarlo.

10. Continúa con las tomas cortas de práctica varias veces al día. Trata de ser paciente pero persevera; no te rindas con tu bebé.

11. Si tu bebé aún no quiere lactar, tal vez llegue el momento en que lo mejor sea empezar a darle tu leche extraída en biberón. Este momento puede ser cuando la producción de leche ya comenzó y toma mucho tiempo alimentarlo con otros métodos.

12. Busca mucho apoyo y consejo. Si te es posible, visita a un profesional en lactancia.

Muchos bebés con problemas para prenderse los superan en los primeros diez días, pero una cantidad significativa no llega a hacerlo hasta que cumplen un mes de nacidos. Ten esto en cuenta para ser conciente de que lo más importante es mantener tu producción de leche al máximo posible hasta que el bebé pueda prenderse. Consulta el Capítulo 5 para saber cómo lograrlo.

Problemas al succionar

Al succionar algunos bebés parecen prenderse bien del pecho pero su succión no es efectiva. En algunos, la succión es tan poca que se deslizan fácilmente del pecho o se les puede apartar sin esfuerzo. Si las mejillas del bebé se hunden con cada succión y deja escuchar chasquidos frecuentes, en realidad el bebé no está succionando el pezón sino su propia lengua, lo cual puede ser un hábito adquirido desde el útero. Otros bebés que casi no succionan pueden tener unos de los problemas físicos descritos en "El bebé que aún no se ha amamantado", páginas 85 y 86. Estos bebés sólo reciben la leche que gotea en su boca.

Aunque la mayoría de los bebés con problemas para succionar ya los traen desde el nacimiento, otros pueden desarrollarlos si pierden mucho peso, cerca de una libra (0,5 kg), al final de la primera semana. Si esto sucede y el bebé no corrige su forma de succionar luego de varios intentos de prenderse, extrae tu leche y aliméntalo durante 24 a 72 horas, complementando con la leche de fórmula que sea necesaria. Una vez se haya rehidratado y haya recuperado algunas onzas, es posible que corrija su forma de succionar por sí solo.

Un bebé puede tener dificultades para succionar en uno o ambos pechos si sufre de lengua anclada. En estos casos, la lengua está ligada por la pequeña membrana de tejido que tiene por debajo. Sin importar cuánto se esfuerce, el bebé no puede sacar la lengua y empujarla hacia arriba lo suficiente para sacar la leche del pecho. Este problema no sólo le impide recibir la leche, sino que también causa mucho dolor a la madre mientras lo amamanta, aun si el bebé está en una posición correcta. Algunas veces se puede escuchar un chasquido mientras el bebé succiona. Para corregir el problema, pídele al médico o al dentista del bebé que le corte el frenillo (consulta la pág. 85).

Otros bebés que tienen dificultad para succionar y recibir suficiente leche son los que tienen paladares ojivales. En estos casos, el paladar es muy alto y al bebé se le dificulta comprimir el pecho contra su paladar para extraer la leche. Muchos bebés con paladar ojival y arqueado tragan muy poca leche cuando se les da el pecho y no logran aumentar de peso. Sin embargo, pocos profesionales de la salud, incluyendo los pediatras, reconocen el paladar ojival como un problema potencial para los bebés lactantes. Si es difícil ver la parte superior del paladar del bebé sin poner la cabeza cerca de su pecho, o si la forma del paladar es mucho más profunda que la curva de una cucharita, es probable que el paladar sea demasiado alto. También puedes comprobar si el paladar es demasiado alto si al hacer que el bebé succione tu dedo meñique (con la uña hacia abajo), sientes que con frecuencia se pierde la succión entre tu dedo y su lengua, o si tu dedo no hace del todo contacto con el paladar.

El único remedio que conozco para el paladar ojival es que la madre use un extractor eléctrico al terminar cada toma para reforzar su producción de leche. Después de unos días, el bebé empezará a tragar más al tomar del pecho y aumentará de peso; sin embargo, tan pronto como dejes de extraer leche, empezará a tomar menos y se le dificultará alcanzar el peso suficiente. Usualmente, la extracción suplementaria es necesaria durante varias semanas, hasta que el bebé crezca lo suficiente como para succionar con más eficiencia. Si usas la posición de rugby, es posible que el bebé succione mejor. El tiempo suele ser el mejor remedio para un bebé que presenta un problema para succionar.

Por último, si la madre tiene pezones grandes —del tamaño de una moneda de 25 centavos o mayores— es posible que el bebé no pueda succionar efectivamente. En lugar de prenderse y abarcar toda la areola, el

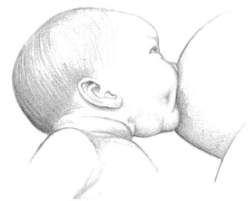

▶ *Si las mejillas del bebé se hunden mientras lacta, probablemente la succión es inadecuada.*

bebé sólo comprime el pezón y obtiene así muy poca leche. En tal caso, la madre debe extraer la leche con un extractor de calidad hospitalaria para alcanzar y mantener una alta producción hasta que el bebé crezca lo suficiente y pueda prenderse y comprimir el pecho, no sólo el pezón. Además, la madre debe conseguir una copa de succión grande para extraer la leche efectivamente (consulta la pág. 203).

Medidas terapéuticas para el bebé que no succiona bien

1. Retira al bebé del pecho tan pronto como sea evidente que su succión es defectuosa.
2. Revisa la posición de la lengua cuando la boca del bebé esté bien abierta. Si está enrollada contra el paladar, estimula el labio inferior con el dedo para tratar de desenrollarla.
3. En la posición cruzada o en la de rugby, comprime el pecho detrás del pezón y acerca al bebé hasta donde sea posible para que se prenda.
4. Intenta con la "postura biológica" (consulta la pág. 45) para ver si el bebé succiona mejor de esta manera.
5. Amamanta al bebé en tomas cortas y frecuentes. Si alguien te ayuda, la posición reclinada permite un mejor control y visibilidad. Si estas tomas se vuelven intensas y molestas para ti y tu bebé, avísale a tu ayudante cuando necesites un descanso.
6. Si 24 horas después del nacimiento tu bebé aún no succiona bien, empieza a extraer tú misma el calostro (consulta el Capítulo 5, pág. 193) y alimenta con él al bebé. No lo alimentes con biberón; succionar un pezón artificial puede dificultar aún más sus intentos por prenderse. En vez de un biberón, puedes usar un gotero, una cuchara, una jeringa o una taza suave. Extrae tu calostro y úsalo para alimentar al bebé por lo menos ocho veces en un período de 24 horas. Consulta el Apéndice B, página 308, para saber qué cantidad necesita el bebé en cada toma.
7. Intenta extraer tu leche manualmente o con un extractor antes de cada toma. A algunos bebés se les facilita lactar si el pecho está blando o vacío.
8. Si usas un protector para pezón para ayudar al bebé a prenderse (consulta la pág. 75), retíralo cuando haya succionado durante uno o dos minutos, e intenta que se prenda sin el protector. Usa un protector en cada toma sólo si ya estás produciendo leche y si (1) un profesional en lactancia determina el tamaño correcto del protector y se asegura de que el bebé esté recibiendo suficiente leche, o si (2) usas un extractor de calidad hospitalaria después de cada toma para garantizar que tus pechos se vacían por completo y estás pesando al

bebé con frecuencia para verificar que aumente por lo menos una onza (28 g) por día.

9. Continúa con las tomas cortas de práctica varias veces al día. Trata de ser paciente pero persevera; no te rindas con tu bebé.

10. Si tu bebé sigue teniendo problemas para succionar, puede llegar el momento en que sea mejor empezar a darle tu leche en biberón. Esto puede ocurrir cuando empiece la producción de leche y dársela por medio de otros métodos tome demasiado tiempo.

11. Si tu bebé todavía no lacta bien cuando te den de alta del hospital, usa un extractor de calidad hospitalaria alquilado (consulta la pág. 197) para extraer la leche. Continúa extrayéndola y dándosela al bebé por lo menos ocho veces en un período de 24 horas.

12. Busca mucho consejo y apoyo. Si te es posible, consulta con un profesional en lactancia.

Como sucede con los bebés con problemas para prenderse, la situación de los que no pueden succionar suele mejorar durante los primeros diez días, aunque muchos tardan hasta las cuatro o seis semanas de edad. Ten esto en cuenta para ser consciente de que lo más importante es mantener tu producción de leche al máximo posible hasta que el bebé supere su problema. Consulta el Capítulo 5 para saber cómo lograrlo.

Incomodidad e interrupciones excesivas del sueño

Tal vez te sorprenda ver que tu bebé de repente empieza a estar intranquilo luego de haber pasado sus primeros días durmiendo. Es difícil escuchar el llanto de tu bebé y no hacer nada; es como si se activara una alarma dentro de ti. A veces se les dice a los padres que es saludable dejar que los bebés lloren o que correr a su lado cada vez que lo hacen es malcriarlos. No obstante, atender a tu bebé y responder a sus necesidades es muy importante para su bienestar y el desarrollo de su confianza. Es imposible malcriar a un bebé.

Un recién nacido llora por diferentes razones. Usualmente se sienten inquietos durante la primera noche en casa. Pueden sentir hambre a cada hora, especialmente cuando comienza la producción de leche o cuando no han podido alimentarse con frecuencia debido a su somnolencia u otras razones. Algunos bebés necesitan succionar durante más tiempo que otros. Otros producen muchos gases, lo cual los incomoda. Muchos se molestan cuando no se sienten bien abrigados. Tal vez extrañan la seguridad que sentían en el vientre.

Por último, están los bebés que duermen la mayor parte del día y se despiertan con frecuencia durante la noche. Se dice de ellos que tienen el horario invertido.

Medidas para manejar la incomodidad del bebé

1. Alimenta a tu bebé cada vez que lo necesite, aproximadamente cada dos o tres horas, por lo menos durante 10 ó 20 minutos en cada pecho.

2. Mientras amamantas, masajea o comprime tus pechos para ayudar a que la leche fluya (consulta la pág. 48).

3. Hazlo eructar cuando termine de lactar en cada pecho.

4. Después de alimentarlo, abrígalo bien con una cobija liviana.

5. Evita darle agua o leche de fórmula suplementaria.

6. Si el bebé parece insatisfecho después de lactar, aliméntalo un poco más, mécelo o camina cargándolo contra tu cuerpo y vuelve a alimentarlo luego de una o dos horas.

7. Si con frecuencia el bebé parece indispuesto después de lactar, consulta "Subalimentación y pérdida de peso".

Normalmente, un recién nacido se despierta cada tres horas en la noche. Si tu bebé se despierta con más frecuencia, aliméntalo más a menudo durante todo el día, cada dos o dos horas y media. Si ves que se queda dormido mientras lo amamantas, despiértalo. Consulta "Bebé somnoliento", en la página 78.

Es posible que tu bebé llore durante la noche porque quiere estar cerca de ti, y no porque tenga hambre. Prueba acostándolo contigo por lo menos algunas noches. Tal vez los dos duerman mejor.

Subalimentación y pérdida de peso

Durante la primera semana, tal vez te preguntes si tu bebé está comiendo lo suficiente. Es posible que te preocupe si tu leche es buena, sobre todo si parece que el bebé lacta todo el tiempo o si está intranquilo después de hacerlo. Algunas madres se preguntan si su leche se secó cuando notan que sus pechos se ablandan después de que desaparece la congestión inicial, lo cual es normal.

Ver si el bebé se toma un biberón de agua o de leche de fórmula después de lactar no es un método confiable para determinar si está obteniendo suficiente leche. Si se las ofrecen, la mayoría de los bebés tomarán un par de onzas, incluso si ya tomaron suficiente leche materna.

Sin embargo, un bebé puede perder demasiado peso cuando al tercer o cuarto día no ha empezado la producción de leche, cuando lacta de manera infrecuente, o cuando se le ha dificultado prenderse o lactar bien durante el período de congestión mamaria inicial. La pérdida excesiva de peso también puede ocurrir cuando la madre usa un protector para pezón al amamantar, cuando el bebé no succiona bien y, sin duda, cuando está enfermo. Algunas veces, los laxantes que la madre haya tomado pueden hacer que el bebé defeque en exceso y pierda peso, o lo gane muy lentamente.

En la página 187 se indican las señales de una ingesta adecuada de leche. Si tu bebé o tú no muestran todas las señales, hazlo pesar. Si te das cuenta de que tu bebé ha perdido 10% o más del peso que tenía al nacer los primeros cinco días, o si no está aumentando una onza diaria (28 g) después del quinto día, toma las siguientes medidas:

Medidas terapéuticas para la subalimentación

1. Si puedes, visita a un profesional en lactancia.
2. Para calcular la cantidad de leche que estás produciendo y para aumentarla, alquila un extractor de calidad hospitalaria (consulta el Capítulo 5, pág. 197). Cualquier otro tipo de extractor puede ser inadecuado para lograr estos dos objetivos.
3. Para calcular tu producción de leche, usa el extractor justo después de amamantar al bebé. Si tienes un extractor con un sistema doble de recolección, que es el ideal, úsalo por 10 ó 20 minutos, o más si la leche continúa saliendo. Si extraes la leche de un pecho a la vez, hazlo dos veces en cada uno, para un tiempo total de 20 a 30 minutos, o más si la leche continúa saliendo. Dale la leche extraída al bebé y la leche de fórmula que sea necesaria. Consulta el Apéndice B, página 308, para determinar cuánta leche necesita tu bebé por día.

   Exactamente dos horas después de completar esta extracción, vuelve a extraer la leche en lugar de amamantar. Es posible que esta vez obtengas menos leche que la primera vez. Multiplica por 12 el número de onzas que obtuviste en la segunda extracción de leche. Esto te dará un estimado de cuánta leche estás produciendo en un período de 24 horas. Así, si sacaste 1½ onza, por ejemplo, estás produciendo cerca de 18 onzas (511 ml) al día. Dale la leche extraída a bebé. Si determinas que tienes suficiente leche para tu bebé y aún así no ha subido el peso suficiente, puede ser que no se está tomando toda la leche disponible en algunas o muchas de las tomas. Esto le puede suceder a los recién nacidos prematuros, a los que tienden a quedarse dormidos mientras lactan o a los que tienen problemas para succionar.
4. Mira los videos recomendados en el Capítulo 2 (consulta la pág. 43) para asegurarte de que tu bebé se está prendiendo bien. Intenta usar la "postura biológica" (consulta la pág. 45) para ver si así el bebé logra prenderse mejor del pecho.
5. Amamanta al bebé por lo menos ocho veces al día, incluso si tienes que despertarlo (consulta "Bebé somnoliento", pág. 78). Hazlo por

10 ó 15 minutos en cada pecho, o mientras el bebé continúe tragando. Si sólo traga por pocos minutos, comprime tu pecho (consulta la pág. 48) para aumentar el flujo. También puedes pasar al bebé de un pecho al otro cada vez que deje de tragar.

6. Si no produces la cantidad de leche que tu bebé necesita, estimula una mayor producción de leche extrayendo leche de los pechos justo después de cada toma. Extraer leche de ambos pechos al mismo tiempo no sólo requiere menos tiempo, sino que es más efectivo para estimular una mayor producción de leche. Usa un extractor con sistema doble de recolección, si lo tienes, durante 5 ó 10 minutos; o extrae de cada pecho por separado por 5 minutos, y luego vuelve a hacerlo en ambos por unos minutos más. Además puedes extraer tu leche manualmente de ambos pechos durante algunos minutos, después de usar el extractor, para asegurarte de que se vacíen del todo (consulta el Capítulo 5, pág. 193).

7. Después de extraer la leche, úsala para alimentar al bebé junto con leche de fórmula, si es necesario. Si el bebé necesita leche de fórmula suplementaria (consulta el paso 3), divide la cantidad que necesita al día entre el número de veces que lacta por día (usualmente ocho). Por ejemplo, si el bebé necesita 3½ onzas (99,5 ml) de leche de fórmula al día, debe tomar un poco menos de ½ onza (14,2 ml) después de cada una de sus ocho tomas diarias. El objetivo es darle más o menos la misma cantidad de leche materna y de leche de fórmula en cada toma para que quiera lactar en intervalos regulares.

8. Considera el uso de hierbas para estimular una mayor producción de leche (consulta la pág. 65).

9. Si aún con las hierbas tu producción de leche sigue siendo baja, considera usar un medicamento farmacéutico para estimular más producción (consulta la pág. 96).

10. Siempre y cuando debas darle alimentación suplementaria al bebé, encuentra un método que te convenga. Muchos profesionales en lactancia que temen que usar el biberón pueda interferir con la habilidad del bebé para lactar, sugieren usar un suplementador de lactancia (consulta el Apéndice A, págs. 300 a 301), una taza, una sonda suave con una jeringa o dedo, o un gotero. Si te recomiendan alguno de estos métodos y te funciona bien, perfecto. Pero si te parece muy frustrante o que consume mucho tiempo, usa un biberón. Suplementar con el biberón después de los días iniciales de haber empezado la lactancia, en raras ocasiones causa "confusión de pezón" al bebé.

11. Pesa al bebé cada pocos días para comprobar que esté aumentando de peso adecuadamente.

12. Cada vez que peses al bebé, vuelve a calcular la cantidad de leche que necesita. Luego, dos horas después de tu extracción más reciente, extrae la leche en lugar de amamantar al bebé y vuelve a calcular tu producción (consulta el paso 3). Si ha aumentado lo suficiente para satisfacer las necesidades del bebé, puedes disminuir o incluso eliminar el uso de la leche de fórmula.

13. Considera alquilar una báscula electrónica de alta precisión para bebés (consulta el Apéndice A, pág. 303). Úsala antes y después de amamantarlo para determinar cuánta leche toma el bebé. Un aumento de un gramo equivale a un mililitro de ingesta de leche.

14. Una vez que el bebé esté subiendo de peso adecuadamente, su lactancia sea más vigorosa y complementes las tomas sólo con tu leche, puedes intentar eliminar parte de los suplementos. Durante unos pocos días, ofrécele al bebé sólo la mitad de la leche que te extraes, y congela el resto. Si aumenta de peso apropiadamente durante estos días, continúa extrayendo la leche, pero no se la des. Si sigue aumentando una onza (28 g) por día sin ningún suplemento, deja gradualmente de extraer tu leche. Sigue pesando a tu bebé semanalmente.

Cuando el tratamiento falla. Aunque la técnica que se acaba de presentar por lo general mejorará en pocos días un caso de subalimentación, algunas veces, cuando la congestión mamaria ha sido severa y se ha extraído muy poca leche durante este período crítico, la disminución de la producción puede ser difícil de revertir. En casos raros, una madre no puede producir suficiente leche aun después de semanas de aumentar las tomas y las extracciones. Esto puede ocurrir si la placenta no se expulsó por completo en el momento del parto (consulta la pág. 64). A veces le ocurre a las mujeres que han tenido cirugía de mamas, en especial si la incisión se hizo alrededor de la areola (consulta "Lactar después de una cirugía de mamas", pág. 102). También le puede ocurrir a aquellas mujeres que tienen poco tejido glandular (productor de leche) o pechos "hipoplásicos" (consulta la pág. 101), y a algunas con el síndrome de ovarios poliquísticos, o SOPQ (consulta la pág. 102).

En cualquiera de estas situaciones, la falta de apoyo de familiares, amigos y profesionales de la salud sólo puede empeorar todo. Pero incluso contando con gran información y apoyo, las cosas algunas veces no salen como esperamos. Si después de hacer tu mayor esfuerzo para amamantar a tu bebé tienes que optar por darle leche de fórmula, no has fallado como madre. Siéntete orgullosa de tus esfuerzos para amamantar y concéntrate en darle a tu bebé todo el cariño y amor que puedas.

Medicamentos que estimulan la producción de leche

Dos medicamentos farmacéuticos que se usan para lograr la producción de leche son la metoclopramida (Reglan) y la domperidona (Motilium).

La metoclopramida se prescribe en los Estados Unidos principalmente para el reflujo gástrico. Pero muchos estudios han comprobado que es efectiva y segura para incrementar la producción de leche materna, aunque la Administración de Drogas y Alimentos de los Estados Unidos (FDA) no ha aprobado el medicamento para este uso. No se ha demostrado que la metoclopramida sea nociva para un bebé lactante; de hecho, en ocasiones se las prescriben. Sin embargo, puede producirle somnolencia a la madre. Efectos secundarios más preocupantes, como agitación y movimientos musculares involuntarios, son infrecuentes; y si se presentan, se debe suspender su uso. La dosis típica es 10 miligramos cada seis u ocho horas durante 14 días. Si se toma por más de unas pocas semanas, la metoclopramida puede causar depresión y otros problemas que podrían no resolverse sólo dejando de usarla. Por ello, nunca se debe tomar por más de dos o cuatro semanas.

Aunque la domperidona sólo se comercializa para desórdenes gastrointestinales, algunos estudios demuestran que incrementa de manera segura la producción de leche, y la Academia Americana de Pediatría aprobó el uso de este medicamento, al igual que la metoclopramida, como seguros para la lactancia. La domperidona aparentemente funciona porque provoca la producción de prolactina, la hormona que estimula los pechos para que produzcan leche.

Como la domperidona no entra en el tejido cerebral en cantidades importantes, tiene efectos secundarios menos serios y frecuentes en la madre lactante que la metoclopramida. Los efectos secundarios que pueden ocurrir —dolor de cabeza, cólicos abdominales y resequedad en la boca— son muy poco comunes cuando el medicamento se toma por vía oral en dosis normales para estimular la producción de leche y no más de 40 miligramos cuatro veces al día. (La FDA emitió una advertencia sobre la domperidona después de reportes de trastornos cuando se administró en dosis intravenosas altas como tratamiento para problemas gastrointestinales).

Aunque la domperidona no se fabrica en los Estados Unidos, sí se puede preparar en farmacias formulistas, las cuales operan en la mayoría de las áreas. Sin embargo, el medicamento es más económico, y de venta libre, cuando se pide a través de una compañía en Vanuatu (consulta el Apéndice A, págs. 301 a 302).

Puedes encontrar información detallada sobre la leche de fórmula y cómo alimentar con biberón en *The Nursing Mother's Guide to Weaning (La guía de la madre lactante para el destete)* (consulta "Lecturas complementarias recomendadas", pág. 348).

Algunas madres con producción insuficiente de leche han hallado que continuar amamantando con un suplementador de lactancia es una experiencia gratificante, mientras que a otras les parece incómodo y frustrante. Otra opción, en especial si el bebé se ha sentido frustrado lactando, es alimentarlo con biberón y luego amamantarlo. La "lactancia de consuelo" —la que se hace justo después de las alimentaciones con biberón, entre éstas o durante la noche— puede ser una experiencia agradable tanto para la madre como para el bebé.

3 MADRES Y BEBÉS CON NECESIDADES ESPECIALES

Amamantar se convierte en un reto especial en ciertas circunstancias o situaciones, las cuales pueden ser consecuencia de un trastorno crónico o de una afección inesperada. En cualquier caso, podrías sentir que lo mejor es renunciar por completo a la idea de amamantar. Las indicaciones específicas de este capítulo te ayudarán a evaluar tu situación de manera realista y a encontrar (es mi deseo) la mejor solución para tu bebé y para ti misma.

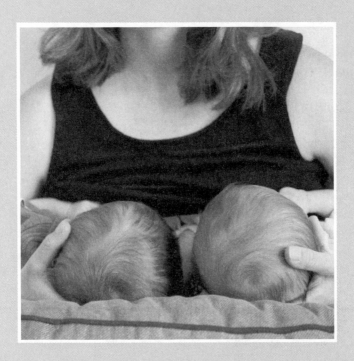

Madres con necesidades especiales

Lactancia y afecciones médicas

Aunque la mayoría de las afecciones médicas que pueden afectar a la madre no implican ningún riesgo para el bebé lactante, sí existen algunas que son motivo para retrasar o incluso renunciar a la lactancia.

Una madre con **tuberculosis** activa no debe amamantar —ni tener contacto físico con el bebé— hasta que haya recibido tratamiento durante dos o tres semanas, luego de las cuales ya no es posible que transmita la infección. Durante este período, ella puede seguir extrayendo su leche para mantener la producción, pero es necesario que la deseche (consulta el Capítulo 5). Después, podrá reunirse con su bebé y amamantarlo sin riesgo.

Generalmente, una madre con **hepatitis** puede amamantar sin riesgo. Si su hepatitis es de tipo viral, también conocida como hepatitis infecciosa o hepatitis A, se debe inmunizar al bebé con gammaglobulina. Si el bebé tiene un caso activo de hepatitis B o de antígeno de superficie de la hepatitis B persistente (AgHBs), se le debe administrar inmunoglobulina contra la hepatitis B (IGHB) inmediatamente después del parto. La madre puede empezar a amamantarlo tan pronto como el bebé haya recibido la inyección, pero en las 24 horas siguientes al nacimiento también se le debe aplicar la primera de una serie de vacunas contra la hepatitis B. Los Centros para la Prevención y el Control de Enfermedades, la Academia Americana de Pediatría y los Institutos Nacionales de Salud apoyan la lactancia en mujeres con hepatitis C. Aunque en teoría es posible que una madre transmita la hepatitis C a su bebé al amamantarlo, muchas investigaciones han demostrado que la lactancia no aumenta el riesgo de transmisión. Sin embargo, es más probable que la madre infecte al bebé si sus pezones sangran. En esta situación, la madre puede extraer su leche y desecharla hasta que los pezones hayan cicatrizado, y después de esto reanudar la lactancia. Encuentra más información en el Capítulo 5.

No es conveniente que las madres con **virus de inmunodeficiencia humana (VIH)** amamanten hasta que se conozca más sobre la transmisión del virus.

Si el bebé de una madre con **citomegalovirus (CMV)** nació a término, ella lo podrá amamantar sin temor. Si nació prematuramente, es probable que sea CMV negativo; es decir, que durante la gestación no haya recibido anticuerpos contra la enfermedad y sea vulnerable a ella. No obstante, el virus puede ser destruido si se congela la leche materna a 0 °F durante un mínimo de tres días.

Una mujer con **herpes simple,** presente en forma de úlceras cerca de la boca o en ella, o en forma de lesiones genitales, puede amamantar a su bebé. Sin embargo, es importante que cualquier madre con una úlcera de herpes tome ciertas precauciones para evitar transmitir la infección a su bebé (consulta "La madre con herpes", pág. 113).

Una mujer con **toxoplasmosis** también puede amamantar sin problemas a su bebé.

Una madre infectada con la **enfermedad de Lyme** y su bebé deben recibir tratamiento de inmediato. Ella podrá amamantarlo cuando ya haya empezado un tratamiento con antibióticos y sólo si el bebé está saludable.

Ya que el **virus linfotrópico humano de células T tipo 1 (HTLV-1)** es transmisible a través de la leche materna, la mujer infectada con este virus debe abstenerse de amamantar. (El HTLV-1 es raro en América del Norte, pero ha proliferado en otras partes del mundo. Se le asocia con el desarrollo de leucemia y linfoma).

Una mujer que contrae **varicela** durante los seis días anteriores al parto debe ser aislada del bebé; sin embargo, si extrae su leche puede hacer que otra persona lo alimente. Por lo general, después de siete días la madre ya no puede contagiar al bebé y ambos pueden volver a estar juntos.

La gran mayoría de las mujeres pueden producir suficiente leche para sus bebés, aun si tuvieron algún contratiempo por una lactancia infrecuente o una succión inadecuada (consulta las págs. 88 a 91). Sin embargo, algunas mujeres no están en capacidad de hacerlo. Una de las causas es la presencia de **poco tejido glandular** o **hipoplasia**. En este caso, la madre descubre que sus pechos no crecieron lo suficiente durante el embarazo ni sufrieron cambios (como volverse más pesados o llenos, o gotear leche) durante la primera semana después del parto. Es más frecuente que la madre tenga los pechos muy separados o que uno sea notoriamente más pequeño que el otro. Debido a una anormalidad congénita, sus mamas contienen poco tejido glandular y, por lo tanto, no están en capacidad de producir mucha leche.

Si tus mamas son hipoplásicas, puedes aumentar tu producción de leche usando un extractor de calidad hospitalaria y también extrayéndola manualmente después de cada toma (consulta el Capítulo 5). Preparaciones herbarias, como las cápsulas de fenogreco, también te ayudarán a aumentarla (consulta la pág. 65). Lleva un control de tu producción de leche y del peso de tu bebé, si es posible, con la ayuda de un profesional en lactancia (consulta las págs. 92 a 95). Si tu producción de leche no llega a ser suficiente, puedes continuar amamantando, pero necesitarás darle también leche de fórmula suplementaria al bebé. Puedes hacerlo con un sistema de nutrición suplementaria (consulta el Apéndice A, pág. 300),

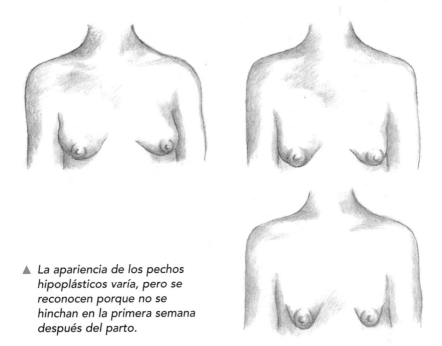

▲ *La apariencia de los pechos hipoplásticos varía, pero se reconocen porque no se hinchan en la primera semana después del parto.*

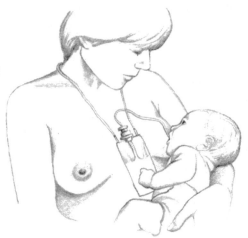

▶ *Un sistema de nutrición suplementaria dará al bebé una satisfacción inmediata mientras lacta.*

o usando un biberón al terminar de amamantar (consulta "Subalimentación y pérdida de peso", pág. 92).

Otra afección que causa una producción baja de leche es el **síndrome de ovarios poliquísticos (SOPQ)**. El SOPQ afecta al 8% de las mujeres y es un síndrome complejo de anormalidades de los ovarios y de otras anormalidades metabólicas y hormonales que se desarrollan durante la adolescencia. Las madres con SOPQ presentan una serie de problemas que incluyen quistes ováricos, irregularidades menstruales, infertilidad, obesidad y contorno ancho de cintura, crecimiento excesivo de cabello en un patrón de distribución masculino, acné, resistencia a la insulina y diabetes en adultos, y depresión. No todas las madres con SOPQ presentan una producción baja de leche; de hecho, algunas presentan sobreabundancia. No obstante, para cualquier madre con SOPQ es una buena idea extraer su leche después de amamantar para garantizar una buena producción de leche, así como consultar con un profesional en lactancia. Algunas mujeres con SOPQ han logrado aumentar su producción tomando metformina (que reduce los niveles de insulina y testosterona), y otras han reportado mejoría con hierbas como el fenogreco y la galega o ruda cabruna (que se encuentran en las cápsulas y el extracto More Milk Special Blend; consulta la pág. 65).

AMAMANTAR DESPUÉS DE UNA CIRUGÍA DE MAMAS

Si una madre tuvo una cirugía menor de mamas antes de dar a luz, como una biopsia o la extracción de una masa, es poco probable que esto afecte su capacidad de amamantar, a menos que la incisión haya sido hecha en el pezón o la areola. Una mujer que se ha sometido a una mastectomía unilateral puede amamantar con el otro pecho y, si lo hace frecuentemente, puede darle al bebé toda o casi toda la leche que él necesita. Un seno que ha sido expuesto a radioterapia puede producir poca leche o no producir nada, pero el otro seno sí debe hacerlo normalmente.

Tener un implante quirúrgico que altera el tamaño y la forma de los pechos no suele afectar la producción de leche, a menos que en la intervención se hayan cortado los conductos lactíferos (esto sucede cuando la incisión se realiza a lo largo del borde de la areola). En el caso de una reducción de mamas, la producción de leche depende del área que haya abarcado la cirugía. Cuando los pezones han sido reubicados en los senos, normalmente se cortaron algunos o todos los conductos, lo que generalmente compromete la producción de leche.

En caso de que se hayan cortado los conductos lactífero, es prudente estar alerta a los signos de que el bebé tiene una ingesta baja de leche. Recomiendo que se verifique el peso a los dos o tres días de nacido y cada dos días de allí en adelante. Si pierde el 10% del peso o más o no gana una onza (28 g) por día después de los primeros cinco días, el bebé necesita alimentación suplementaria.

Si tuviste una cirugía de mamas que requirió una incisión alrededor de la areola, te convendría usar un extractor de leche desde el tercer día después del nacimiento. Extrae la leche durante cinco minutos en cada pecho tan pronto como termines de amamantar en el día o por la noche. Si es posible, hazlo con ambos pechos al tiempo. Esto puede ayudar a que haya una mayor producción de leche. Encuentra más orientación en el Capítulo 5, página 195, y en "Subalimentación y pérdida de peso", página 92.

He trabajado con muchas mujeres que han logrado tener una producción alta de leche después de una cirugía de reducción de senos. Para muchas de ellas, usar un extractor de leche después de cada toma ha sido muy útil para aumentar una producción que era baja inicialmente. Preparaciones herbarias, como las cápsulas de fenogreco y cardo bendito y la tintura More Milk Special Blend también dan muy buen resultado (consulta la pág. 65), y algunas madres han logrado aumentar su producción con un sistema de nutrición suplementaria (consulta el Apéndice A, pág. 300). Sin embargo, en todos los casos ha sido necesario dedicar de dos a ocho semanas de esfuerzos antes de lograr satisfacer las necesidades de leche del bebé.

Aunque la producción de leche sea claramente insuficiente y no muestre indicios de aumentar, la madre puede seguir amamantando indefinidamente, si lo desea. Un sistema de nutrición suplementaria ayudará a que el bebé prefiera alimentarse del pecho más que del biberón.

AMAMANTAR DESPUÉS DE UNA CIRUGÍA DE DERIVACIÓN GÁSTRICA

Las madres que se han sometido a una cirugía de derivación gástrica para perder peso necesitan orientación nutricional para su embarazo y lactancia. Esta cirugía reduce el consumo de calorías del cuerpo de dos maneras: disminuye el tamaño del estómago y desvía parte del intestino delgado, que es donde se absorben los nutrientes. Los nutrientes y calcio usualmente se dejan de absorber son: el hierro, el folato, el zinc y la vitamina B_{12}. Todas las personas que se han sometido a esta cirugía necesitan suplementos diarios de vitaminas y minerales, y tanto el embarazo como la lactancia aumentan aún más la demanda nutricional. El hierro y la vitamina B_{12} son particularmente importantes; la deficiencia de cualquiera de ellos puede producirle anemia a la madre embarazada o lactante, e incluso al bebé (un bebé lactante con deficiencia de B_{12} presenta diarrea, vómito y estreñimiento, y aumenta poco de peso). Es posible que, luego de una cirugía de este tipo, la madre no absorba adecuadamente las vitaminas prenatales comunes y su deficiencia para absorber grasa haga que la leche sea muy baja en grasa y calorías. Por todo esto, un médico debe controlar cuidadosamente a estas madres y a sus bebés desde el comienzo del embarazo hasta el destete.

Las madres que se han sometido a un procedimiento de banda gástrica ajustable no deben preocuparse por la pérdida de nutrientes, pues dicho procedimiento no afecta el intestino delgado.

AMAMANTAR A UN BEBÉ ADOPTIVO

Cada vez es más común que las madres que quieren adoptar un bebé consideren la idea de amamantarlo. Al succionar el pezón, el bebé estimula la producción de leche sin importar que la madre no haya amamantado antes, o incluso si ya alcanzó la menopausia. Sin embargo, la mayoría de las madres adoptivas necesitan suplementar su leche y muchas lo requieren durante toda la lactancia. Probablemente, la manera más segura y conveniente de hacerlo sea con un sistema de nutrición suplementaria, cuyo diseño es especial para estas situaciones (consulta el Apéndice A, pág. 300).

Los comentarios entusiastas de algunas madres adoptivas sobre lo abundante que ha sido su producción de leche pueden decepcionar a otras que no corren con la misma suerte. Es imposible predecir si una madre adoptiva podrá producir leche, o en qué cantidad, incluso si está amamantando a otro bebé en el momento o si lo ha hecho recientemente.

Saldrás adelante con tu lactancia adoptiva si te enfocas más en tu relación con el bebé que en la producción de leche. En la medida en la que esta experiencia te ayude a sentir al bebé como tuyo, sabrás si estás teniendo éxito.

Es conveniente que aprendas tanto como puedas sobre amamantar y sobre lactancia adoptiva antes de que el bebé llegue. Asegúrate de que el médico que elijas para tu bebé apoye tus esfuerzos. Es posible que un profesional en lactancia te ponga en contacto con otras madres adoptivas que han amamantado a su bebé.

No necesitas muchos preparativos para amamantar a un bebé adoptivo; puedes simplemente ponerlo en tus pechos y ver qué sucede. En este caso, es posible que llegues a producir o no una cantidad significativa de leche. Sin embargo, si sabes con varias semanas de anticipación cuándo llegará tu bebé, puedes incrementar tu capacidad de producción siguiendo alguno de los protocolos o planes de tratamiento del médico Jack Newman y de la profesional en lactancia Lenore Goldfarb. Estos protocolos se describen en las páginas 106 a 111.

Cuando llegue tu bebé, existe la posibilidad de que puedas persuadirlo fácilmente para que empiece a lactar, o que debas ser muy paciente y persistente. En general, cuanto más pequeño es el bebé, más fácil es la transición del biberón al pecho. En la página 83 encontrarás orientación sobre cómo lograr que el bebé lacte.

La mayoría de madres adoptivas deben suplementar su leche con leche de fórmula. Algunas madres tratan de incrementar su producción usando sólo cantidades mínimas de leche de fórmula o diluyéndola en exceso. No obstante, esto suele hacer que el bebé se estrese y termine subalimentado.

Si decidiste usar un sistema de nutrición suplementaria, tal vez tengas la esperanza de conseguir leche materna donada para poder usarlo, y hasta es probable que ya alguien te la haya ofrecido. Pero no creas que lo harán indefinidamente, pues para una madre lactante puede ser muy difícil obtener leche adicional. También existe la remota posibilidad de que al usar esta leche le transmitas al bebé enfermedades contagiosas como el VIH y la hepatitis.

Las mujeres que han amamantado a sus hijos adoptivos suelen decir que ésta fue una de las experiencias más memorables y gratificantes de sus vidas. Seguramente disfrutarás más de amamantar a tu bebé adoptivo cuando sea mayorcito y ya no tengas que preocuparte tanto por tu producción de leche. Los momentos que pases consolando a tu bebé o niño de uno a tres años cuando esté cansado, triste o frustrado serán invaluables para ti como madre lactante.

Los protocolos Newman-Goldfarb

Estos regímenes les han ayudado a producir gran cantidad de leche a más de 4.000 madres adoptivas, madres que retoman la lactancia y madres contratantes (aquellas que usan una madre sustituta para llevar el embarazo a término). En cada protocolo se debe extraer la leche, preferiblemente con un extractor de calidad hospitalaria y un sistema doble de recolección (consulta el Capítulo 5), usar píldoras anticonceptivas para imitar las condiciones hormonales del embarazo, y tomar galactogoga, un medicamento que estimula la producción de leche. En total hay tres protocolos: uno normal, uno acelerado y otro sólo para mujeres posmenopáusicas. Por lo general, mientras más tiempo sigas el protocolo, más leche producirás. Si eres fértil, tendrás que usar un método alternativo de anticoncepción mientras sigas el protocolo.

Estos protocolos están diseñados para imitar lo que sucede antes y después del embarazo. Durante el embarazo, el cuerpo de la mujer produce cantidades crecientes de progesterona, estrógeno y lactógeno, por medio de la placenta, y prolactina, a través de la glándula pituitaria. Estas hormonas preparan los pechos para la lactancia. Finalizado el embarazo, los niveles de progesterona y estrógeno disminuyen y los niveles de prolactina se incrementan, permitiendo la lactancia.

Las píldoras anticonceptivas pueden proveer el estrógeno y la progesterona necesarios para estimular el embarazo (no proporcionan prolactina ni lactógeno). Para inducir la lactancia, tendrás que tomar anticonceptivos monofásicos —es decir, los activos, sin píldoras de azúcar— sin suspenderlos ningún día. Cada píldora debe contener por lo menos 0,035 miligramos de etinil estradiol (estrógeno) y por lo menos 1,0 miligramo de noretindrona o una progestina equivalente. Algunas píldoras anticonceptivas aceptadas son Ortho-Novum 1/35, Necon 1/35, Demulen 1/35, Norethin 1/35E, Norinyl 1+35, Zovia 1/35 y Yasmin.

Las mujeres con historia de trombosis, afecciones cardiacas o hipertensión severa no deberían tomar píldoras anticonceptivas, y otras mujeres no toleran sus efectos secundarios. Muchas de estas mujeres han usado parches o lociones de estrógeno, o crema de progesterona en lugar de píldoras. Si tienes hipertensión leve, tal vez puedas bajarla lo suficiente tomando metildopa (Aldomet) para poder usar las píldoras anticonceptivas sin riesgo. Además, la metildopa aumenta la producción de leche y está aprobada para madres lactantes por la Academia Americana de Pediatría.

Como las píldoras anticonceptivas algunas veces causan depresión, las mujeres que la han padecido no suelen tomarlas; sin embargo, muchas de ellas han seguido los protocolos mientras toman el antidepresivo sertralina (Zoloft), que, según algunos estudios, es seguro durante la lactancia.

La galactogoga que se debe tomar con la píldora anticonceptiva es la domperidona, o Motilium (consulta la pág. 96). Para una mejor absorción, toma domperidona media hora antes de las comidas. Las madres adoptivas y lactantes pueden necesitar la domperidona durante toda la lactancia.

Consulta con tu médico antes de empezar con alguno de los protocolos. Si tu médico no está familiarizado con el proceso de inducir la lactancia, busca a un profesional en lactancia con experiencia en el tema. Consulta el Apéndice A, página 296, para saber cómo localizar uno, o pregunta si hay uno disponible en el hospital o en la clínica de maternidad donde nacerá el bebé. Luego de consultar con él, infórmale a tu médico que vas a amamantar y entrégale una copia del protocolo.

El protocolo normal. Este plan es apropiado para una mujer que va a tener un bebé mediante una madre sustituta o para una madre adoptiva que disponga de mucho tiempo antes de que llegue su bebé. Por lo general, las mujeres que siguen este protocolo llegan a suplir todas o casi todas las necesidades de leche de su hijo hasta el destete.

1. Por lo menos seis meses antes de la llegada del bebé, toma diariamente una píldora anticonceptiva activa y 10 miligramos de domperidona cuatro veces al día durante una semana.

2. Después de una semana, aumenta la dosis de domperidona a 20 miligramos cuatro veces al día, y continúa tomando la píldora anticonceptiva. Tus pechos se hincharán, aunque, en realidad, la píldora anticonceptiva eliminará la producción de leche, como sucede durante el embarazo. No intentes extraer tu leche ni tomes hierbas que aumenten la producción.

3. Seis semanas antes de la llegada del bebé, suspende las píldoras anticonceptivas, pero sigue tomando 20 miligramos de domperidona cuatro veces al día. Deberías presentar sangrado vaginal; si no es así, puedes necesitar un examen para saber si estás embarazada.

   Empieza a usar el extractor en tus pechos cada tres horas durante el día, si es posible, y por lo menos una vez por la noche. Úsalo con intensidad leve o media, entre cinco y siete minutos; luego, masajea, acaricia y sacude con rapidez ambos pechos.

   Al dejar de usar la píldora anticonceptiva mientras sigues tomando domperidona y empiezas a usar el extractor, se genera una disminución rápida en los niveles de progesterona en tu sangre y un incremento acelerado en los de prolactina. Ya que este proceso imita lo que sucede después del embarazo y el parto, permite que comience tu producción de leche.

Cuando ya hayas empezado con la extracción, puedes tomar otras medidas para aumentar tu producción de leche. Toma una cápsula de cardo bendito (390 miligramos por cápsula) y una de fenogreco (610 miligramos por cápsula) tres veces al día; una con cada comida. Encuentra más información sobre estas preparaciones herbarias en la página 65. Prueba también comiendo avena por lo menos tres veces a la semana: algunas mujeres que siguieron estos protocolos notaron que su producción de leche aumentó significativamente cuando comieron avena con regularidad. Procura evitar la cafeína y tomar agua cada vez que tengas sed.

La producción de leche comenzará después de unos pocos días, aunque puede demorarse una o dos semanas; cada mujer responde de manera diferente. Al principio, la leche saldrá como gotas transparentes, y gradualmente irá tomando un color blanco mate. Luego, empezará a salir como pequeños chorros al extraerla y, por último, tendrá un flujo constante. Guarda esta leche para alimentar a tu bebé (consulta "Cómo extraer y almacenar la leche materna", pág. 214).

4. Cuando nazca tu bebé, amamántalo lo más pronto posible. Hazlo con frecuencia, cada vez que parezca tener hambre o por lo menos 8 veces en un período de 24 horas. Complementa tu leche con la cantidad necesaria de leche de fórmula o con leche donada, y aliméntalo con un biberón o con un sistema de nutrición suplementaria (consulta "Subalimentación y pérdida de peso", pág. 92). Es buena idea que hagas extracciones por 10 minutos después de cada toma hasta que logres una producción de leche abundante.

Continúa tomando domperidona —20 miligramos, cuatro veces al día—, fenogreco y cardo bendito hasta que tu producción de leche sea continua. Cuando tu producción sea abundante, puedes reducir tu dosis de domperidona o, incluso, suspenderla. Sin embargo, para evitar una disminución radical de tu producción, debes reducir la dosis paulatinamente, restando una píldora por día.

El protocolo acelerado. Jack Newman y Lenore Goldfarb recomiendan este plan para las madres que esperan un bebé a través de una madre sustituta o a las madres adoptivas que tienen menos de seis meses para prepararse.

1. Toma todos los días una píldora anticonceptiva combinada activa durante 30 a 60 días sin parar, junto con 20 miligramos de domperidona cuatro veces al día. Yasmin es la mejor píldora anticonceptiva para el protocolo acelerado, ya que contiene 3 miligramos de progesterona, mientras que las otras combinaciones de píldoras contienen

sólo un miligramo (la concentración de estrógeno es igual en Yasmin que en las otras píldoras). Muchas mujeres han notado que los cambios en sus senos —aumento de la talla de copa y sensación de pechos llenos, pesados y sensibles— ocurren más rápido con Yasmin que usando otras píldoras. Posiblemente el inicio acelerado de la medicación te cause fatiga.

2. Si los cambios en los pechos ocurren en un período de 30 días, deja de tomar la píldora anticonceptiva pero continúa tomando domperidona. De lo contrario, sigue tomando ambos medicamentos hasta que tus pechos se hinchen. En adelante, empieza a extraer la leche como en el protocolo normal, con un extractor automático y un sistema doble de recolección, y comienza a consumir las hierbas y la avena como se explicó en el protocolo normal. Guarda toda la leche que puedas (consulta "Cómo extraer y almacenar la leche materna", pág. 214).

3. Cuando empieces a amamantar, continúa tomando domperidona. Alimenta al bebé con frecuencia, cada vez que parezca tener hambre o por lo menos 8 veces en un período de 24 horas. Es buena idea que hagas extracciones por 10 minutos después de cada toma hasta que logres una producción de leche abundante. Complementa tu leche con la cantidad necesaria de leche de fórmula o con leche donada, y aliméntalo con un biberón o con un sistema de nutrición suplementaria (consulta "Subalimentación y pérdida de peso", pág. 92).

El protocolo para menopáusicas. Sin importar que hayas alcanzado la menopausia de manera natural, o que te hayan extraído quirúrgicamente los órganos reproductivos, es posible que aún puedas producir leche y amamantar. Todo lo que necesitas son tus senos y que tu glándula pituitaria esté activa.

1. Si estás en terapia de reemplazo hormonal, debes detenerla. En lugar de eso, tómate una píldora anticonceptiva combinada activa una vez al día. Con ella obtendrás suficiente estrógeno y progesterona para controlar los síntomas de la menopausia, a la vez que tus pechos se preparan para la producción de leche. La mejor píldora anticonceptiva para este protocolo es Yasmin, debido a su contenido alto de progesterona. Durante la primera semana, también deberás tomar 10 miligramos de domperidona cuatro veces al día.

2. Después de la primera semana, aumenta la dosis de domperidona a 20 miligramos cuatro veces al día y continúa tomando la píldora anticonceptiva. Necesitarás tomar ambos medicamentos durante 60 días por lo menos y hasta que tus pechos se hinchen y alcancen una talla más de copa, y empieces a sentirlos llenos, pesados y sensibles.

3. Cuando notes estos cambios en tus pechos y lleves al menos 60 días tomado los dos medicamentos, empieza a extraer la leche según las pautas del protocolo normal. Sigue también las recomendaciones dietéticas de ese protocolo.

4. Si los síntomas de la menopausia reaparecen, puedes reducirlos consumiendo productos de soya —los cuales contienen fitoestrógenos—, especialmente la leche y la mantequilla de soya. Consume únicamente la soya que necesites para reducir los calores, ya que consumirla en exceso podría disminuir la producción de leche.

Cómo decidir si usar un protocolo o no

La decisión de usar un protocolo Newman-Goldfarb o no puede depender del tiempo con el que cuentes. El protocolo normal puede incrementar tu producción de leche más de lo que lo harían otras medidas, pero sólo si puedes seguir el régimen durante 6 meses o más. Esto es más sencillo si estás usando una madre sustituta, puesto que tienes conocimiento del embarazo desde el principio. Si el tipo de adopción es internacional, también sabrás que pasarán varios meses antes de que el bebé llegue a casa. Sin embargo, a veces su llegada se pospone por un mes o más tiempo. Un bebé de cuatro meses o mayor que ha sido alimentado regularmente con biberón tenderá a rechazar el pecho materno. Tal vez no quieras seguir el protocolo, a menos que estés dispuesta a persuadirlo durante un largo tiempo para que lacte.

Muchos padres adoptivos se enteran de que el bebé llegará a casa sólo con algunas semanas o días de anticipación. Desgraciadamente, mientras más pronto en el transcurso del embarazo se le avisa a la familia adoptiva que han encontrado un bebé, más posibilidades hay de que la madre biológica cambie de parecer. Muchas mujeres empiezan el protocolo antes de adoptar y terminan sin un bebé a quien amamantar, o siguen extrayendo su leche varios meses sin tener noticias del bebé. Incluso aquellas que pueden extraerse una cantidad impresionante de leche descubren que no serán capaces de continuar haciéndolo indefinidamente.

Por cada madre que sigue el protocolo normal, produce suficiente leche y recibe a su bebé en un tiempo razonable, muchas otras experimentan problemas. Los efectos secundarios pueden traer complicaciones. Algunas mujeres que siguen los protocolos experimentan aumento de peso, depresión y llanto, cansancio, piernas hinchadas y pechos muy adoloridos e hinchados. Algunas no pueden producir suficiente leche, incluso después de haber seguido el protocolo durante cuatro meses o más. Después de invertir tanto tiempo y energía, esto puede ser muy decepcionante.

El protocolo acelerado suele ser el mejor para las mujeres que disponen de dos a seis meses para prepararse, pero algunos profesionales en lactancia creen que las madres que cuentan con menos de 60 días logran más rápido una producción de leche continua si extraen su leche y además toman domperidona, pero no usan píldoras anticonceptivas, pues éstas inhiben la producción de leche mientras se usan y durante las semanas siguientes. De hecho, algunas madres adoptivas producen leche sin necesidad de domperidona, sólo estimulando sus senos y tomando hierbas que promueven la producción. Una preparación herbaria que resulta muy efectiva para madres adoptivas es la tintura More Milk Special Blend (consulta la pág. 65).

Las mujeres que adoptan algún protocolo corren el riesgo de considerar el uso de un sistema de nutrición suplementaria como un fracaso, y no ven la importancia que tiene para nutrir al bebé y estimular la producción de leche. Cuando una madre que produce poca leche amamanta al bebé tanto como puede y usa el sistema cuando lo necesita, por lo general hace que su producción aumente y logra algo aún más importante: establece una relación de lactancia a largo plazo con su bebé, la cual es beneficiosa de muchas maneras.

Relactancia

Por diversas razones, una madre puede desear amamantar a su bebé después de haberlo alimentado con biberón o reanudar la lactancia después de haberlo destetado.

En general, mientras menos tiempo haya pasado desde el destete, más fácil le será alcanzar una producción suficiente de leche. Una madre con un bebé de cinco días de nacido que todavía no ha lactado, o con uno de seis semanas que durante unos días no ha sido amamantado, debería alcanzar una producción suficiente en pocos días. Después de un período mayor sin dar el pecho ni extraer leche, la capacidad de reestablecer la producción continua variará de una mujer a otra.

Para producir leche es esencial estimular y vaciar los pechos de manera habitual y frecuente. Esto significa que tus dos pechos deben vaciarse por lo menos cada dos horas y media durante el día y dos veces por la noche, ya sea por la acción de un bebé que lacta enérgicamente o por el uso de un extractor de calidad hospitalaria. Incluso si tu bebé lacta sin problemas, puedes usar un extractor de calidad hospitalaria con un sistema doble de recolección entre 5 y 10 minutos al finalizar la toma para estimular una producción de leche mayor. Consulta el Capítulo 5 para saber cómo extraer la leche.

Preparaciones herbarias como las cápsulas de fenogreco y de cardo bendito y la tintura More Milk Plus pueden ser muy útiles para reestablecer la producción de leche. Encuentra más información en la página 65.

Si notas que las hierbas incrementan poco tu producción, piensa en la posibilidad de estimularla usando un medicamento farmacéutico como metoclopramida o domperidona. Encuentra más información sobre estos medicamentos en la página 96.

Independientemente del tiempo que transcurra entre el destete y la relactancia, el bebé necesitará alimentos suplementarios hasta que restablezcas completamente tu producción de leche. Continúa alimentándolo con leche de fórmula en biberón, pero sólo después de amamantarlo y disminuye un poco la cantidad usual. También puedes usar un sistema de nutrición suplementaria (consulta el Apéndice A, pág. 300) para hacer que reciba leche suplementaria o de fórmula mientras lacta. Esta opción puede ser la más útil si el bebé parece frustrado cuando está lactando.

Saber cuánta leche suplementaria y de fórmula debes darle al bebé puede convertirse en un juego de adivinanzas. Si alquilas un extractor de calidad hospitalaria, puedes usar el método que se describe en "Subalimentación y pérdida de peso", página 92, para calcular tu producción y la cantidad de leche suplementaria que necesita tu bebé. Si no tienes un extractor de este tipo, tendrás que depender exclusivamente del control del peso del bebé.

Cuando hayas comenzado tus intentos para relactar, y sin importar que estés usando o no un extractor del calidad hospitalaria, pesa a tu bebé cada uno o dos días durante la primera semana. Debe aumentar una onza (28 g) por día hasta cumplir tres meses. Si no aumenta a ese ritmo, es porque necesita un suplemento mayor de leche materna o de fórmula; si está aumentando más de una onza, se debe disminuir un poco el suplemento. Debes pesar siempre a tu bebé desnudo, en la misma báscula, a la misma hora y justo antes de alimentarlo.

Puedes alquilar una báscula electrónica para bebés de gran precisión, y usarla también antes y después de las tomas para determinar cuánta leche materna ingirió el bebé. Para más información sobre el alquiler de básculas, consulta el Apéndice A, página 303.

LA MADRE CON DIABETES

Muchas madres diabéticas disfrutan de las ventajas de amamantar. A menudo, la lactancia induce en ellas una respuesta fisiológica de remisión, por lo cual su necesidad de insulina disminuye y su necesidad de calorías aumenta. Los bebés de madres diabéticas son menos propensos a desarrollar la enfermedad durante su vida si son alimentados con leche materna en lugar de leche de fórmula.

Si eres diabética, se deberá realizar un control cuidadoso de tus requerimientos de insulina y de calorías, especialmente durante las primeras horas después del parto, cuando tu necesidad de insulina disminuirá drásticamente.

Durante el primer día o los dos primeros días del bebé, se deberá prestar especial atención al nivel de azúcar en su sangre, ya que su cuerpo se está adaptando a recibir menos glucosa que durante la gestación. Es posible que debas amamantarlo con frecuencia y darle también glucosa suplementaria con una tetina o por vía intravenosa, hasta que su nivel de glucosa se estabilice. El bebé de madre diabética generalmente nace algunas semanas antes de término, por lo cual puede tener problemas respiratorios y es más propenso a desarrollar ictericia.

Durante los meses de lactancia, se deberá seguir controlando cuidadosamente tu nivel de glucosa, tu dosis de insulina y tus requerimientos calóricos. Como el bebé estimula el aumento de la producción de leche, tu médico y tú deberán ajustar tu dosis de insulina y tu consumo calórico para prevenir reacciones a la insulina.

Debes cuidarte para no sufrir de pezones adoloridos o infecciones de las mamas. Esto implica que debes tener especial cuidado con la posición del bebé, estar atenta a los signos de candidiasis en la boca del bebé o en tus pezones (consulta las págs. 156 a 158) y descansar mucho. Las infecciones por candidiasis son muy frecuentes en madres diabéticas y en sus bebés. La obstrucción de los conductos lactíferos y otros signos tempranos de infección de las mamas necesitan tratamiento inmediato (consulta las págs. 160 a 164).

Cuando empiece el destete y tu producción de leche disminuya, deberás reajustar tu dosis de insulina y tu dieta. Esto será más fácil si destetas al bebé gradualmente.

LA MADRE CON HERPES

Si tienes una lesión activa de herpes genital o un cultivo positivo cerca de la fecha prevista para el parto, probablemente tu bebé deberá nacer por cesárea. No necesitarás guantes para amamantar a tu bebé siempre y cuando la lesión esté bien cubierta y te laves las manos cuidadosamente antes de hacerlo. No hay razón para que no puedas compartir la habitación con tu bebé si sigues estas precauciones básicas. En caso de que haya un brote de herpes en tu casa, se deben seguir las mismas recomendaciones.

Por lo general, las lesiones del herpes tipo I se localizan de la cintura hacia arriba y con mayor frecuencia en la boca. A menudo aparecen como herpes labial o herpes febril. Si desarrollas una lesión de este tipo, es importante que te laves muy bien las manos antes de tocar al bebé y que evites que él tenga contacto con la úlcera. Cualquier otra persona con una lesión de herpes debe tener las mismas precauciones.

En ocasiones, la madre puede desarrollar una lesión de herpes en los pechos, pezones o areolas. Si éste es tu caso, extrae tu leche (consulta el Capítulo 5) hasta que la lesión haya desaparecido.

LA MADRE CON EPILEPSIA

El uso de la mayoría de medicamentos para controlar las convulsiones epilépticas es seguro durante la lactancia. No obstante, es mejor que consultes con tu médico acerca de cualquier medicamento específico. En el Apéndice D hallarás una lista con los anticonvulsivos más conocidos, así como las especificaciones de seguridad de cada uno.

Dorothy Brewster (1979), una madre lactante con epilepsia, hace las siguientes recomendaciones:

- Ten cunas o corrales en diferentes partes de tu casa y pon rejas de seguridad en los accesos a escaleras y habitaciones.

- Amamanta al bebé en una silla poltrona grande o haz acolchar los brazos de una silla mecedora.

- Usa barandillas de seguridad y almohadas en ambos lados de la cama para cuando debas amamantar por la noche.

- Cuando salgas sola con el bebé, ponle una etiqueta con su nombre al cargador o cochecito y el nombre de una persona a quien llamar en caso de que tengas una convulsión.

LACTANCIA Y AFECCIONES DE LA TIROIDES

Hipotiroidismo Entre los síntomas de una glándula tiroides hipoactiva se cuentan: fatiga extrema, poco apetito y, algunas veces, producción baja de leche. El reemplazo tiroideo combate rápidamente estos síntomas. Una madre que esté tomando medicamentos para el hipotiroidismo puede amamantar sin riesgo, ya que éstos no afectan al bebé.

Hipertiroidismo A veces, el médico se da cuenta de que la madre lactante tiene la glándula tiroides agrandada. Algunos de los signos del hipertiroidismo son: pérdida de peso, aumento del apetito, nerviosismo, frecuencia cardíaca acelerada y palpitaciones. Si se usa yodo radioactivo en las pruebas de diagnóstico, debes suspender la lactancia por lo menos durante 48 horas y debes extraer y desechar tu leche durante ese período. Sin embargo, existen otras pruebas que no requieren que dejes de amamantar.

Si estás tomando algún medicamento para la glándula tiroides hiperactiva, puedes amamantar siempre y cuando ese medicamento sea seguro para el bebé. El más conveniente es el propiltiouracilo (PTU), puesto que es el que menos efecto tiene sobre la glándula tiroides del bebé. Se recomienda que un pediatra controle el nivel tiroideo del bebé.

BARRERAS EMOCIONALES PARA LA LACTANCIA

Se estima que, asombrosamente, el índice de mujeres en edad de tener hijos que fueron abusadas sexualmente durante la niñez oscila entre un 25% y un 40%. Muchas de estas mujeres tienen dificultades emocionales con las experiencias del embarazo y la lactancia, ya que éstas pueden revivir antiguos sentimientos de vergüenza, culpa o ambos. Esto puede hacer que ni siquiera intenten amamantar; antes de que el bebé nazca, ya sienten que no podrán afrontar la lactancia. Otras experimentan sentimientos desagradables solamente cuando empiezan a amamantar a su bebé. A veces, los recuerdos del abuso reviven paralelamente al comienzo de la lactancia. Por fortuna, algunas mujeres que fueron abusadas sexualmente ven el embarazo y la lactancia como experiencias fortalecedoras y sanadoras. Esto es más común en mujeres que estuvieron en terapia para resolver sus sentimientos hacia sí mismas y su cuerpo.

La forma como estas madres responden a la lactancia depende de cuán afectados se vieron sus senos durante el abuso y del tiempo que ellas hayan estado en recuperación. Si fuiste abusada sexualmente y ahora estás empezando a amamantar, tal vez te alteres al sentir la succión. Sentirás que no quieres compartir tu cuerpo y que te atemoriza dar el pecho. Además, puedes sentirte indefensa o fuera de control si los pedidos constantes del bebé para alimentarse te recuerdan las inevitables exigencias de tu abusador. Tal vez sientas el impulso de posponer las tomas o de limitar su duración, incluso sabiendo que estas tácticas disminuyen tu producción de leche y pueden perjudicar al bebé. Debes encontrar la manera de satisfacer las necesidades del bebé a la vez que te proteges de seguir recordando el abuso.

Si durante el embarazo o después del parto tienes sentimientos encontrados sobre la lactancia, piensa en darle al menos una oportunidad. Incluso unos pocos días de lactancia serán de gran ayuda para la salud del bebé.

Si la sensación de succión te molesta, puedes usar un protector para pezón (consulta la pág. 75) para disminuir esa sensación. Consulta con un profesional en lactancia, pues es importante que elijas la talla adecuada para garantizar tu comodidad y que tu bebé obtenga suficiente leche.

Si tu bebé frecuentemente chupa por placer, puedes darle un chupete para que esto no te altere, pero sólo si estás produciendo suficiente leche y el bebé está aumentando de peso adecuadamente. No le des el chupete cuando tenga hambre, sólo cuando ya esté satisfecho.

Despertarse por la noche puede alterar mucho a las mujeres a quienes despertaban para abusar de ellas. En tal caso, es mejor que el bebé duerma en una cuna o corral y no en tu cama, y que tu compañero te lo lleve cuando llore; incluso puedes programar una alarma para ir donde el bebé antes de que empiece a llorar.

Si bien muchas madres se sienten incómodas alimentando a su bebé frente a otras personas, tu pudor puede ser aun mayor si fuiste abusada sexualmente. Cuando tengas que hacerlo, te sentirás más cómoda si usas una blusa especial para la lactancia, la cual deja menos piel expuesta, o si te cubres con un chal o una cobija (también hay una "manta para lactancia" fabricada para el mismo propósito), o si le das tu leche en biberón.

Si tus sentimientos sobre tus experiencias de abuso sexual continúan dificultándote amamantar, puedes consultar con un psicoterapeuta para hallar una solución. También puedes visitar www.solaceformothers.org, un grupo de apoyo en línea que es dirigido por un psicoterapeuta y ayuda a las madres a superar traumas, incluyendo el abuso sexual.

Las madres primerizas que fueron abusadas sexualmente tienen una tendencia mayor que otras mujeres a sufrir ansiedad o depresión posparto (consulta la pág. 167). Si éste es tu caso, tu médico de cabecera o un psiquiatra pueden prescribirte medicamentos que no representen un riesgo para la lactancia.

Si a pesar de tener ayuda profesional, tus sentimientos hacia el abuso sexual que sufriste siguen dificultándote la lactancia, una buena solución puede ser extraer tu leche y dársela al bebé en un biberón (consulta el Capítulo 5). Algunas mujeres prefieren hacer esto durante meses, aunque hacerlo les tome más tiempo que amamantar.

Si incluso extraer tu leche para el bebé es estresante, tal vez lo mejor para él y para ti sea alimentarlo con leche de fórmula. Si alguien te pregunta por qué no lo amamantas, puedes excusarte diciendo "Mi bebé no se ha podido prender bien del pecho" o algo similar.

Sin importar cómo decidas alimentar a tu bebé, contar con un grupo de apoyo posparto puede ser de mucha ayuda. No obstante, tal vez quieras hablar en privado con el líder para asegurarte de que no te sentirás excluida debido a las decisiones que tomaste.

Bebés con necesidades especiales
Razones médicas para no amamantar

Los bebés que nacen con **galactosemia**, un desorden hereditario poco frecuente, no tienen la enzima necesaria para descomponer el azúcar que
se encuentra en la leche, incluyendo la leche de fórmula, los productos
lácteos y la leche materna. A estos bebés se les debe dar leche de fórmula
deslactosada. La mayoría de los casos de galactosemia se descubren en
la prueba de detección para recién nacidos que se practica a los bebés
cuando van a ser dados de alta del hospital o de la clínica de maternidad.

Los bebés con **fenilcetonuria (PKU)**, otro desorden metabólico infrecuente, requieren una dieta baja en fenilalanina, que es un aminoácido. Si
el bebé está recibiendo leche de fórmula sin fenilalanina, también podrás
amamantarlo una parte del tiempo, pues la leche materna es baja en fenilalanina. Se debe controlar el nivel de fenilalanina en su sangre para verificar que se mantenga entre 5 y 10 miligramos por decilitro. Un dietista
pediátrico te puede ayudar a establecer un régimen que incluya una cantidad limitada de leche materna.

El bebé casi a término

A menos que se presente alguna complicación, por lo general los médicos y las enfermeras tratan igual a los bebés que nacen entre tres y cinco
semanas antes de la fecha prevista que a cualquier otro recién nacido, y
se recomienda a los padres que hagan lo mismo.

Al igual que los bebés nacidos a término, un bebé casi a término
tiende a respirar de manera más regular, mantiene un nivel más alto de
azúcar en la sangre y llora mucho menos si, inmediatamente después de
que nace, es recostado desarropado sobre el pecho desnudo de su madre.
Si tu bebé nace saludable, seguramente te permitirán abrazarlo y ponerlo
contra tu cuerpo después de que lo sequen. Es probable que en su primera
o primeras dos horas de vida busque tus pechos y se prenda sin ayuda.
No hay problema si se debe esperar una hora para pesar, bañar y revisar
los ojos del bebé hasta que tú y él terminen la primera toma.

Sin embargo, es importante entender que un bebé que nace algunas
semanas antes no se comporta exactamente igual que uno nacido a término. Es posible que tu bebé sea más dormilón y que lacte irregularmente. Puede mostrar mucho vigor en algunas tomas y muy poco en
otras. Tal vez se quede dormido mientras lacta, antes de que haya ingerido suficiente leche. A menos que lo despiertes cada dos horas y media

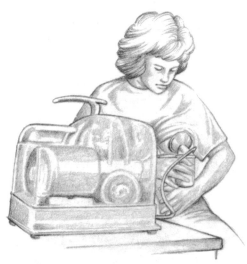

o tres horas, dormirá demasiado entre las tomas. También es posible que no suba de peso adecuadamente o que empiece a perderlo.

Unos pocos días en los que el bebé no lacte con frecuencia y tú limites la extracción de leche pueden tener un efecto devastador en tu producción. Para asegurar una producción permanente de leche para un bebé casi a término, recomiendo especialmente usar un extractor de calidad hospitalaria con un sistema doble de recolección. Extrae la leche desde el tercer día después del parto, o incluso antes, durante cinco o diez minutos en cada pecho, al finalizar cada toma diurna y nocturna (congela la leche para usarla después). De esta manera mantendrás una producción abundante y tu bebé podrá obtener suficiente leche, incluso si está somnoliento cuando lo alimentes. Consulta más información sobre la extracción de leche en el Capítulo 5.

Cuando tu bebé deje de succionar durante una toma, comprime tus pechos (consulta la pág. 48) para aumentar el flujo. Esto también le ayudará a beber más leche.

Comprueba que succione y trague vigorosamente y tenga evacuaciones frecuentes, signos de que su ingesta de leche es adecuada. Pésalo al cuarto o quinto día de nacido, y en cualquier momento en que te preocupe su ingesta de leche, para verificar que no esté perdiendo mucho peso.

Si aumenta alrededor de una onza (28 g) por día o si ha recuperado su peso al nacer entre los días 10 y 12, sin alimentación suplementaria, puedes dejar de extraer tu leche gradualmente después de algunos días. Pésalo una vez más antes de devolver el extractor para asegurarte de que ha seguido aumentando una onza (28 g) por día.

Si pierde cerca del 10% de su peso o si no está aumentando por lo menos una onza diaria, dale la leche que te estás extrayendo junto con la leche de fórmula que sea necesaria. Para determinar qué cantidad de suplemento necesita el bebé, consulta el Apéndice B, página 308.

Es posible que el recién nacido no lacte desde el principio si nació entre tres y cinco semanas antes y además está enfermo. Si este es el caso de tu bebé, puedes extraer tu leche para dársela hasta que esté bien y empiece a lactar. De esta manera él podrá nutrirse con tu leche y tú podrás lograr una producción suficiente para el momento en que pueda lactar. Encuentra más información en la siguiente sección y en el Capítulo 5.

EL BEBÉ MUY PREMATURO O ENFERMO

Cuando el bebé nace enfermo o muy inmaduro —es decir, más de cinco semanas antes del término— los primeros días después del parto pueden ser abrumadores. Esto podría plantearte dudas sobre muchas cosas, incluyendo tu capacidad de amamantarlo. Ten muy en cuenta que si tu bebé es demasiado inmaduro o débil para lactar, debes extraer tu leche y dársela para garantizar su bienestar.

Para tu bebé es más fácil digerir tu leche que la leche de fórmula, además de que la primera es más eficaz para las necesidades especiales de desarrollo de un bebé prematuro. Los ácidos grasos de la leche materna promueven el desarrollo de los ojos y el cerebro. Este desarrollo es notablemente mayor en los bebés prematuros alimentados con esta leche que en los que reciben leche de fórmula. La leche materna también puede reducir en los bebés prematuros el riesgo de desarrollar parálisis cerebral (Lucas, 1992).

Los bebés prematuros tienen un riesgo mayor de desarrollar infecciones que los nacidos a término, y son menos capaces de sobrellevarlas. Como ya sabes, la leche materna protege al bebé de las infecciones. La primera leche, el calostro, es la más protectora y, en tu situación de madre prematura, la producirás por más tiempo que una madre a término. Los médicos ven el calostro como una medicina para los bebés prematuros, y como tal, ofrece múltiples beneficios: contiene una concentración alta de anticuerpos; crea un ambiente en el tracto gastrointestinal que reduce el crecimiento de bacterias nocivas; y tiene componentes que atacan directamente algunos gérmenes peligrosos.

Las primeras gotas de calostro contienen la mayor concentración de anticuerpos, y a medida que va saliendo, su número disminuye. Por esta razón, debes enumerar cada porción de leche que almacenes y dársela al bebé en el orden en que las extrajiste. Una enfermera o un profesional en lactancia te pueden mostrar cómo y dónde almacenar el calostro.

Los bebés que aún no están listos para alimentarse sino que reciben líquidos intravenosos, también pueden beneficiarse si cada cuatro horas se pone 0,1 mililitros de calostro en sus carrillos. El bebé no traga esta pequeña cantidad, sino que su sistema linfático la absorbe para ayudar a proteger su tracto gastrointestinal y respiratorio. Si tu bebé está recibiendo líquidos intravenosos en lugar de leche materna, consulta si puede recibir una pequeña cantidad de calostro en la boca.

Informa al personal del hospital si tomas algún medicamento, incluyendo los de venta libre y las preparaciones herbarias. Aunque la mayoría de los medicamentos se pueden usar sin riesgo durante la lactancia, hay algunos que pueden perjudicar a un bebé enfermo o prematuro.

Si desarrollas una infección de la mama (consulta la pág. 162) tendrás que desechar la leche que extraigas, pues los bebés prematuros son más susceptibles que los demás a las bacterias presentes en la leche materna.

Consulta el Capítulo 5 para obtener información sobre la extracción de leche en general y para bebés prematuros o enfermos en particular; sobre la leche final (consulta la pág. 209) y la extracción de leche durante períodos prolongados (consulta la pág. 210).

El "método canguro"

Al igual que un canguro bebé, que nace muy poco desarrollado y debe ser cargado y alimentado en la bolsa de su mamá, el bebé humano prematuro se beneficia de que sus padres lo carguen pegado a sus cuerpos. Cada vez es más común que las salas de cuidados intensivos de recién nacidos permitan, e incluso fomenten, que los padres practiquen el "método canguro". Consiste en poner al bebé prematuro verticalmente, vestido sólo con un pañal y un gorro, en el pecho de la madre o del padre y cubrirlo con su camisa o con una cobija. Luego se gira la cabeza del bebé para que su oído quede sobre el corazón de quien lo carga. Los bebés prematuros que permanecen así durante dos horas o más, una o dos veces al día, presentan la cuarta parte del índice de apnea —detención momentánea de la respiración— que tienen otros bebés prematuros. Incluso un bebé prematuro conectado a un ventilador puede ser cargado sin riesgo por la madre sin un incremento de oxígeno. Cuando se carga a un bebé prematuro al estilo canguro, éste no experimenta un descenso en la frecuencia cardíaca —bradicardia—; de hecho, su frecuencia es mucho más estable mientras lo cargan. Además, el calor corporal de los padres estabiliza su temperatura. Estos bebés aumentan más rápido de peso que los que permanecen todo el tiempo en una cuna térmica o en una incubadora, tal vez porque duermen más profundamente y así conservan su energía. Este aumento de peso se traduce en una estadía más corta en el hospital: el tiempo de hospitalización de un bebé con "madre canguro" se reduce hasta en un 50%. Por último, el contacto de una piel con la otra contribuye no sólo a fortalecer el vínculo entre el bebé y sus padres, sino también a aumentar la producción de leche de la madre.

Suplementar la leche materna

La leche materna por sí sola es el alimento perfecto para un bebé nacido a término; no obstante, el bebé prematuro puede tener algunas necesidades nutricionales especiales debido a que es muy pequeño e inmaduro. Muchos bebés prematuros necesitan nutrientes suplementarios, especialmente calcio, fósforo y proteínas. Tal vez las enfermeras añadan a tu leche productos fortificadores ya preparados para satisfacer estas necesidades especiales. Por lo general, suspenden su uso al llegar a la fecha en la que el bebé debería haber nacido. Sin embargo, un bebé prematuro necesita hierro y vitaminas suplementarias aún después de ser dado de alta del hospital.

Muchos bebés prematuros también necesitan una fuente de calorías más concentrada que la leche materna. En este caso, el bebé puede tomar leche de fórmula especial para prematuros al tiempo que leche materna. Una opción posible es alimentarlo con leche final, que es la leche más grasosa que produce después de los primeros minutos de extracción (consulta el Capítulo 5, pág. 209). Si lo alimentas sólo con esta leche, aumentará de peso más rápidamente.

Cuando comienza la lactancia

El recién nacido enfermo o pretérmino está listo para empezar a lactar cuando su condición general es estable. Es imposible prever exactamente cuándo un bebé llegará a este punto. Si todavía tiene poco tono muscular, necesita un ventilador o no puede coordinar las acciones de succionar, tragar y respirar, probablemente no está listo para lactar.

Cuando el bebé esté listo para alimentarse por vía oral, es preferible darle el pecho que usar un biberón. Los estudios demuestran que los bebés prematuros que lactan tienen mejor frecuencia respiratoria y cardíaca, y mejores niveles de oxígeno en la sangre que los que son alimentados con biberón. Muchos médicos dicen a las madres que la lactancia es más estresante para los bebés prematuros que el biberón, pero la realidad es totalmente opuesta. Si tienes dudas sobre la seguridad de amamantar a tu bebé prematuro, sería útil que observes su frecuencia cardíaca y respiratoria en un monitor electrónico mientras lo amamantas.

Cuando empieces a amamantar a tu bebé, debes moderar tus expectativas. La habilidad para lactar varía mucho de un bebé prematuro a otro, pero al comienzo la mayoría no es capaz de realizar una toma completa.

Pídele a una enfermera o a un profesional en lactancia que te ayude durante las primeras tomas. Tu objetivo es poner al bebé en una posición adecuada para que lacte y animarlo a que se prenda del pecho. Tendrás mejores resultados en estas primeras tomas de práctica cuando el bebé esté despierto y atento y tus pechos no estén demasiado llenos. Si lo dejas muy abrigado con su manta, su interés tal vez disminuya; es mejor que lo cargues desnudo, contra tu piel, y que los dos se cubran con una manta. La enfermera puede examinar la temperatura de la piel del bebé después de 5 ó 10 minutos.

La posición cruzada y la de rugby (consulta las págs. 41 a 44) son las más indicadas para amamantar a un bebé prematuro, dado que ambas dan soporte a su cabeza. Pon tu mano alrededor de la cabeza del bebé, con tus dedos detrás y debajo de sus orejas. Sostén su cuello y hombros con la palma de tu mano y tu muñeca. Comprime el pecho con tus dedos, colocando tu pulgar en el punto donde la nariz del bebé tocará el seno. Toca suavemente el labio superior del bebé con tu pezón para indicarle que abra bien la boca. En cuanto lo haga, empuja su cabeza y sus hombros hacia ti, de manera que el pezón quede sobre su lengua y bien adentro de su boca.

Al amamantar a tu bebé, deberías poder oír cómo traga. Esto significa que está succionando bien y que sí está recibiendo leche. Si no escuchas que traga, revisa que el bebé sí esté prendido del pecho. La succión debe ser tan fuerte que se dificulte retirarlo del pecho. No deberías ver hoyuelos en sus mejillas ni escuchar chasquidos mientras succiona. Estos signos indicarían que está succionando su propia lengua y no tu pecho. Aprieta suavemente el pecho mientras el bebé está lactando para aumentar la cantidad de leche que recibe.

Es posible que un bebé prematuro se quede dormido unos pocos minutos después de estar prendido del pecho y succionando. Y repito, la

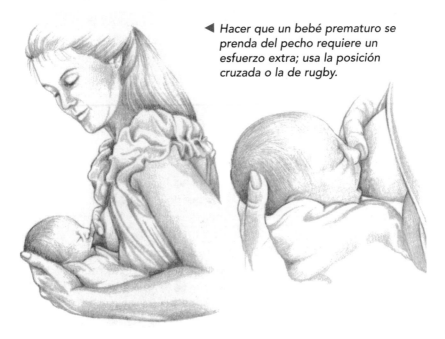

◀ Hacer que un bebé prematuro se prenda del pecho requiere un esfuerzo extra; usa la posición cruzada o la de rugby.

habilidad de los bebés prematuros para lactar varía mucho, así que debes ser paciente. Siempre y cuando tu bebé esté en una posición correcta y tú lo estimules para que abra la boca, habrás tenido éxito.

Si el bebé succiona bien en el primer pecho y parece querer más, puedes simplemente pasarlo al otro lado sin darle la vuelta, o puedes volver a acomodarlo en el otro brazo usando la posición de rugby.

Hasta que el bebé pueda succionar enérgicamente, tal vez necesite un suplemento después de lactar. La mayoría de los hospitales usan el biberón para dar suplementos a los bebés prematuros; otros lo hacen por medio de una sonda suave que se inserta por la nariz o la boca hasta el estómago, para evitar la "preferencia por la tetina". Asegúrate de extraer tu leche después de las tomas y de guardarla para utilizarla como suplemento para el bebé. Mientras no esté lactando y necesite alimentación suplementaria, deberás seguir extrayendo tu leche después de cada toma para mantener tu producción.

Dificultad para prenderse del pecho. A muchos bebés prematuros se les dificulta prenderse del pecho porque nacieron inmaduros o porque se han acostumbrado a las tetinas de caucho del chupete o del biberón. Algunos tienen problemas para aprender a bajar la lengua y prenderse del pecho y otros parecen no reconocer el pezón de la madre en su boca.

Los bebés prematuros que tienen problemas para prenderse del pecho o para sacar leche, lactarán mejor con un protector pequeño para pezón (consulta la pág. 75). Estos protectores ayudan al bebé a reconocer que hay algo en su boca, estimulándolo para empezar a succionar. Para determinar exactamente qué talla de protector es la mejor para tus pezones y para la boca de tu bebé, necesitarás la ayuda de un profesional en lactancia.

Si incluso con el protector para pezón tu bebé no logra prenderse del pecho, consulta "Problemas para prenderse: cuando se niega a lactar", páginas 83 a 88. En mi experiencia, un bebé prematuro típicamente aprende a lactar después de un período de práctica diaria y cerca de la fecha prevista para el parto.

Cuando empieces a alimentar al bebé sólo con tu leche

Es posible que a medida que tu bebé y tú consoliden la lactancia, te preguntes cuánta leche está tomando. Algunas madres y profesionales de la salud a menudo tratan de calcular la ingesta de leche del bebé midiendo el tiempo que se demora lactando, qué tanto lo escuchan tragar o si el bebé recibe leche suplementaria; sin embargo, ninguno de estos métodos es exacto. La mejor manera para determinar la ingesta de leche es pesando al bebé antes y después de cada toma, con el mismo pañal y ropa, y en una báscula electrónica gramera. Cada gramo de peso que aumente equivale a 1 mililitro de leche ingerida.

La cantidad de leche que debe tomar un bebé en cada toma se puede calcular multiplicando su peso en kilogramos por 22,5 (en el Apéndice B, pág. 308 encontrarás una tabla de conversión de libras a kilogramos). Esto te dirá qué cantidad de leche en mililitros necesita un bebé en cada una de sus ocho tomas diarias. Por ejemplo, si un bebé pesa 2,2 kilogramos necesitará 49,5 (o aproximadamente 50) mililitros de leche en cada una de las ocho tomas del día. Si el bebé recibe 30 mililitros durante la toma, necesitará 20 mililitros adicionales para aumentar la cantidad de peso adecuada.

Mientras estés en el hospital, pide que pesen al bebé en la báscula de la sala de recién nacidos antes y después de las tomas. Si haces esto en cada toma, podrás empezar a intuir cuánta leche toma el bebé cada vez que lo alimentas. Cuando ya estés en casa, necesitarás pesarlo sólo cada dos días para calcular cuánto suplemento necesita. Si quieres seguir pesando al bebé en casa antes y después de alimentarlo, alquila una báscula electrónica de alta precisión (consulta el Apéndice A, pág. 303).

Cuando se amamanta a varios bebés

Evidentemente, ocuparse de dos o más bebés requiere una cantidad formidable de tiempo y energía. Amamantar a bebés múltiples no sólo es más saludable y económico que darles leche de fórmula, sino que también es más conveniente de muchas maneras. Las madres de mellizos a menudo dicen que amamantarlos es más fácil y rápido que preparar y darles biberón, especialmente cuando la mujer ya ha aprendido la técnica de amamantar a dos bebés al tiempo.

Aunque a muchas madres les preocupa no poder producir leche suficiente para más de un bebé, la mayoría son capaces de producir la cantidad necesaria para dos o hasta tres bebés.

Tan pronto te des cuenta de que tendrás mellizos, debes empezar a hacer preparativos especiales. Vas a necesitar disponer de la mayor ayuda posible durante las primeras semanas después del parto. También es buena idea que conozcas a otras madres que hayan amamantado mellizos exitosamente. En muchas comunidades hay organizaciones para madres que tienen mellizos. También puedes contactar a tu grupo local de apoyo a la lactancia, el cual por lo general facilita literatura sobre el cuidado y la alimentación de mellizos.

Aproximadamente, la mitad de todos los partos de mellizos son prematuros. Puedes disminuir en gran medida el riesgo de un parto prematuro y otras complicaciones si mantienes una dieta alta en calorías —por lo menos 2.900 diarias— que incluya como mínimo 110 gramos de proteína al día. Pregúntale a tu médico cómo puedes llevar un control para saber si presentas signos de un trabajo de parto prematuro. Para prevenir un parto prematuro es importante identificar las contracciones regulares, incluso si son suaves.

Alcanzar una producción abundante de leche

Producir leche suficiente para dos o más bebés depende de que tus pechos se vacíen frecuente y totalmente. Es posible que los bebés múltiples que nacen prematuramente o que tienen bajo peso en el nacimiento no lacten de manera constante ni efectiva para estimular una producción abundante de leche. Por esta razón, recomiendo usar un extractor de calidad hospitalaria con un sistema doble de recolección, en caso de que los bebés nazcan tres o más semanas antes de la fecha prevista, o si cada uno pesa menos de seis libras (2,7 kg). Consulta el Capítulo 5 para conocer las pautas sobre extracción de leche para bebés casi a término y muy prematuros. Incluso si tus bebés son saludables y se prenden del pecho frecuentemente, extrae tu leche entre cinco y diez minutos después de cada toma para asegurar que tus pechos queden completamente vacíos y estimular una producción abundante de leche. Lee "El bebé casi a término", páginas 117 a 119, y hallarás más información sobre cómo amamantar bebés prematuros y el Capítulo 5 para conocer las pautas para la extracción de leche.

Si los bebés están en una sala de cuidados especiales de recién nacidos y no pueden lactar, usa el extractor de calidad hospitalaria por lo menos ocho veces en un período de 24 horas. Lee "El bebé muy prematuro o enfermo", páginas 119 a 124, y consulta el Capítulo 5 para obtener información sobre la extracción de leche. Tu meta debería ser que obtengas entre 20 y 24 onzas (590 a 710 ml) de leche al día para cada uno de tus bebés.

Alimentar a dos o más bebés

Debes amamantar a cada uno de tus bebés por lo menos ocho veces en un período de 24 horas. Esto puede significar despertar a los bebés más pequeños cada tres horas durante el día para alimentarlos y cada cuatro o cinco horas durante la noche, hasta que empiecen a aumentar de peso adecuadamente sin necesidad de suplementos.

Algunas madres prefieren amamantar a sus bebés al mismo tiempo siempre que pueden, mientras que otras los alimentan por separado. Hacerlo a la vez ahorra tiempo y será lo mejor cuando ambos bebés tengan hambre. Si quieres amamantarlos al mismo tiempo, hay tres posiciones básicas que puedes usar:

- ambos bebés en la posición de abrazo con las piernas lado a lado o cruzando las de uno sobre las del otro,

- un bebé en la posición de abrazo y el otro en la posición de rugby, o

- ambos bebés en la posición de rugby.

Durante las primeras semanas tal vez necesites ayuda para hacer que los bebés se prendan al mismo tiempo. También es posible que necesites algunas almohadas para acomodarlos en posición. (Existen almohadas especiales para amamantar mellizos. Consulta el Apéndice A, pág. 302, para saber cómo obtenerlas). Es más fácil si acomodas primero al bebé que lacta con menos energía, y luego al que lo hace más vigorosamente. Alimentar a los mellizos simultáneamente se irá haciendo más fácil a medida que crezcan y necesiten menos ayuda para sostener la cabeza y prenderse del pecho.

Amamantarlos por separado y destinar un pecho para cada bebé te resultará más manejable y te dará más tiempo con cada uno. Puedes decidir si vas a alimentar a cada uno cuando tenga hambre o si vas a acostumbrarlos a que coman y duerman casi con el mismo horario. Si quieres mantener una rutina similar para los dos bebés, simplemente ofrécele el pecho a uno justo después de haber amamantado al otro; despiértalo si es

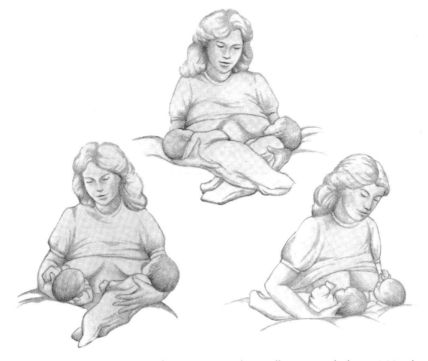

▲ *Puedes amamantar simultáneamente a los mellizos usando la posición de abrazo, la de rugby o una combinación de ambas.*

necesario. Aunque la mayoría de los mellizos desarrollan preferencia por uno de los pechos, es aconsejable alternarlos en cada toma durante las primeras semanas y así estimular ambos pechos por igual; esto es particularmente importante cuando un bebé es más activo que el otro. Puedes llevar un registro escrito mientras aprendes a controlar estos turnos.

Las madres que tienen trillizos por lo general alimentan a dos simultáneamente y al tercero lo amamantan en ambos pechos, u otra persona le da biberón. Recuerda que es mejor alternar los bebés en tus pechos en cada toma.

Durante las primeras semanas, es mejor que evites sustituir la lactancia por el uso del biberón, siempre y cuando los bebés estén subiendo de peso adecuadamente. Debes asegurarte de que la succión de los bebés sí esté estimulando tus pechos para que la producción de leche continúe siendo adecuada. Evitar el biberón también ayuda a minimizar el riesgo de obstrucción de los conductos lactíferos y de infecciones de las mamas.

Cómo cuidarte a ti misma

Es esencial que la madre que está amamantando a dos o más bebés descanse, coma y se hidrate adecuadamente. La mayoría de madres lactantes sienten más hambre y sed de lo normal. Sin embargo, si tienes demasiadas ocupaciones y te cansas mucho, puedes perder el apetito y bajar mucho de peso. Los nutricionistas recomiendan que una madre que está amamantando mellizos consuma por lo menos 3.000 calorías diarias. Tu dieta debe incluir alimentos ricos en proteínas, además de un cuarto de galón (1 L) o más de leche al día, su equivalente en otros productos lácteos o un suplemento de calcio. También pueden ser muy beneficiosos los suplementos de vitamina C y del complejo B y la levadura de cerveza.

EL BEBÉ CON UN DEFECTO CONGÉNITO

Un bebé con un defecto congénito puede necesitar la leche materna y la seguridad y la comodidad de los senos, incluso más que otros bebés. Por lo general es posible amamantar a estos bebés, pero la madre necesita ayuda para lograrlo. A algunas madres en esta situación les han recomendado que ni siquiera intenten amamantar a su bebé; sin embargo, muchas lo han logrado exitosamente.

Dependiendo del problema de tu bebé, será posible amamantarlo inmediatamente después del parto, o será necesario que extraigas tu leche durante un tiempo (consulta el Capítulo 5). Sin importar tu situación, un profesional en lactancia podrá orientarte.

Defecto cardíaco

Los bebés con defectos cardíacos menores no suelen tener mucho problema para lactar. La excepción son los bebés con un defecto grave, pues pueden fatigarse o estresarse fácilmente mientras lactan; empezarán a respirar rápidamente, su corazón latirá más rápido y su color puede cambiar. Su crecimiento puede verse muy afectado por su anormalidad cardíaca. También suelen ser más propensos a contraer infecciones, por lo que necesitan más leche materna que otros bebés.

Si el bebé está recibiendo una cantidad suficiente de leche materna, pero no aumenta de peso adecuadamente, tendrá un mejor desarrollo si toma leche final, la cual tiene mucho más contenido calórico. Si tu producción de leche es abundante, extráela durante dos o tres minutos para retirar la leche inicial que es baja en calorías y, luego, amamanta al bebé. Así podrá tener una alimentación con mayor contenido calórico.

Si tu bebé se estresa mientras lacta, amamántalo con mayor frecuencia y en períodos más cortos. También puede estar más cómodo si lo sostienes erguido para amamantarlo, como en la posición de rugby.

Labio leporino y paladar hendido

Un bebé que nace con labio leporino, paladar hendido o ambos puede tener dificultades para prenderse del pecho y succionar efectivamente. Por eso, su alimentación representa un reto muy especial. Amamantarlo será posible dependiendo del problema que tenga y de su gravedad; sin embargo, la mayoría de estos bebés —en especial los que tienen paladar hendido— no pueden recibir suficiente leche sólo lactando. No obstante, la leche materna ayuda a reducir el número y la severidad de las infecciones respiratorias y de oído, las cuales son más comunes en estos bebés que en otros. Por esta razón, muchas mujeres cuyos bebés tienen estos defectos extraen su leche y los alimentan usando el método más adecuado para ellos.

El bebé que nace sólo con labio leporino tal vez presente pocas dificultades para lactar. Mientras puedan operarlo —por lo general, luego de algunas semanas de haber nacido—, seguramente tendrás que hacer que se prenda y sellar su labio para que aprenda a succionar. Para sellarlo totalmente, sólo tienes que acercarlo mucho a tu seno, de modo que éste cubra la hendidura. Si al bebé se le dificulta más lactar de un lado que del otro, usa la posición de rugby en ese lado.

La capacidad de un bebé con paladar hendido para lactar depende por lo general de la ubicación y la extensión de la hendidura. Cuando es sólo en el paladar blando, existe la posibilidad de que no tenga demasiado problema. Es mejor ponerlo en una posición en la cual su cabeza esté levantada, puesto que, si está acostado, la leche puede desviarse hacia la nariz. Pregúntale al médico del bebé o a un profesional en lactancia cuáles dispositivos y técnicas te servirán para alimentarlo. Para un bebé con este defecto existe también un obturador; un dispositivo dental de plástico que cubre la hendidura y permite una succión adecuada. Algunos profesionales en lactancia han manifestado opiniones positivas sobre el uso de un sistema de nutrición suplementaria (consulta el Apéndice A, págs. 300 a 301) y ciertas técnicas para poner al bebé en una posición adecuada.

Si el bebé tiene el paladar hendido y no puede prenderse del pecho o succionar efectivamente, usa un extractor eléctrico automático después de cada toma, o cada dos o tres horas, para estimular y mantener una producción de leche abundante. Un extractor de calidad hospitalaria con un sistema doble de recolección es más eficaz y requiere menos tiempo. Consulta en el Capítulo 5 más información sobre la extracción de la leche.

Darle biberón a un bebé que tiene paladar hendido o labio leporino también es un reto. El personal de enfermería debe disponer de alimentadores especiales de diferentes tipos que podrás usar mientras estés en el hospital. Algunos de mis clientes han obtenido un buen resultado con el alimentador SpecialNeeds (antiguamente llamado Alimentador Haberman). En el Apéndice A, página 303, encontrarás información sobre cómo obtener uno.

Por lo general, el paladar hendido no se puede operar hasta que el bebé tiene uno o dos años. Mientras tanto, la lactancia puede ser difícil, e incluso imposible. En este caso, probablemente tendrás que extraer tu leche por algún tiempo. Darle la leche extraída al bebé es mucho más económico que darle leche de fórmula y puede ser de mucha ayuda para prevenir infecciones de oído.

Si tu bebé tiene labio leporino, paladar hendido o ambos, lleva un control constante de su peso para asegurarte de que esté recibiendo suficiente leche. Si estás alimentando al bebé sólo con biberón, consulta el Apéndice B, página 308, para determinar cuánta leche necesita en cada toma. En caso de que pueda prenderse y succionar, pero no sabes si está ingiriendo suficiente leche, pésalo cada dos días y calcula la cantidad de suplemento que necesitará para aumentar cerca de una onza (28 g) por día. Puedes alquilar una báscula electrónica por algunas semanas para llevar el control; úsala antes y después de cada toma para determinar cuanta leche está recibiendo el bebé, o simplemente para conocer su peso a diario. Consulta el Apéndice A, página 303, para saber dónde puedes conseguir una báscula.

Laringomalacia Un bebé que nace con esta anormalidad hace ruido al respirar. Su laringe no está bien desarrollada y es "flácida". Cuando el bebé aspira, su laringe está parcialmente obstruida y deja oír un sonido agudo y chillón conocido como estridor. Generalmente, el ruido empieza durante los dos primeros meses de vida. Aunque el sonido puede confundirse con el de la congestión nasal, en estos casos no hay secreción nasal y el sonido es continuo. Con frecuencia, el estridor es más fuerte cuando el bebé está acostado boca arriba o cuando llora y algunas veces durante y después de las tomas. Algunos bebés con laringomalacia también tienen problemas de reflujo, porque tienen más ácido estomacal que otros bebés. El estridor con frecuencia aumenta durante los primeros seis meses de vida, pero por lo general desaparece para los doce meses.

Siempre y cuando el bebé esté creciendo y desarrollándose normalmente y su llanto sea normal, lo más probable es que este problema desaparezca por sí solo. Otros problemas, como dificultad para lactar, retracción del pecho, poco aumento de peso o cambio de color requieren más análisis.

Para un bebé con estridor leve es mejor que lo alimenten frecuentemente y en períodos cortos, con el cuerpo erguido o inclinado hacia delante; es decir, la madre recostada y el bebé encima de ella.

Acostar al bebé boca arriba puede dificultarle el sueño; conversa con su médico sobre las posiciones más adecuadas para dormir.

PROBLEMAS NEUROLÓGICOS Y DEL DESARROLLO

Los bebés con síndrome de Down, hidrocefalia, espina bífida y otros problemas neurológicos se benefician mucho con la lactancia. Como proporciona un contacto físico frecuente, tiene un valor especial para el desarrollo del bebé.

Si esta condición afecta la habilidad del bebé para succionar, requerirás de mucha paciencia para enseñarle a lactar. Te será muy útil la orientación de un profesional en lactancia con experiencia en este tipo de problemas, así como el consejo de un fisioterapeuta. Si es el caso de tu bebé, empieza a usar el extractor después de cada toma para alcanzar y mantener una producción de leche abundante. Cuando el bebé se esté alimentando bien y aumente una onza (28 g) de peso diaria, puedes dejar gradualmente de extraer la leche.

Si tu bebé no puede succionar, puedes alimentarlo por medio de un sistema de nutrición suplementaria (consulta las págs. 300 a 301) o darle tu leche en biberón. Al final del libro hallarás una lista de fuentes para información adicional.

Síndrome de Down

Muchos bebés con síndrome de Down son capaces de lactar. La lactancia no sólo promueve su desarrollo, sino que también les proporciona gran parte de la protección contra enfermedades que necesitan, ya que tienen más riesgo de desarrollar infecciones que otros bebés.

A algunos bebés con síndrome de Down se les dificulta aprender a prenderse y a succionar de manera eficaz. La razón puede ser que tienen poco tono muscular; cuando lactan, parecen somnolientos y no muestran interés. En este caso, tendrás que despertarlo frecuentemente para que lacte (consulta "Bebé somnoliento", en la pág. 78) y extraer tu leche al finalizar cada toma hasta que empiece a subir de peso adecuadamente.

Típicamente, el bebé con síndrome de Down crece a un ritmo lento. Si la succión de tu bebé es débil e ineficaz, es probable que tengas que extraer la leche que quede en tus pechos. Hacer esto regularmente te permitirá mantener tanto una producción de leche suficiente, como una cantidad de alimento extra que le puedes dar a tu bebé como suplemento después de cada toma.

Hidrocefalia y espina bífida
Estos defectos congénitos por lo general se corrigen quirúrgicamente tan pronto como es posible. Mientras el bebé no pueda lactar, la madre deberá extraer su leche (consulta el Capítulo 5). La posición en que pongas al bebé para amamantarlo requiere mucha atención para que pueda quedar protegido y cómodo.

Parálisis cerebral
Es posible que los bebés con parálisis cerebral sean capaces de lactar, dependiendo de la gravedad de su condición. Los problemas de lactancia que suelen presentar se deben a (1) poco tono muscular y succión débil o (2) exceso de tono muscular (rigidez y postura anormal), movimientos involuntarios de la lengua, mandíbula apretada y dificultad para tragar. Ambas situaciones usualmente provocan un lento aumento de peso. Algunos bebés con parálisis cerebral pueden lactar satisfactoriamente con un sistema de nutrición suplementaria (consulta las págs. 300 a 301). Un bebé con parálisis cerebral que tenga dificultad para tomar biberón tal vez no tenga inconveniente con un alimentador SpecialNeeds (consulta el Apéndice A, pág. 303).

4 LA ETAPA DE APRENDIZAJE: LOS DOS PRIMEROS MESES

Después de la primera semana, quizá ya te sientas animada y segura de tus habilidades como madre primeriza, o es probable que estés exhausta, abrumada y tal vez preocupada por algún aspecto de la lactancia. En todo caso, es importante darse cuenta de que los primeros dos meses después de dar a luz son una etapa de adaptación y aprendizaje. Durante este período es normal que una madre tenga inquietudes y preocupaciones sobre sí misma, sobre su bebé y sobre la lactancia.

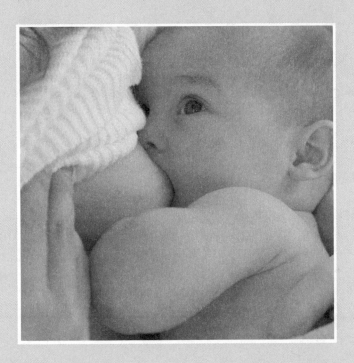

Durante el posparto
Cómo cuidarte a ti misma

El período del posparto abarca las primeras seis semanas después del parto, durante las cuales se revierten todos los cambios que ocurrieron en el embarazo. Prácticamente todos los sistemas de tu cuerpo sufrirán algún proceso de readaptación. A medida que tu útero se reduce y el recubrimiento interno se desprende, se forma una nueva capa. El flujo vaginal, o loquios, disminuye y pasa a tener un color rosado o castaño y finalmente, blanco. Muchas mujeres siguen sangrando a lo largo del primer mes. Es común que tengas manchados intermitentemente. El exceso de actividad física puede causar que los loquios sean más profusos y enrojezcan de nuevo: una clara señal de que debes tomártelo con calma.

Si tuviste un parto vaginal, tu vagina, perineo, uretra y recto han estado sometidos a un gran esfuerzo. Los baños calientes frecuentes acelerarán la cicatrización y ayudarán a aliviar molestias; a menos que tengas hemorroides, en cuyo caso son preferibles las compresas de hielo. Las toallas sanitarias empapadas en té de hamamelis y congeladas alivian mucho las hemorroides.

Los ejercicios de Kegel ayudarán a que esta área vuelva a la normalidad porque fortalecen todo el piso pélvico. Estos ejercicios son simples y se pueden hacer en cualquier momento y lugar. Aprieta con fuerza los músculos alrededor del ano, luego alrededor de la vagina y la uretra; hazlo varias veces al día. Auméntalos gradualmente hasta llegar a los 100 "kegels" por día.

Si tuviste un parto por cesárea, recuerda que te estás recuperando de una cirugía abdominal delicada. Es muy posible que debas tomar medicamentos para el dolor durante la primera semana o un poco más. Para reducir la molestia puede ser suficiente con que tomes un analgésico suave como acetaminofén o ibuprofeno cada dos horas o más. Si te prescriben un analgésico narcótico, úsalo sólo cuando los medicamentos de venta libre no sean suficientes. Consumir analgésicos narcóticos con frecuencia y por más de una semana después del parto, puede causarle somnolencia al bebé y producirte un síndrome de abstinencia (con síntomas como depresión, ansiedad, llanto, dificultad para dormir, náuseas, vómito, diarrea, sudor excesivo y pupilas dilatadas) cuando dejes de usarlos.

Quizá sientas una sensación incómoda, como si tus órganos abdominales fueran a desprenderse. Te sentirás mejor si usas una faja liviana o una faja ancha como la Belly Bandit (disponible en tiendas de maternidad y en Internet).

El estreñimiento es común en las primeras semanas después del parto. Puedes prevenirlo tomando muchos líquidos, comiendo alimentos con mucha fibra y haciendo ejercicio regularmente. Ten en cuenta que algunos laxantes pueden afectar a tu bebé a través de tu leche, causándole calambres, deposiciones excesivas e incluso pérdida de peso. Para saber cuáles laxantes son seguros, consulta el Apéndice D, página 326.

La sudoración nocturna es muy común los primeros días después del parto, y algunas veces continúa por varias semanas.

Aproximadamente entre la semanas seis y doce después del parto, algunas mujeres presentan una caída generalizada de pelo (*efluvio teló-geno*). Debido a los cambios hormonales que siguen al parto, los folículos pilosos pasan simultáneamente de la fase de crecimiento de su desarrollo (durante el embarazo) a la fase de reposo. La pérdida de pelo posparto pocas veces es severa y una mujer no se queda calva por este motivo. El período de pérdida de pelo dura aproximadamente entre tres y seis meses y no se relaciona con la lactancia.

La mayoría de mujeres experimentan cambios emocionales durante el período posparto y algunas también notan problemas con sus funciones mentales. La ansiedad, los cambios en el estado de ánimo y la irritabilidad son reacciones comunes a los cambios hormonales que ocurren después de dar a luz y a la inmensa responsabilidad de cuidar a un bebé. La mala memoria, la falta de concentración y la dificultad para expresar los pensamientos también son quejas comunes. Todos estos problemas desaparecen generalmente con el tiempo, una buena alimentación, mucho descanso y apoyo social.

Debido a los rápidos cambios físicos del período posparto y a la gran cantidad de tiempo y energía necesarios para cuidar y amamantar a un bebé, el descanso debería ser una prioridad para todas las madres primerizas. La fatiga puede hacer más lenta la recuperación del parto y causar tensión, inhabilidad para manejar dificultades, poco apetito y depresión. Trata de hacer por lo menos una siesta al día durante estas primeras semanas que son tan importantes. Realiza los quehaceres esenciales y otras actividades mientras el bebé esté despierto para que así puedan hacer la siesta juntos. Dormir al lado de tu bebé durante la siesta y durante la noche puede ayudar a que los dos duerman mejor. Descansar lo suficiente contribuirá en gran medida a tu sentido de bienestar y al éxito de tu lactancia.

Después de un par de semanas, un poco de ejercicio suave puede ayudarte mucho para renovar tu energía. Una caminata enérgica de 20 minutos con el bebé puede ser revitalizadora y el aire fresco les hará bien a ambos. Muchos centros comunitarios ofrecen programas de ejercicios para madres primerizas. A menudo los bebés forman parte de los ejercicios, y otras veces hay personas disponibles para cuidar a los bebés. Hay quienes han dicho que el ejercicio incrementa el ácido láctico en la leche materna y que esto hace que los bebés no quieran lactar; no obstante, el

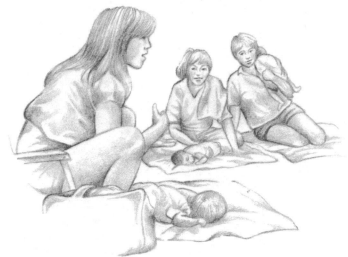

▲ *Los grupos para madres primerizas les dan la oportunidad de socializar y aprender sobre el desarrollo del bebé.*

ejercicio moderado realmente no tiene efecto, o tiene muy poco, en la composición o la cantidad de la leche materna. En todo caso, cualquiera que sea la actividad que elijas, debes empezar a un ritmo lento.

Como madre primeriza puedes sentirte aislada, especialmente si dejaste tu trabajo o tus estudios —y a la mayoría de tus amigos— para encargarte de tu bebé. Es bueno que cuentes con la compañía de otros adultos. Pregúntale al profesional de los cursos de preparación para el parto o a tu enfermera sobre grupos para madres primerizas. Asistir a las reuniones de La Liga de La Leche, a clases de ejercicios para madres y bebés y socializar con las mujeres de tu clase de parto son formas excelentes de salir con tu bebé y conocer a otras madres primerizas.

TUS NECESIDADES NUTRICIONALES

Tomar suficiente líquido   Por lo general, mantener una ingesta adecuada de líquidos no representa un problema para la madre lactante. La mayoría de mujeres sienten más sed durante la lactancia. Contrario a lo que la gente cree, tomar más líquido del necesario para saciar la sed no aumenta la producción de leche. Sin embargo, si la madre lactante no toma entre seis y ocho vasos de líquido al día, su orina generalmente se concentra, se vuelve oscura y puede sufrir de estreñimiento. Quizá tengas que hacer un esfuerzo consciente para aumentar la cantidad de líquidos que ingieras.

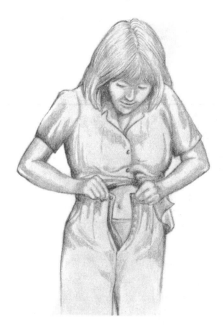

◀ *No esperes poder usar los pantalones que usabas antes del embarazo, al menos durante varias semanas.*

Alimentarse
bien

Si tuviste buenos hábitos alimenticios durante el embarazo y subiste una cantidad adecuada de peso, es probable que no tengas que cambiar mucho tu dieta. A menudo se les dice a las madres lactantes que aumenten 500 calorías, incluyendo 65 gramos de proteínas, a la dieta que tenían antes del embarazo. Sin embargo, las investigaciones recientes indican que muchas madres no necesitan tanta comida, así que no te obligues a comer más de lo que quieras. Puedes obtener nutrientes adicionales si, entre las comidas o mientras amamantas, consumes una merienda: medio sándwich y un vaso de leche, tres vasos de jugo o media taza de maní con cáscara te darán cerca de 500 calorías. Algunas madres sienten una pérdida temporal del apetito durante las dos primeras semanas después del parto. Quizá te apetezca más comer porciones pequeñas y frecuentes que tres comidas grandes al día.

Seguramente te vas a sentir desanimada al ver que no recuperas tu figura. Tal vez te parezca que la ropa de tu armario podría ser de otra persona. Aunque perdiste algo de peso cuando diste a luz, es muy probable que aún tengas varios kilos de más. Esta grasa extra es una buena fuente de energía durante los primeros meses de lactancia. Si te dejas guiar por tu apetito a medida que continúas lactando, es probable que pierdas gradualmente el excedente de peso y que te sientas bien mientras lo haces. No es recomendable que te pongas a dieta durante las primeras semanas.

Si quieres llevar un control detallado de tu consumo calórico, puedes calcular la cantidad de calorías que necesitas al día: multiplica tu peso actual en libras por 15 y súmale 500 al total para determinar tus necesidades calóricas durante la lactancia (si estás amamantando mellizos, agrega 1.000 calorías).

Ejemplo:

$$
\begin{array}{r}
135 \text{ libras} \\
\times\ 15 \\
\hline
2.025 \text{ calorías} \\
+\ 500 \text{ calorías} \\
\hline
2.525 \text{ calorías}
\end{array}
$$

Una mujer moderadamente activa puede esperar perder una libra (0,45 kg) cada dos o tres semanas con este consumo calórico. Si eres muy activa y no tienes problema para controlar tu peso o si quemas calorías lentamente, tendrás que ajustar un poco las cifras: multiplica tu peso en libras por 17 (si tu actividad es mucha) o por 13 (si es poca). Una madre lactante de estatura promedio necesita consumir cerca de 1.800 calorías diarias como mínimo para evitar inconvenientes.

Durante los meses iniciales de la lactancia, la producción de leche es prácticamente independiente a la ingesta nutricional. Esto se debe en parte a que la grasa acumulada durante el embarazo está disponible como una fuente directa de calorías. Sin embargo, cuando la dieta de una madre es inadecuada, la producción de leche se mantiene a sus expensas, produciéndole fatiga, letargo y pérdida rápida de peso. A algunas madres les cuesta trabajo sacar el tiempo para preparar una comida nutritiva cuando están solas en casa con su bebé. Si este es tu caso, empieza el día con un buen desayuno y a lo largo del día consume alimentos nutritivos en tus meriendas, como huevo duro, restos de pollo o carne, queso, mantequilla de maní, yogur, semillas y frutos secos. No olvides incluir alimentos que contengan fibra, como pan integral, galletas integrales y frutas y verduras crudas. Algunas madres han creado sus propias recetas favoritas con batidos que brindan mucha energía usando ingredientes como leche, yogur, frutos secos y bananas u otras frutas.

No se recomienda llevar una dieta baja en carbohidratos durante la lactancia. Los alimentos integrales y con alto contenido de carbohidratos aportan vitaminas, minerales y energía a las madres lactantes. Las dietas bajas en carbohidratos deshidratan y a menudo causan estreñimiento, fatiga y problemas de sueño.

En las meriendas, evita los alimentos o bebidas que contengan azúcar. El azúcar refinada proporciona sólo calorías "vacías"; es decir, sin vitaminas ni minerales. La gaseosas, las galletas y los dulces no son una fuente de energía útil y pueden disminuir tu deseo de comer alimentos más nutritivos.

Desde luego, las madres vegetarianas pueden llevar una dieta que satisfaga sus necesidades alimenticias. Sin embargo, dado que la vitamina B_{12} sólo está presente en alimentos de origen animal, una dieta vegetariana estricta sí puede tener deficiencias, ya que ésta excluye los huevos, los lácteos y la carne. Para las vegetarianas estrictas se recomienda un suplemento de hasta 4 miligramos de vitamina B_{12} por día.

Aunque la mayoría de los nutricionistas recomiendan que una madre lactante tome 3 vasos de 8 onzas (240 ml) de leche al día, no es necesario que lo hagas si no te gusta o no puedes tolerarla. La densidad ósea de una mujer tiende a disminuir durante la lactancia, aunque su consumo de calcio sea relativamente alto. No obstante, esto no causa ningún daño a largo plazo. Los huesos recuperan su densidad después del destete y, de hecho, algunos estudios sugieren que las mujeres que amamantan a sus hijos tienen menos riesgo de padecer osteoporosis en el futuro.

De todos modos, los nutricionistas recomiendan que las mujeres lactantes consuman 1.000 miligramos de calcio por día. Si no tomas leche, asegúrate de que estés obteniendo suficiente calcio de otras fuentes, como las que se listan en la siguiente tabla.

Porción	Miligramos de calcio
yogur (8 oz = 240 ml)	288
queso (1 oz = 28 g cheddar o suizo)	222
queso cottage (½ taza)	110
tofu (½ taza)	68
tortilla de maíz (2)	84

Aunque las verduras de color verde oscuro son ricas en calcio (100 miligramos por media taza), el cuerpo no absorbe bien este calcio. El brócoli es la excepción a esta regla. Si no consumes productos lácteos, es posible que necesites suplementos de calcio. El suplemento más económico y con mayor concentración de calcio es el carbonato de calcio. Evita la harina de hueso, la dolomita y la concha de ostra, ya que se ha descubierto que algunos de ellos están contaminados con plomo.

Suplementos dietéticos

Si te estás alimentando bien, los suplementos vitamínicos durante la lactancia son innecesarios; sin embargo, si presentaste anemia después del parto, probablemente necesites suplementos de hierro. Otras madres lactantes tienen deficiencia de vitamina B, por lo cual sufren de depresión, irritabilidad, falta de concentración, pérdida del apetito, y hormigueo o ardor en los pies. Para eliminar estos síntomas normalmente se les prescribe un suplemento diario de complejo B.

En ocasiones se recomienda a las madres lactantes que tomen levadura de cerveza, una fuente natural de vitamina B, hierro y proteína. Algunas madres sienten que esto mejora su producción de leche y aumenta su nivel de energía. En las tiendas naturistas venden levadura de cerveza en polvo, que se puede mezclar con jugo o leche.

En caso de que decidas tomar suplementos vitamínicos o levadura de cerveza, recuerda que éstos no sustituyen una dieta variada en alimentos nutritivos y que en grandes cantidades pueden llegar a ser peligrosos. Existen reportes sobre casos de bebés indispuestos como resultado del consumo de levadura de cerveza o grandes dosis de vitamina C por parte de las madres. También se ha reportado que los suplementos de vitamina B_6 en grandes cantidades disminuyen la producción de leche.

Alimentos y otras sustancias sobre los que puedes tener dudas

No existen alimentos que una madre lactante deba evitar por completo, pero en ocasiones algo que la madre come puede indisponer al bebé.

Algunos bebés se sienten indispuestos hasta por 24 horas cuando sus madres han comido ajo, cebolla, repollo, brócoli, col de Bruselas, coliflor, chiles o frijoles. Las frutas cítricas y sus jugos, el chocolate y especias como el chile o el curry en polvo y el cilantro también pueden indisponer a un bebé lactante. Si tu bebé presenta síntomas poco usuales como rechazo repentino o constante al pecho, vómito, diarrea o heces verdes, gases, coloración alrededor del ano, incomodidad al lactar o síntomas de cólico, consulta "Cuidados del bebé", página 172.

Se sabe que la cafeína en la dieta de la madre causa irritabilidad y cólicos a algunos bebés. La cafeína está presente en el café, el té y en muchos refrescos, así que es aconsejable que limites el consumo de estas bebidas.

Tomar un vaso de vino o cerveza eocasionalmente no se considera dañino para el bebé lactante. Sin embargo, ya que el alcohol pasa a través de la leche materna, su consumo debe ser moderado.

La leche de las madres que fuman tiene menor cantidad de vitamina C que la leche de las que no fuman. Además, la inhalación pasiva de humo aumenta el riesgo de que el bebé contraiga bronquitis, neumonía e infecciones de oído y de que fallezca por el síndrome de muerte súbita del lactante. Si fumas, hazlo moderadamente y nunca en casa o cerca del bebé. Tampoco permitas que otras personas fumen cerca de él.

CÓMO AMAMANTAR A TU BEBÉ

TU ESTILO PARA AMAMANTAR

Durante las primeras semanas cada madre desarrolla su propio estilo para amamantar. Muchas mujeres se sienten bien amamantando a su bebé cada vez que éste da indicios de querer lactar. Otras esperan que sus bebés cumplan con un horario predecible para sus tomas. Éstas se pueden sentir angustiadas cuando ven que sus bebés lactan irregularmente o cuando quieren lactar de nuevo al poco tiempo de haberlo hecho. Igualmente, les puede preocupar que su leche sea poca o que no sea adecuada en algún sentido. A veces sienten que no deben amamantar al bebé hasta que hayan pasado varias horas después de la última toma. Sin embargo, los pechos no necesitan descansar para producir la leche de la toma siguiente, ya que lo hacen constantemente. Esperar que el bebé lacte siguiendo cierto horario puede frustrar a la madre y al bebé, y algunas veces lleva a que la lactancia fracase.

Dado que el bebé digiere la leche materna rápidamente, debe lactar con frecuencia —entre ocho y doce veces al día, o cada 1 a 3 horas. El bebé no sólo debe lactar con frecuencia para calmar el hambre y la sed; también busca el pecho de su madre para satisfacer su necesidad de succionar y su necesidad de seguridad y afecto. Los bebés humanos quieren comer con tal frecuencia que se les ha llamado lactantes constantes.

Un error común es creer que los pechos se vacían en cierta cantidad de minutos, y que se debe retirar del pecho al bebé pasado ese tiempo. De hecho, la mayoría de madres sienten que la leche baja varias veces durante una toma. El tiempo necesario para completar una toma varía con cada bebé. Un bebé muy activo, que traga la leche continuamente y casi no hace pausas, puede terminar en 10 minutos, mientras que uno muy pasivo puede demorarse hasta 40 minutos. La duración de la toma puede variar en el mismo bebé de una toma a otra. Al poco tiempo, la mayoría de las madres saben cuándo su bebé está satisfecho.

Algunos bebés tienden a alimentarse siempre o la mayoría de las veces de un sólo pecho en cada toma. Esto no representa ningún problema, siempre y cuando el bebé parezca satisfecho y suba de peso adecuadamente. De hecho, si tienes una producción abundante de leche puedes preferir ofrecerle sólo un pecho en cada toma. De este modo, es más probable que el bebé vacíe el pecho completamente, lo que ayuda a prevenir obstrucciones de los conductos lactíferos e infecciones de las mamas. Además, el bebé podrá obtener la leche final, que es rica en calorías y se produce en cantidades mayores a medida que la toma se lleva a cabo.

Te recomiendo mucho que hagas pesar a tu bebé cuando tenga entre 10 y 14 días de nacido. Aunque a muchos bebés se les programa un control de rutina del bebé sano a las tres o cuatro semanas de nacido, pesarlo a las dos semanas puede ser muy conveniente. Si tu bebé ya recuperó el peso que tenía al nacer o ha aumentado de peso, puedes estar segura de que tu relación de lactancia está progresando bien. Si por el contrario, aún no ha recuperado su peso en el nacimiento, podrás solucionarlo fácilmente. Cuando un aumento lento de peso se descubre después de las tres o cuatro semanas, es más probable que sea algo preocupante y puede ser más difícil de solucionar que si se hubiera descubierto a las dos semanas.

Es posible que sientas que el momento de alimentar a tu bebé es el más agradable del día, un momento para recostarte, relajarte y disfrutar su compañía. Pero a veces puede ser difícil suspender lo que estás haciendo o sentarte el tiempo suficiente para que el bebé tenga una toma relajada. Puede ser de ayuda que organices un lugarcito propio sólo para las tomas —o dos o tres lugares en diferentes partes de la casa. Puedes poner al alcance un libro, algunas revistas o un cuaderno. También puede ser útil que tengas el teléfono cerca. Algunas madres acostumbran comer o tomar algo justo antes de sentarse a amamantar al bebé.

A muchos bebés parece darles hambre cuando se está sirviendo la comida. Para evitar interrupciones a la hora de cenar, puedes alimentar al bebé justo antes de preparar tu cena. Algunos padres se han dado cuenta de que salir a caminar con el bebé justo antes de la cena le produce sueño, y así ellos pueden comer sin interrupciones.

TU PRODUCCIÓN DE LECHE

Tu producción de leche puede parecer, de algún modo, irregular durante las primeras semanas. Algunas veces puedes sentir que tus pechos van a reventar con tanta leche. Otras veces puede preocuparte que no tengas suficiente leche, especialmente si tus pechos parecen vacíos y si tu bebé quiere lactar todo el tiempo. A muchas madres les pasa esto entre la segunda y la tercera semana después del parto y de nuevo en la sexta, cuando el apetito del bebé aumenta y éste lacta con más frecuencia para estimular una producción de leche más abundante. Puedes esperar fluctuaciones en tu producción de leche mientras ésta se regula de acuerdo a las necesidades del bebé.

Alrededor de la sexta u octava semana después del nacimiento, muchas madres notan sus pechos más pequeños o los sienten más vacíos. Esto no siempre indica que estás produciendo menos leche, sino que los pechos se están ajustando a la gran cantidad de leche que contienen y al patrón alimentario del bebé.

Algunas madres malinterpretan el aumento de apetito del bebé y el tamaño reducido de sus pechos, y le empiezan a dar biberones suplementarios. Por lo general, esto indica el comienzo del final de la lactancia. La madre empieza a asumir que no puede producir suficiente leche para su bebé, y le ofrece cada vez más leche de fórmula en lugar de permitir que el bebé aumente la producción de leche materna. Después de recibir leche de fórmula, el bebé duerme por más tiempo y lacta con menos frecuencia. Luego se empieza a sentir muy frustrado cuando lacta y encuentra que la producción de leche de su madre disminuye; en poco tiempo, se da por terminada la lactancia.

Otras madres intentan calmar el hambre de sus bebés dándoles alimentos sólidos. Sin embargo, es inapropiado incluir alimentos sólidos en estas primeras semanas, ya que un bebé pequeño no puede asimilarlos ni a nivel fisiológico ni de desarrollo. Ni su sistema digestivo, ni sus riñones están suficientemente maduros para procesar cereales y otros alimentos para bebé. Como su sistema inmunológico tampoco ha madurado aún, puede desarrollar alergias a los alimentos sólidos que le des durante este período.

Las fluctuaciones de la llenura de tus pechos y en tu producción de leche seguramente desaparecerán para el segundo mes después del parto. Mientras tanto, puedes estar segura de que tu producción de leche está bien si estás amamantando al bebé por lo menos ocho veces en un período de 24 horas y si dejas que el bebé succione durante todo el tiempo que desee. Sin embargo, si estás preocupada por tu producción de leche, haz pesar a tu bebé. Si aumenta por lo menos una onza (28 g) por día sabrás que está obteniendo suficiente leche. Si tienes otras preocupaciones sobre tu producción de leche, consulta "Subalimentación", en la página 187.

HORARIO PARA AMAMANTAR

Algunos libros y clases para padres han promovido la filosofía de llevar un horario para amamantar. El programa llamado Alimentación dirigida por los padres enseña a alimentar a los bebés cada tres o cuatro horas en un horario estricto y a eliminar las tomas nocturnas a una edad temprana. El propósito es aliviar la ansiedad de los padres e inculcarle al bebé un sentido de orden y disciplina. Aunque a la mayoría de padres les agrada la idea de que las tomas de su bebé sean predecibles y espaciadas, y poder dormir toda la noche desde las primeras semanas, estas prácticas a menudo se asocian con una producción insuficiente de leche, poco aumento de peso del bebé y destete temprano. Algunos bebés sometidos a este método han adelgazado y se han deshidratado peligrosamente.

A los bebés les va mejor si se alimentan cuando tienen hambre. El método de alimentación dirigida por los padres no tiene en cuenta dos aspectos importantes de la leche materna y la lactancia. Primero que todo, la naturaleza diseñó la leche materna para que fuera tomada frecuentemente. Como es baja en proteína, el bebé la digiere fácil y rápidamente. Y en segundo lugar, la producción de leche de una madre depende del vaciado completo y frecuente de sus pechos. Por lo general, su producción de leche disminuye si amamanta al bebé menos de siete veces en un período de 24 horas. Aunque algunas madres logran suplir las necesidades de sus hijos dándoles el pecho menos de siete veces al día, la mayoría no logran hacerlo.

La Academia Americana de Pediatría y otras organizaciones que apoyan la lactancia recomiendan alimentar a los bebés cada vez que parezcan tener hambre.

SUPLEMENTOS DIETÉTICOS PARA BEBÉS

Los suplementos que se dan ocasionalmente a los bebés lactantes incluyen vitamina D, hierro y fluoruro.

Vitamina D

Conocida como "la vitamina del sol", la vitamina D es en realidad una hormona fabricada por el cuerpo al exponer la piel a la luz del sol. Las fuentes dietéticas también proveen vitamina D; el pescado grasoso, especialmente el salmón, el arenque y el atún, proporcionan grandes cantidades de esta vitamina si se comen dos o tres veces por semana. Otros alimentos, como la leche de vaca, el jugo de naranja y el cereal seco, están "fortificados" con pequeñas cantidades de vitamina D.

La vitamina D es importante por varias razones. Como promueve la absorción de calcio en el tracto gastrointestinal, es esencial para la salud de los huesos. Los bebés y los niños que ingieren poca vitamina D pueden desarrollar raquitismo, una enfermedad dolorosa que causa huesos blandos y que se ha reportado recientemente en algunos bebés estadounidenses. Esta vitamina también es parte vital del sistema inmunológico y puede hacer que los bebés sean menos propensos a contraer infecciones. La deficiencia de vitamina D se ha asociado con la aparición de diabetes tipo 1, esclerosis múltiple, artritis reumatoide y cáncer.

La luz solar, y no los aditivos o suplementos alimentarios, es "la forma biológicamente normal y la más común en que los humanos de todas las edades desarrollan niveles adecuados de la hormona *vitamina D*", según Cynthia Good Mojab, una investigadora asociada de La Liga de La Leche. El tiempo de exposición al sol necesario para prevenir la deficiencia de vitamina D depende de la latitud, la estación del año, la altitud, el clima, la hora del día, la contaminación del aire, qué tanta piel se expone, si se está usando protector solar (dado que éste evita que se produzca la vitamina D) y la pigmentación de la piel. En general, los bebés alcanzan niveles adecuados de vitamina D cuando están expuestos al sol durante 30 minutos a la semana usando sólo pañal, o dos horas a la semana si están completamente vestidos y sin gorro. Los bebés que viven en latitudes norte pueden necesitar más tiempo de exposición al sol, mientras que los que viven más cerca del ecuador seguramente necesitarán menos. Los bebés de piel oscura pueden necesitar más exposición al sol que los de piel clara, aunque esto no ha sido comprobado científicamente. En cualquier caso, la exposición debe ser directa; los rayos de sol que se han filtrado través de vidrio, plexiglás o casi cualquier otro plástico no permiten que el cuerpo produzca vitamina D, pues estos materiales absorben la radiación ultravioleta-B.

Sin embargo, los pediatras y dermatólogos les dicen a los padres que no expongan a sus bebés al sol, especialmente durante los primeros seis meses de vida. Como la exposición al sol durante la lactancia ha sido asociada con un riesgo más alto de padecer cáncer en el futuro, la Academia Americana de Pediatría (AAP) ahora recomienda que los niños, incluyendo los bebés lactantes, consuman por lo menos 400 Unidades Internacionales (UI) de vitamina D al día, que comiencen a hacerlo lo antes posible después de nacer y que lo sigan haciendo durante su infancia. Todas las leches de fórmula para bebés, al igual que la leche de vaca que se produce comercialmente, están fortificadas con vitamina D y los bebés que toman por lo menos 500 mililitros (17,6 onzas) de esta leche obtienen diariamente la cantidad de vitamina D recomendada por la AAP.

Sin embargo, la leche materna contiene poca vitamina D, a menos que la madre consuma grandes dosis por vía oral. Para los bebés alimentados únicamente con leche materna, la vitamina D viene en suplementos líquidos de venta libre, para ser administrados con gotero. El D-Vi-Sol, fabricado por Enfamil, contiene 400 UI de vitamina D por dosis; el Tri-Vi-Sol, fabricado por la misma compañía, contiene vitamina A y C al igual que 400 UI de vitamina D. Como estos bebés no necesitan suplementos de vitamina A y C, el D-Vi-Sol es, por lo general, la mejor opción. Aunque la dosis diaria de ambas preparaciones es sólo un mililitro, debe suministrarse lentamente para que el bebé no jadee, se atragante o tosa.

El aceite de hígado de bacalao, un suplemento odiado por los niños de generaciones pasadas, también contiene vitamina D y vitamina A. Sin embargo, este aceite ya no es recomendado para bebés porque puede contener mercurio, que en dosis altas puede ser tóxico.

Hay cierta controversia sobre administrar vitamina D a los bebés por vía oral. De acuerdo con Cynthia Good Mojab, nadie ha investigado los riesgos potenciales de esta práctica, como aspiración del líquido, cambios nocivos en el intestino del bebé o una mayor susceptibilidad a infecciones. Debido a que la vitamina D a menudo se administra con otras vitaminas, los estudios futuros también deberían incluir el riesgo que existe al complementarla con esas vitaminas.

Una alternativa a los suplementos líquidos de vitamina D son las gotas Baby Ddrops, cuya concentración de la vitamina es mayor. Las fabrica la empresa Carlson Laboratories y se venden en tiendas naturistas y farmacias en línea. Una gota contiene 400 UI de vitamina D. Se debe administrar una diaria, poniéndola en el pezón para que el bebé la ingiera mientras lacta. Estas gotas no tienen olor, sabor, ni color.

La AAP recomienda que a un bebé que sólo consume leche materna se le dé un suplemento de vitamina D, ya sea hasta que se destete y empiece a tomar leche de fórmula o, preferiblemente, hasta que tenga por lo menos un año de edad y esté tomando un cuarto de galón (1 L) de leche entera por día.

Si no quieres darle suplementos de vitamina D a tu bebé, tienes un par de opciones. Puedes tomar mucho sol e incluir vitamina D en tu dieta durante tu embarazo. Así asegurarás que tu bebé nazca con suficientes reservas de vitamina D para sus dos primeros meses, incluso si nunca se expone al sol, y también podrás posponer el uso de suplementos hasta que haya cumplido esa edad.

Después de que nazca tu bebé, tú también puedes tomar suplementos de vitamina D, entre 4.000 y 6.000 UI por día. Esto hará que tu leche tenga suficiente vitamina D para proteger a tu bebé. La forma recomendada de vitamina D suplementaria es la del colecalciferol o vitamina D_3.

Hierro

El bebé nacido a término tiene suficientes reservas de hierro; por lo menos, para los seis primeros meses después del nacimiento. El bebé lactante aprovecha muy bien las pequeñas cantidades de hierro de la leche materna, así que no necesita hierro suplementario. Además, estos suplementos pueden interferir con las propiedades antiinfecciosas de la leche materna.

Sin embargo, es posible que un bebé prematuro consuma sus reservas de hierro antes que un bebé nacido a término. Se recomienda que el bebé prematuro empiece a recibir hierro suplementario a partir de los dos meses de edad o antes.

Fluoruro

Durante la lactancia, el bebé obtiene el fluoruro del agua o de gotas suplementarias, y se ha demostrado que este mineral reduce las caries de los niños entre un 50% y un 65%. Debido a que el bebé obtiene poco fluoruro a través de la leche materna, incluso cuando la madre toma agua fluorada, algunos bebés alimentados exclusivamente con leche materna han necesitado suplementos de este mineral. Sin embargo, su uso en exceso puede manchar el esmalte dental en desarrollo, incluso se ha reportado que algunos bebés se sienten incómodos e irritados después de ingerirlo y llegan a presentar trastornos gastrointestinales. Por estas razones, la Academia Americana de Pediatría recomienda posponer los suplementos de fluoruro hasta que el bebé cumpla seis meses y usarlos sólo si el agua potable de la zona es muy baja en fluoruro; es decir, si tiene menos de 0,3 partes por millón.

La dosis normal de suplemento de fluoruro es 0,25 miligramos diarios. El fluoruro se puede conseguir con prescripción médica, tanto sólo como mezclado con vitaminas A y C, las cuales no necesita el bebé que toma leche materna.

Vivir con tu bebé

Dormir con tu bebé

Aunque las mamás y los bebés han dormido juntos por lo menos desde que los mamíferos han habitado la tierra, los avisos recientes sobre los peligros de compartir la cama preocupan a los padres primerizos. La Academia Americana de Pediatría estableció que dormir con el bebé puede ser arriesgado en ciertas condiciones y, en 1999, la Comisión para la Seguridad de los Productos de Consumo recomendó que los padres y sus bebés nunca durmieran juntos. Pero muchos médicos, científicos, padres, e investigadores del síndrome de muerte súbita del lactante (SMSL) —incluyendo uno de los miembros de la Comisión para la Seguridad— no están de acuerdo con esta recomendación.

El SMSL, o muerte en la cuna —es decir, la apnea o suspensión de la respiración durante el sueño que provoca la muerte del bebé— tiene muchos factores de riesgo. El más común es acostar al bebé boca abajo. El segundo en la lista es que la madre fume, ya sea antes o después del parto. Otros factores incluyen alimentar al bebé con leche de fórmula, exponerlo al calor excesivo y dejarlo durmiendo solo en una habitación. El estudio más amplio sobre SMSL que se ha realizado hasta la fecha demostró que los bebés que duermen solos tienen más del doble de probabilidades de morir por muerte en la cuna que los bebés que comparten la habitación con sus padres. En los países donde es común compartir la cama con los bebés y no es común fumar, donde la norma es amamantarlos el SMSL es poco frecuente.

Los estudios antropológicos y de desarrollo sugieren que las madres y sus bebés están biológica y psicológicamente concebidos para dormir juntos. Los padres que duermen con sus bebés dicen que disfrutan de la cercanía y que esto facilita el cuidado nocturno del bebé. Estar cerca del bebé por la noche significa estar más consciente de sus señales y poder satisfacer mejor sus necesidades. Aunque las madres y bebés que duermen juntos se despiertan con más frecuencia, también se vuelven a dormir más pronto y en general, duermen más que los que lo hacen por separado. Además, los bebés que duermen con sus padres lloran significativamente menos que los que duermen solos.

Como las madres que duermen con sus bebés los amamantan más frecuentemente, producen más leche que si no lo hicieran. Esto puede ser de especial importancia para las mujeres que se deben separar de sus bebés en el día. Las mujeres que trabajan fuera de casa también consideran que dormir con el bebé les ayuda a conectarse más con él.

James McKenna, antropólogo en la Univesidad de Notre Dame y experto en el sueño del bebé, anima a los padres a dormir en la misma habitación, sino en la misma cama, con el bebé, por lo menos durante los primeros seis meses de vida. El Dr. McKenna cree que, al sentir la respiración cercana de los padres, el bebé aprende a regular la suya y que esto puede reducir el riesgo de SMSL. Su análisis retrospectivo de la literatura sugiere que cuando una madre y su bebé están tan cerca que se pueden sentir el uno al otro durante la noche como mínimo en dos de cuatro maneras —vista, olfato, sonido y tacto— el riesgo del bebé de morir por SMSL disminuye significativamente. Como indica el Dr. McKenna, la mayor disminución en la tasa de SMSL y otras muertes de bebés se ha presentado entre bebés blancos de clase media, el mismo grupo que ha presentado un aumento en la cantidad de padres y bebés que duermen juntos durante ese período de tiempo.

En su laboratorio del sueño en la Universidad de Notre Dame, el Dr. McKenna ha descubierto que, durante la noche, las mamás y bebés que duermen juntos son extremadamente sensibles a los movimientos y la condición física del otro, en todas las etapas del sueño. Por ejemplo, los bebés saludables y nacidos a término que de repente tienen dificultad para respirar alertan a la madre, que está a su lado, y en circunstancias normales salen del peligro. El Dr. McKenna ha descubierto que los bebés que duermen solos pasan más tiempo en las etapas más profundas del sueño, lo cual puede ser peligroso para los que tienen dificultad para despertarse.

Otros investigadores sugieren que los bebés que duermen con sus madres crecen como personas independientes, sociables, seguras y muy capaces de manejar el estrés. Los niños que nunca han dormido con sus padres son, según sus padres, más difíciles de controlar, menos felices, más propensos a hacer berrinches, más temerosos y más dependientes.

Ciertamente, dormir con el bebé implica algún peligro, pero también existe peligro si se le acuesta a dormir en cualquier otro lugar. En cualquier lugar en el que duerma el bebé, los riesgos por lo general son los mismos: almohadas, juguetes y edredones que podrían sofocarlo; cuerdas y corbatas que podrían estrangularlo; espacios en los que podría quedar atrapado; alturas de las que podría caer y calor excesivo. Dormir con el bebé presenta el riesgo adicional de "aplastarlo" —y asfixiarlo accidentalmente— pero generalmente esto representa un problema sólo cuando otros niños están durmiendo en la misma cama o cuando alguno de los padres está intoxicado o extremadamente exhausto. Por lo general, los adultos sienten los límites incluso cuando están dormidos; por eso es que no te caes de tu cama durante la noche.

Los estudios demuestran que si fumaste durante el embarazo o si no lo estás alimentando exclusivamente con leche materna, para tu bebé es más seguro compartir la habitación y no la cama. Las razones para esto aún no han sido esclarecidas.

Para obtener la mayoría de los beneficios de compartir la cama con tu bebé sin el riesgo de aplastarlo, puedes ubicar su cuna muy cerca de tu cama. Incluso, si compras una cama para bebé que se pueda unir a la tuya, podrás alcanzarlo sin tener que levantarte, aunque duerma en una superficie aparte (consulta el Apéndice A, pág. 305). O puedes poner a tu bebé en una cama pequeña cerca de la cabecera de la tuya (mira las camitas Snuggle Nest en www.babydelight.com).

A continuación encontrarás algunas pautas para el sueño seguro del bebé, ya sea que duerma con sus padres o en una cama aparte:

- Usa un colchón firme que encaje bien en el marco de la cuna o la cama, sin dejar espacios en los que el bebé pueda meterse.
- Estira bien la sábana alrededor del colchón.
- Evita que el bebé, tú o tu compañero usen prendas para dormir con cintas o tiras si todos están compartiendo la cama.
- Mantén descubierta la cara del bebé.
- Retira los edredones, la ropa de cama de plumas, los peluches, las pieles y otros objetos suaves que puedan sofocar al bebé. El bebé no necesita almohada.
- Pon al bebé de lado o boca arriba para que duerma.
- No fumes ni permitas que otras personas fumen en la casa.
- Evita sobrecalentar la habitación en la que duerme el bebé y no le pongas demasiada ropa. Si duermes con el bebé, mantén fresca la habitación para que el calor de tu cuerpo, combinado con el de las mantas, no lo caliente demasiado; o deja que duerma sin mantas.
- Evita acostar al bebé cerca de cuerdas o tiras colgantes.
- No permitas que un bebé pequeño, especialmente si es prematuro, duerma en una silla de automóvil o en una silla para bebés. Si la parte superior de su cuerpo no está sostenida adecuadamente, es posible que sus vías respiratorias se bloqueen.

Si tu bebé duerme en una cuna:

- Asegúrate de que los espacios entre las barandillas no midan más de $2\frac{3}{8}$ pulgadas (6 cm).
- Usa un protector para cuna que tenga por lo menos seis cuerdas. Las cuerdas no deben medir más de 6 pulgadas (15 cm).
- Cuelga los móviles fuera del alcance del bebé y quítalos cuando empiece a sentarse o cumpla los cinco meses; lo que suceda primero.

- Cuando el bebé aprenda a sentarse, coloca el colchón a un nivel más bajo para evitar que se caiga o se trepe por la baranda.

- Cuando aprenda a pararse, coloca el colchón en el nivel más bajo y quita el protector para cuna.

- Cuando el bebé alcance las 35 pulgadas (89 cm) de estatura o la baranda tenga menos de tres cuartos de su estatura, cámbialo de cama.

- Retira el "gimnasio para cuna" cuando el bebé se pueda sostener sobre manos y pies.

- Ponle al bebé un mameluco para dormir en lugar de usar una manta. Si vas a usarla, asegúrate de que la cabeza del bebé permanezca descubierta.

- Puede ser buena idea usar un monitor para bebé con el parlante dirigido hacia él durante las siestas. Los ruidos que se escuchan por el monitor pueden proteger al bebé tanto como dormir con los padres.

Si tu bebé duerme contigo:

- No coloques la cama contra la pared o algún otro mueble, ya que el bebé podría quedar atrapado en el medio.

- Si tu cama tiene barandillas en la cabecera o a los pies, los espacios no deben medir más de 2⅜ pulgadas (6 cm).

- No dejes al bebé durmiendo solo en tu cama.

- Sujétate el pelo si lo tienes muy largo.

- Acuesta al bebé en una cama aparte cuando tomes medicamentos que te hagan dormir muy profundamente y cuando estés demasiado cansada.

- No uses barandillas para la cama durante el primer año ya que el bebé podría quedar atrapado entre el colchón y las barandas.

- Si tu bebé tiene menos de un año, no permitas que un niño mayor duerma con él.

- No duermas con tu bebé en una cama de agua; si se voltea y queda boca abajo, la superficie puede dificultarle la respiración.

- Si tu compañero es obeso, o tú lo eres, analiza bien la situación antes de compartir la cama con el bebé. El peso puede formar un hoyo en el colchón en el que el bebé podría caer. En este caso será más seguro que duerman en un colchón firme.

- No duermas con el bebé en un sofá o en una silla con mucho relleno.

Será muy útil si cuentas con varios lugares para acostar al bebé en diferentes ocasiones. Puedes poner al bebé en un moisés para que duerma y luego pasarlo a tu cama cuando debas alimentarlo por la noche. O puedes amamantarlo en tu cama antes de dormir y luego pasarlo a su cama. También puedes dejarlo durmiendo en su habitación, pero algunas veces tú terminarás durmiendo ahí toda la noche. Puedes seguir cierto patrón durante muchos meses o cambiarlo más a menudo a medida que tu bebé crezca y tus propias necesidades cambien.

TUS ENFERMEDADES Y LAS DE TU BEBÉ

No es necesario que interrumpas la lactancia si contraes una enfermedad leve, como un resfriado o gripe. Lo más probable es que tu bebé ya haya estado expuesto al virus que te causó la enfermedad. De hecho, los anticuerpos que produces para combatir la enfermedad llegarán al bebé a través de la leche y lo protegerán para que no la contraiga. Aunque pierdas el apetito, trata de ingerir muchos líquidos para que no te deshidrates. En caso de que necesites tomar algún medicamento, aunque no sea por prescripción médica, asegúrate de que éste sea seguro para el bebé (consulta el Apéndice D, pág. 312).

Tampoco es necesario que destetes temporalmente al bebé si tus únicos síntomas son vómito, diarrea o ambos, y la causa es una intoxicación alimentaria.

Es posible que notes que tu producción de leche disminuye durante la enfermedad o apenas ésta termine; sin embargo, se normalizará luego de amamantar frecuentemente durante unos días.

Si te tienen que hospitalizar u operar, puedes seguir amamantando a tu bebé. Si sabes con anticipación que te van a hospitalizar, puedes extraer tu leche y guardarla para que se la den a tu bebé cuando no estés disponible. Tal vez puedas arreglar todo para que tu bebé se quede contigo en el hospital, aunque probablemente te pidan que otro adulto esté presente para hacerse cargo de él. Pregunta si en el hospital disponen de un extractor automático para que lo uses cuando no puedas amamantar al bebé; si no lo tienen, consigue uno que tenga un sistema doble de recolección. Tal vez entre el personal del hospital haya un profesional en lactancia que pueda ayudarte con los problemas de lactancia que surjan durante tu hospitalización.

No necesitarás extraer y desechar la leche que esté contaminada con medicamentos anestésicos o para el dolor. Para cuando despiertes de la anestesia, la cantidad de medicamentos en tu cuerpo no será suficiente para afectar a tu bebé. Los medicamentos para el dolor también son seguros. Lleva *El libro esencial para madres lactantes* al hospital para que puedas consultar el Apéndice D y hallar información sobre otros medicamentos.

Cuando no puedas amamantar a tu bebé, extrae tu leche cada dos o tres horas durante el día; durante la noche, hazlo con la misma frecuencia con la que lo alimentas normalmente. Pídele a las enfermeras que te despierten cada vez que debas extraer tu leche. Para refrigerarla, ellas deben contar con recipientes limpios que puedas llevar más tarde a casa para alimentar a tu bebé.

Si tu bebé se enferma, debes seguir alimentándolo. La leche materna es la mejor fuente de fluidos y de nutrientes para la recuperación y la lactancia es la mejor forma de consuelo. Sin embargo, no debes olvidar que a veces una enfermedad puede cambiar los patrones de lactancia del bebé. Puede ser que lacte más de lo habitual o que pierda el interés en hacerlo. El bebé puede sentir dolor al lactar si presenta una infección de oído, dolor de garganta o herpes febril. Si está lactando infrecuentemente o no quiere hacerlo, extrae tu leche cada dos horas para mantener tu producción.

El resfriado y la congestión nasal pueden hacer más difícil la lactancia para el bebé. Para que se sienta más cómodo para lactar, puedes cargarlo de modo que quede erguido, usar un humidificador en la habitación o administrarle gotas nasales de solución salina y limpiarle la nariz con un aspirador nasal.

La fiebre es una señal de que hay infección. En cualquier momento durante los primeros cuatro meses en que la temperatura del bebé sobrepase los 99 °F con el termómetro en la axila o 101 °F en el recto, debes avisarle al médico. Si, además de tener fiebre, el bebé no actúa de manera normal o lacta muy poco, el médico debería examinarlo. La severidad de la fiebre no siempre es proporcional a la gravedad de la enfermedad; una fiebre alta puede darse por una infección leve y una fiebre baja puede deberse a una infección seria. Como la fiebre puede causar deshidratación, es importante que el bebé lacte frecuentemente.

La diarrea de un bebé alimentado con leche materna, aunque es menos frecuente y por lo general menos grave que la de uno alimentado con leche de fórmula, se caracteriza por defecaciones extremadamente flojas o aguadas y frecuentes (12 o más al día) que a menudo tienen un olor fétido y pueden contener moco o sangre. Ya que los bebés pierden gran cantidad de fluidos con la diarrea, se pueden deshidratar fácilmente, por lo cual es importante amamantarlos con frecuencia. Gracias a su alto contenido de agua, la leche materna ayuda a reemplazar los fluidos perdidos. La diarrea suele desaparecer a los tres o cinco días. La fiebre, la lactancia infrecuente o cualquier signo de deshidratación (boca seca, pocos pañales mojados, letargo) son razones para consultar con el médico. En casos de diarrea severa, el médico puede recomendar que uses suplementos de una solución electrolítica, como Pedialyte, y continúes lactando.

LOS DOS PRIMEROS MESES: ¿QUÉ ES NORMAL?

Durante los dos primeros meses puedes esperar que tu bebé lacte entre 8 y 12 veces al día, incluyendo por lo menos una vez por la noche. Si tu bebé duerme entre cuatro y cinco horas seguidas por la noche o hace una siesta de tres a cuatro horas durante el día es probable que en las horas siguientes quiera lactar más menudo para compensar la toma que se saltó. Por lo general, un bebé que lacta menos de ocho veces en un período de 24 horas, o que por la noche duerme más de seis horas seguidas, no sube bien de peso durante las primeras semanas de lactancia.

Ocho o más pañales mojados al día son un signo de que el bebé está tomando suficiente leche. Alrededor de las dos semanas, la mayoría de bebés lactantes han recuperado el peso que tenían al nacer. Es normal un aumento de por lo menos una onza (28 g) diaria.

Usualmente, las heces del bebé alimentado con leche materna son sueltas y con apariencia de semillas. Durante el primer mes, la mayoría de bebés defecan por lo menos una vez al día. Después del primer mes no es raro que el bebé pase varios días sin defecar. Siempre y cuando el bebé parezca cómodo, seguramente no habrá razón para preocuparse; es poco probable que tu bebé tenga estreñimiento o esté subalimentado. Cuando el bebé no está comiendo lo suficiente, por lo general sus defecaciones son marrones o verdosas, usualmente pequeñas e infrecuentes, y sube menos de una onza (28 g) al día.

Muchas madres siguen goteando o chorreando leche durante las tomas o entre ellas. No obstante, algunas mujeres dejan de gotear leche por completo después de las primeras semanas y la mayoría notan que el goteo disminuye gradualmente.

En algún momento de los dos primeros meses quizá empieces a tener la sensación de salida de la leche. Es posible que notes esta sensación de hormigueo y punzadas en tus pechos justo antes o durante la toma, o cada vez que tu bebé te indica con su llanto que quiere lactar.

En algunas ocasiones, los bebés regurgitan después de lactar. Algunos lo hacen después de cada toma. Esto por lo general se debe a que su sistema digestivo aún es inmaduro; la cantidad que sale normalmente equivale a unas pocas cucharaditas. Si tu bebé regurgita más cantidad, se puede deber a ciertos alimentos o bebidas que estés consumiendo (consulta "Regurgita-ción y vómito", pág. 172, e "Incomodidad, cólico y reflujo", pág. 174). En cualquier caso, la regurgitación desaparece con el tiempo y, hasta que esto suceda, mantén a la mano un pañal o una toalla pequeña.

Un bebé llora por diferentes razones: puede estar cansado o tener hambre o es posible que sólo quiera succionar y que lo carguen. Cuando succiona el pecho, se siente relajado y consolado. Usualmente los bebés tienen un período de incomodidad en las primeras horas de la noche. Aunque se han sugerido muchas teorías para explicar esto, la mayoría de los bebés se calman si vuelven a lactar. No asumas que tu producción de leche es insuficiente. Muchas madres que interpretan el llanto de sus bebés de esa manera, empiezan a suplementar con leche de fórmula y pronto provocan el destete. Consulta "Incomodidad, cólico y reflujo", página 174, para obtener más información sobre por qué lloran los bebés y cómo sobrellevar el llanto.

Durante el tiempo en que el apetito del bebé aumenta, entre la segunda y la tercera semana de edad y en la sexta, tu bebé puede parecer más incómodo de lo usual y querer lactar con más frecuencia. Después de unos pocos días de lactancia frecuente, tu producción de leche aumentará para satisfacer sus necesidades y él retomará su patrón normal de lactancia.

Algunos bebés lloran con fuerza, como si tuvieran dolor, todos los días y por períodos prolongados. Se dice que se debe a un *cólico*, lo cual es sólo una manera de nombrar una irritación extrema y continua que puede tener causas diversas. Algunos lloran durante la toma o se rehúsan completamente a lactar. Si tu bebé tiene síntomas de cólico, consulta "Incomodidad, cólico y reflujo", página 174.

Quizá hayas escuchado que atender a tu bebé cada vez que llore lo malcriará o fortalecerá su comportamiento y hará que llore con más frecuencia. Nada más alejado de la realidad; los bebés no lloran para ejercitar los pulmones, sino porque necesitan algo. Si satisfaces las necesidades de tu hijo cuando es un bebé, desarrollará un sentimiento de seguridad, y cuando crezca podrá confiar en ti y en otras personas.

Durante estas primeras semanas en las que estás conociendo a tu bebé, ocupándote de sus necesidades y aprendiendo a amamantar, es posible que te preocupes, te sientas confundida y tal vez dudes de tus habilidades como madre. Tal vez la maternidad y la lactancia no sean exactamente lo que esperabas. El llanto de tu bebé y el hecho de que no puedas predecir cuándo se dormirá o despertará pueden resultarte molestos. Es probable que el horario de lactancia de tu bebé (o la falta del mismo) y todas sus necesidades te impidan sentir que estás siendo organizada o productiva. Tal vez estés decepcionada por la falta de ayuda por parte de los profesionales de la salud con los que consultas. La maternidad prematura también puede provocar sentimientos de soledad y aislamiento.

Es normal que tengas sentimientos encontrados sobre la lactancia. Ten presente que la maternidad primeriza te hará pasar por un período de indecisión y adaptación, y que la lactancia y la maternidad se hacen más fáciles con el tiempo.

GUÍA DE CUIDADOS

LOS DOS PRIMEROS MESES

CUIDADOS CONTIGO MISMA

Pezones adoloridos
Dolor en los pechos
Conductos lactíferos obstruidos
Infección de la mama (Mastitis)
Absceso mamario
Masas mamarias
Goteo de la leche
Sobreabundancia de leche
Senos asimétricos
Náusea y dolor de cabeza
Depresión y ansiedad
Disforia asociada al reflejo de la
   bajada de la leche (Sensaciones
   desagradables al amamantar)

CUIDADOS DEL BEBÉ

Regurgitación y vómito
Cuando suelta el pecho
Cuando se niega a lactar
Incomodidad, cólico y reflujo
Subalimentación

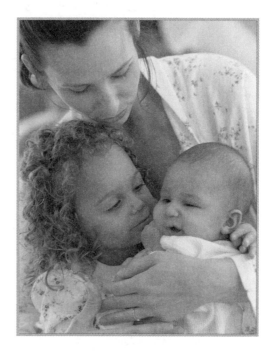

Cuidados contigo misma

Pezones adoloridos

Cuando el dolor en los pezones persiste después de la primera semana, tal vez te desanimes mucho. Si esto te pasa, revisa la información sobre pezones adoloridos en "Guía de cuidados: La primera semana", páginas 66 a 70. Será útil si tu compañero o un amigo observa tu técnica para hacer prender al bebé y la compara con lo que se describe en "Posición del bebé en el pecho", página 40. Sin embargo, no debes desechar la posibilidad de que tus pezones estén irritados debido a candidiasis o a otra afección dermatológica.

Candidiasis del pezón. Si de repente te empiezan a doler los pezones después de haber amamantado sin problemas por un tiempo, la causa más probable es la candidiasis. Este problema se presenta cuando una infección por candidiasis (monilia) en la boca del bebé se pasa a los pezones de la madre. Los pezones se ponen brillantes, rojizos, suaves, se hinchan y a veces se agrietan. En ocasiones se forman peladuras o una erupción roja con puntos en los pezones. Algunas madres se quejan de picazón y otras, de ardor. A veces la candidiasis empieza después de que la madre ha seguido un tratamiento con antibióticos o cuando ha tenido candidiasis vaginal (sintomática o no).

Si sospechas que tienes candidiasis, examina cuidadosamente la boca del bebé. Quizá veas parches blancos en los carrillos, los labios y, posiblemente, en la lengua. A veces, el bebé no presenta signos en la boca, pero puede tener dermatitis del pañal causada por candidiasis. Esta erupción suele aparecer en la zona genital y parece una quemadura leve; a veces se pela y no responde a tratamientos comunes. Algunas veces la erupción parece una mancha de puntos rojos.

Medidas terapéuticas para la candidiasis del pezón

1. El tratamiento que usualmente recomiendan los pediatras para la candidiasis es un mililitro de suspensión de nistatina (Mycostatin) administrado con gotero en la boca del bebé cada dos tomas, o cuatro veces al día, durante 14 días. Espera unos minutos después de la toma para darle este medicamento para evitar que la leche lo remueva de la boca del bebé. Debes poner la mitad de la dosis en cada lado de la boca. Aunque los síntomas desaparezcan después de pocos días, continúa el tratamiento por los 14 días.

2. Para prevenir que reaparezca la infección, los pezones se deben tratar al mismo tiempo que la boca del bebé. El mejor remedio es la crema o ungüento de nistatina, la cual sólo se consigue con prescripción, al igual que la suspensión de nistatina. (El medicamento oral se puede

aplicar en los pezones, pero generalmente no es efectivo). El médico de tu bebé puede prescribirte crema de nistatina para los pezones (y para la dermatitis del pañal, si tu bebé la presenta), pero si no lo hace, contacta a tu médico para que te la prescriba, o usa una crema antifúngica de venta libre, como Lotrimin, Micatin o Monistat 7. Aplícatela después de cada toma. Algunos profesionales en lactancia recomiendan que, durante los días iniciales del tratamiento, se enjuaguen los pezones con agua o con una solución suave de vinagre (1 cucharada de vinagre en una taza de agua) antes de aplicar el medicamento.

3. La nistatina inhibe el crecimiento de hongos levaduriformes sólo por unas dos horas después de que la aplicas en la boca del bebé; por lo tanto, no suele ser efectiva cuando se usa como la prescriben. Si después de cinco o seis días de tratamiento tu bebé aún tiene candidiasis en la boca, pregúntale a tu médico si le puedes aplicar dosis más frecuentes, o intenta un tratamiento con violeta de genciana como se describe en el punto número cuatro. Es posible comprar sin prescripción una solución de violeta de genciana al 1% en la mayoría de droguerías, no en todas, así que cerciórate antes de ir a comprarla.

4. Limpia cuidadosamente el área afectada con un hisopo humedecido con violeta de genciana; hazlo una o dos veces al día durante tres días. La solución manchará de púrpura la boca del bebé, así que aplícala con cuidado para no manchar nada más. Algunos profesionales de lactancia recomiendan que la madre también se aplique violeta de genciana en los pezones, pero yo no aconsejo este tratamiento si se tienen pezones sensibles.

5. Si el clima lo permite, expón tus pezones al sol dos o tres veces al día, durante poco tiempo, para acelerar la cicatrización.

6. Desinfecta tus equipos de lactancia para prevenir que vuelva a aparecer la infección. Si usas protectores mamarios, cámbialos en cada toma. Si usas un extractor, lava cuidadosamente todas sus partes después de usarlo. Las tetinas de biberón, los escudos mamarios de plástico y las partes del extractor que entran en contacto con los pechos o la leche se deben poner a hervir en agua durante cinco minutos todos los días.

7. Si después del tratamiento que se acaba de describir tu bebé no muestra señales de candidiasis, pero tus pezones siguen irritados, consulta con un dermatólogo para seguir un tratamiento adicional. Si no presentas candidiasis, pero tus pezones están rosados y te arden, quizá se trate de dermatitis del pezón.

Cuando las medidas terapéuticas usuales no curan la candidiasis ni el dolor que ésta causa en los pezones, algunas madres usan fluconazol (Diflucan), un agente antifúngico oral. La dosis normal son 200 miligramos el primer día y 100 miligramos los 13 días siguientes. No obstante, este medicamento es muy costoso, y he visto que la mayoría de las madres pueden recuperarse de las infecciones por candidiasis usando crema antifúngica en los pezones y tratando la boca del bebé. Si sigues un tratamiento con fluconazol y aún así te siguen doliendo los pezones, es probable que no se trate de candidiasis.

Dermatitis del pezón. Si tienes los pezones rosados y sensibles después de la primera semana de lactancia y tu bebé no presenta signos de candidiasis, es posible que tengas otra afección dermatológica. Un dermatólogo seguramente descubrirá la causa del dolor y te ofrecerá un tratamiento efectivo. Sin embargo, antes de consultar con un dermatólogo puedes pedirle a tu médico habitual que te prescriba el mejunje APNO (All-Purpose Nipple Ointment —ungüento multiusos para pezones), creado por el pediatra y especialista en lactancia Jack Newman. APNO es un medicamento de aplicación local que debe prepararse directamente en una farmacia. Incluye 2% de Mupirocina o ungüento de Bactroban (15 gramos), un antibacteriano; 0,1% de ungüento de Betametasona (15 gramos), un antinflamatorio; y 2% de Miconazol o Clotrimazol en polvo, un antifúngico. Un cuarto ingrediente opcional, el ibuprofeno, sirve para aliviar el dolor. Se debe aplicar el ungüento con moderación, al finalizar la sesión o luego de extraer la leche, durante algunos días y hasta que no se sienta dolor en los pezones; luego, se debe ir reduciendo su uso gradualmente.

Si tu médico se opone a prescribirte APNO, puedes usar bacitracina o Polysporin (que contiene bacitracina). Estos dos ungüentos antibacterianos son de venta libre.

Si tus pezones siguen sensibles aun después del tratamiento con APNO o un ungüento antibacteriano, te recomiendo que consultes con un dermatólogo.

Pezones pálidos y con dolor. Algunas mujeres notan que al terminar de amamantar sus pezones les duelen y se ponen pálidos. A menudo ese dolor y palidez se deben a una mala posición del bebé al lactar. La compresión de los pezones probablemente causa un vasoespasmo —espasmo de los vasos sanguíneos— que impide que llegue sangre a los pezones. Puedes solucionar este problema corrigiendo la posición del bebé al lactar (consulta "Posición del bebé en el pecho", pág. 40) y poniéndote compresas calientes en los pezones justo después de amamantarlo.

Algunas veces los vasoespasmos en los pezones se deben a la enfermedad de Raynaud o al fenómeno de Raynaud. Estos dos son diferentes: la enfermedad es menos común y se presenta por sí sola, mientras que el fenómeno está asociado con enfermedades como artritis reumatoide o traumatismos o lesiones repetitivos y afecta hasta al 22% de las mujeres entre los 21 y 51 años. En ambas afecciones, los espasmos de los vasos sanguíneos, causados por un descenso de la temperatura corporal, evitan que la sangre llegue a un área específica del cuerpo. Generalmente, la enfermedad y el fenómeno de Raynaud ocurren en los dedos de las manos, en especial cuando la persona pasa de un lugar cálido a uno frío. En este caso, los dedos se ponen blancos y sus puntas duelen.

Cuando este fenómeno afecta los pezones, los hace palidecer justo al final de la toma, probablemente porque la temperatura ambiente es más fría que el interior de la boca del bebé. Cuando el bebé suelta el pecho, el pezón tiene su color habitual, pero rápidamente palidece. Además, se presenta una sensación de ardor. Luego, el pezón se torna azul, debido a la desoxigenación de la sangre. A medida que la sangre empieza a llegar a los pezones, éstos recuperan su color normal y la madre siente un dolor pulsátil. Las tres fases de color —blanco, azul y, luego, rojo— sugiere un diagnóstico del fenómeno de Raynaud en vez de una mala posición del bebé al lactar. Los colores del pezón y los tipos de dolor se pueden alternar durante varios minutos o incluso durante una hora o más.

Si padeces del fenómeno de Raynaud, es importante que evites el frío. Debes mantener cálido todo tu cuerpo. Amamanta a tu bebé en lugares cálidos, usa ropa abrigada y evita siempre exponerte al frío. Si sientes un vasoespasmo doloroso, puede ser de alivio si pones paños de agua tibia en tus pezones. Evita fumar e ingerir cafeína.

Los suplementos dietéticos pueden ayudar a calmar los vasoespasmos causados por el fenómeno de Raynaud. Algunas mujeres han usado una combinación de calcio (2.000 miligramos al día) y magnesio (1.000 miligramos al día). No obstante, ningún estudio hasta el momento ha comprobado la efectividad de este remedio. El pediatra Jack Newman afirma que la vitamina B_6 suele ser de ayuda con el fenómeno de Raynaud y que su uso es seguro. Él sugiere una dosis diaria de 150 a 200 miligramos durante cuatro días. Según Newman, si los síntomas no disminuyen en ese período, es probable que la vitamina B_6 no ayude en absoluto. Pero si el dolor desaparece, sugiere que se tome una dosis reducida de 25 miligramos una vez al día, hasta que no se sienta ningún dolor. Si aun con la dosis reducida el dolor reaparece por algunas semanas, puedes volver a tomar la dosis mayor (Newman y Pitman, 2006).

Se han investigado diversos medicamentos para tratar el fenómeno de Raynaud. El más efectivo es la nifedipina, que se usa principalmente para la hipertensión. Es probable que su uso sea seguro, puesto que muy poca cantidad del medicamento (menos del 5% de la dosis total) pasa a la leche, y los efectos secundarios en la madre son inusuales (el más frecuente es el dolor de cabeza). La dosis normal es una tableta de liberación lenta de 30 miligramos todos los días, durante dos semanas. Si reaparece el dolor en los pezones, como sucede en el 10% de las madres, se puede seguir un segundo ciclo del medicamento. Rara vez la madre necesita más de tres ciclos.

Dolor en los pechos

Por diferentes razones, te pueden empezar a doler los pechos mientras amamantas al bebé o puedes sentir que están sensibles o adoloridos todo el tiempo. Si éste es tu caso, es importante que identifiques la causa para que puedas proceder adecuadamente.

Es posible que tus pechos se congestionen cuando estén demasiado llenos y que esto te cause incomodidad, por ejemplo cuando el bebé se salta una toma o cuando empieza a dormir más en la noche (consulta "Pechos congestionados", pág. 62).

La mayoría de madres empiezan a tener sensaciones normales de bajada de la leche durante estas primeras semanas. Ésta se puede sentir como un dolor leve al empezar la toma o una sensación de hormigueo y punzadas.

Se cree que el dolor intenso, frecuentemente descrito como "punzante" y que ocurre justo después de amamantar, se debe a que los pechos se llenan repentinamente. Estos dolores desaparecen después de las semanas iniciales de la lactancia. Además, los poros obstruidos del pezón también pueden causar dolores punzantes (consulta la sección siguiente).

El dolor al lactar, descrito a menudo como ardor o punzadas, se asocia usualmente con la candidiasis. Los pezones se tornan más rosados de lo normal y en ocasiones aparece una erupción. Consulta "Candidiasis del pezón", página 69, para obtener más información sobre sus causas y tratamiento.

Si sientes que un área de tus senos es sensible o tienes una masa que te duele, consulta la sección siguiente.

Conductos lactíferos obstruidos

Es posible que percibas un conducto lactífero obstruido como un punto pequeño sensible, o como una gran área de la mama que sientes demasiado llena y que no se ablanda después de las tomas. Si te examinas con un espejo, la piel de esa área se ve enrojecida.

En ocasiones, una obstrucción en una de las aberturas del pezón bloquea la salida de la leche y causa una acumulación de leche en el pecho. Si el pezón tiene un color normal pero al final de éste puedes ver un punto blanco (una pequeña "ampolla"), en especial justo después de que el bebé termina de lactar, el problema puede ser un poro obstruido en el pezón. La obstrucción de los poros del pezón a menudo se asocia con un dolor punzante en los pechos, especialmente al terminar de amamantar al bebé.

Los conductos lactíferos obstruidos son más comunes durante las primeras semanas de lactancia, pero pueden presentarse en cualquier momento y obedecen a diferentes razones. Durante las primeras semanas y meses de lactancia, se deben generalmente a un vaciado incompleto de los pechos. Las madres que tienen una producción abundante de leche, incluyendo a las que amamantan mellizos, tienden a ser más propensas a desarrollar obstrucciones de los conductos lactíferos. Interrumpir la lactancia del bebé para pasarlo al otro pecho antes de que dé señales de haber terminado puede causar que un conducto se obstruya. La obstrucción también puede darse después de saltarte una toma o luego de un período largo sin amamantar en la noche. Los sostenes demasiado apretados, especialmente los que tienen aros, pueden obstaculizar el flujo de leche y ocasionar la obstrucción de los conductos. Los cargadores de bebé con cargaderas muy ajustadas también pueden ser una razón.

Por razones desconocidas, los conductos obstruidos parecen ser más comunes durante el invierno. Algunos especialistas en lactancia creen que las madres que no toman suficiente líquido, que se deshidratan un poco debido a un resfriado o gripe o que están demasiado fatigadas, también son más susceptibles a desarrollar una obstrucción de los conductos lactíferos.

Si tienes una masa mamaria que no disminuye significativamente después de una semana, debes hacerla examinar de un médico.

Medidas terapéuticas para conductos lactíferos obstruidos

1. Quítate el sostén si crees que puede estar muy ajustado o que está presionando alguna parte de los pechos.

2. Antes de amamantar, aplícate calor húmedo en el pecho afectado por 15 ó 20 minutos.

3. Amamanta al bebé frecuentemente, por lo menos cada dos horas. Empieza cada toma en el pecho afectado.

4. Mientras amamantas al bebé, masajea suavemente el pecho justo detrás del área adolorida.

5. Si sigues las recomendaciones anteriores, pero después de una toma o dos no notas cambios en tus pechos, ubica al bebé con su barbilla cerca del conducto obstruido, lo cual puede facilitar el vaciado del pecho. Si esto no funciona, date un baño. Con tus pechos bien enjabonados, haz una presión firme pero suave detrás del área afectada, presionando hacia el pezón.

6. Aumenta la cantidad de líquidos que ingieres para que puedas orinar más frecuentemente.

7. Si el bloqueo parece estar en el pezón, busca secreciones de leche seca o un poro obstruido en el pezón que se vea como un punto blanco. Si ves una obstrucción en una abertura del pezón, puedes removerla con suavidad usando una aguja esterilizada, si se hace necesario. (Para esterilizar una aguja, lávate las manos con alcohol antiséptico o peróxido de hidrógeno. Luego pon la aguja en una taza de alcohol antiséptico o peróxido por 30 segundos; vuelve a lavarte las manos y toma la aguja por la punta donde está el ojo). Al abrir la

"ampolla" con la aguja es posible que sangre un poco, pero probablemente no cause dolor.

8. Si amamantar te resulta muy doloroso o si sospechas que el bebé no
   está vaciando completamente el pecho afectado, empieza a extraer tu
   leche después de la toma o hazlo en lugar de amamantar. Quizá la mejor
   opción sea alquilar un extractor de calidad hospitalaria por un par de
   días. Si en lugar de amamantar estás extrayendo tu leche, hazlo con
   mucha frecuencia. Algunas madres han notado que usar los escudos
   Pumpin' Pal Super Shields mientras se extrae la leche puede despejar un
   conducto lactífero obstruido (consulta el Capítulo 5, pág. 228).

9. Debes estar alerta a cualquier signo de una infección de la mama
   —fiebre, escalofrío o dolor muscular— para que puedas tratarla a
   tiempo. Consulta la sección siguiente.

Si la obstrucción no se cura después de unas pocas tomas aplicando
las medidas mencionadas, algunos profesionales en lactancia recomiendan este tratamiento clásico para la hinchazón: aplica aceite de ricino en
una toallita tibia y húmeda, ponla sobre el área afectada y pon una almohadilla térmica sobre la toallita. Deja allí la compresa y la almohadilla
térmica durante 20 minutos antes amamantar o extraer tu leche. Puedes
repetir el procedimiento antes de cada toma.

Infección de la mama (Mastitis)

Hasta un 30% de todas las mujeres lactantes desarrollan mastitis o infección de la mama. Generalmente ocurre en los tres primeros meses después del
parto y, curiosamente, es más común en el invierno.

Una infección de la mama es causada por bacterias, y suelen ser las
mismas que están en los pezones y en la boca del bebé. Esta infección con
frecuencia sobreviene a un pezón agrietado o un conducto lactífero obstruido que no tuvo tratamiento. Es más posible que se presente cuando el
bebé (o el extractor) no vacía del todo los pechos. Otras causas posibles
son los sostenes que no ajustan bien, tomas saltadas, cambio infrecuente
de protectores mamarios, anemia, estrés y fatiga.

Debido a que los síntomas de la mastitis son parecidos a los de la
gripe, algunas veces las mujeres la confunden con ésta. Los primeros síntomas son dolor de cabeza, dolor muscular en general y un área del pecho
enrojecida, por lo general seguidos de fiebre de más de 101 °F, escalofríos
y debilidad. Usualmente, sólo se afecta un pecho y éste se pone sensible en
el área infectada.

Las mujeres que se aplican a tiempo calor húmedo en el pecho y lo vacían
con prontitud, se recuperan rápidamente sin necesidad de antibióticos, por
lo general en dos días. En un estudio sobre mujeres que tenían mastitis,

la mitad no usó antibióticos y ninguna sufrió complicaciones (Riordan y Nichols, 1990). Sin embargo, he llegado a creer que un tratamiento a tiempo con antibióticos es lo más indicado cuando una madre lactante presenta síntomas parecidos a los de la gripe y un pecho enrojecido, especialmente si esto viene acompañado de fiebre. Después de la infección, algunas mujeres han dejado de producir leche permanentemente en el pecho afectado, aunque esto ocurre usualmente cuando el tratamiento no se hace a tiempo. El tratamiento tardío también puede ocasionar un absceso, el cual puede requerir un drenaje quirúrgico. Este riesgo puede ser mayor si eres anémica.

Para que un tratamiento con antibióticos sea efectivo es necesario elegir el antibiótico adecuado. Usualmente la bacteria presente en la mastitis es el *Staphylococcus aureus*, o "estafilococo", que es resistente a la amoxicilina, penicilinas G y V y a muchos otros antibióticos.

Por lo general, los antibióticos más efectivos contra este organismo son la cloxacilina y la dicloxacilina y las cefalosporinas, como la cefalexina (Keflex). Otro tipo de penicilina que se prescribe frecuentemente es Augmentin, una forma más potente de amoxicilina. La eritromicina, claritromicina, azitromicina y clindamicina se usan en mujeres que son alérgicas a la penicilina. Todos estos antibióticos son seguros para tomar durante la lactancia, a menos que el bebé sea alérgico a ellos (por lo general la alergia se manifiesta con una erupción).

Recientemente, algunas infecciones por estafilococo se han vuelto resistentes a todas las penicilinas; así que, si después de tres o cuatro días no estás mucho mejor, contacta a tu médico. Es posible que necesites un antibiótico diferente, como clindamicina, cotrimoxazol (Septra) o doxiciclina.

En general, el tratamiento con antibiótico para la mastitis debe realizarse durante 10 a 14 días. Es importante que tomes el antibiótico hasta terminar el tratamiento, incluso si te sientes mejor, porque podrías desarrollar una infección resistente si lo suspendes demasiado pronto.

Con un tratamiento adecuado y a tiempo, por lo general los síntomas desaparecen entre 24 y 48 horas. Es muy importante continuar amamantando frecuentemente durante este período, pues detener la lactancia haría más lenta la recuperación y podría hacer que se desarrolle un absceso mamario. A menos que estés extrayendo leche para un bebé prematuro o enfermo que esté hospitalizado, no tienes que preocuparte de que el bebé vaya a enfermarse; la infección sólo afecta el tejido mamario, no la leche. Trata de identificar la causa probable de la infección para que puedas prevenir su reaparición en el futuro.

La mastitis en ambos senos, aunque rara, a veces es un signo de infección por estreptococos del grupo B, que se transmite del bebé a los pechos. Si tus dos pechos están afectados, debes avisarle a tiempo al médico del bebé para que pueda examinarlo y, si es necesario, tratarlo.

Medidas terapéuticas para la mastitis

1. Si todavía no te has acostado, hazlo ahora.

2. Quítate el sostén si te sientes más cómoda sin él o si alguna de sus partes está presionando tus pechos.

3. Amamanta al bebé con frecuencia, por lo menos cada dos horas, y comienza cada toma en el pecho afectado. Dejar de amamantar podría retardar la curación y provocar un absceso mamario.

4. Si amamantar es muy doloroso o si sospechas que el bebé no está vaciando bien el pecho afectado, comienza a extraer tu leche después de amamantar o en lugar de hacerlo. Alquilar un extractor de calidad hospitalaria durante un par de días puede ser la mejor opción (en el Capítulo 5 encontrarás más información sobre extracción de leche). Si en lugar de amamantar extraes tu leche, hazlo más a menudo.

5. Contacta a tu médico; probablemente él te prescriba antibióticos. Los antibióticos se deben tomar durante todo el tratamiento, incluso si los síntomas desaparecen antes.

6. Toma más líquidos de tal forma que orines con mayor frecuencia.

7. Aplica calor húmedo en el seno entre 15 y 20 minutos antes de amamantar o extraer tu leche y algunas veces entre una toma y otra.

8. Mantente pendiente de tu temperatura. Las tabletas de acetaminofén (como Tylenol) o ibuprofeno (como Advil o Motrin) pueden ayudarte a reducir la fiebre y el malestar.

9. Considera la idea de tomar vitamina C. Algunas mujeres han reportado que una dosis de 1.000 miligramos cuatro veces al día acelera la curación y la recuperación.

10. Después de acabar el tratamiento con antiobióticos, debes estar alerta a la aparición de candidiasis en la boca del bebé y dermatitis del pañal, causadas por hongos levaduriformes (consulta "Candidiasis del pezón", pág. 69).

11. Si reaparece la afección, consulta "Recurrencia de conductos lactíferos obstruidos e infecciones de las mamas", página 260.

Absceso mamario En muy raras ocasiones, una infección de la mama se convierte en un absceso. Un absceso mamario es una acumulación de pus en un punto dentro de las mamas. Puede ocurrir cuando la madre deja de amamantar durante una infección de la mama, cuando el tratamiento para la mastitis se retrasa o cuando la madre tiene dificultades al combatir una infección de la mama debido a que es anémica.

Se debe sospechar de un absceso mamario cuando los síntomas de mastitis duran más de dos días o cuando una masa mamaria no desaparece. Sin importar que sea dura o blanda, su consistencia no cambia luego de amamantar. Normalmente, el absceso lo debe drenar un médico, ya sea en su consultorio o en un hospital. Una vez drenado, la recuperación es rápida.

Algunos médicos prefieren evitar el drenaje quirúrgico y optan por otro procedimiento: realizan una serie de aspiraciones con aguja, en las que se inserta una aguja en el absceso, se extrae el pus y se almacena en una jeringa. Este procedimiento es mucho menos invasivo que abrir el absceso para dejarlo drenar durante un par de semanas.

Tanto el desarrollo como el tratamiento de un absceso pueden ser traumáticos. Tal vez te recomienden detener la lactancia por completo o es posible que tú misma dudes de si debes continuar o no. Aunque no es necesario que dejes de amamantar completamente, tal vez te recomienden no hacerlo con el pecho afectado durante los primeros días después del drenaje. Mientras tanto, puedes alquilar un extractor de calidad hospitalaria para mantener el flujo de leche hasta que el bebé retome la lactancia en ambos pechos. Es probable que la incisión gotee leche por un corto tiempo, pero sanará y se cerrará. Yo misma desarrollé un absceso seis semanas después de dar a luz y pude seguir amamantando sin ninguna dificultad.

Masas mamarias

Las masas en las mamas son muy comunes durante las primeras semanas y usualmente están relacionadas con la lactancia.

Generalmente, se pueden sentir protuberancias en la mama cuando está demasiado llena o congestionada. Una protuberancia sensible que aparece repentinamente suele ser un indicio de obstrucción de un conducto lactífero o de una infección de la mama, si está acompañada de fiebre y síntomas de gripe. Si notas una protuberancia que aparece justo antes de amamantar y después parece reducir su tamaño o desaparece, probablemente se trata de un pequeño quiste que se llena de leche.

Cuando una protuberancia no parezca cambiar de tamaño en más de una semana, debes hacer que un médico la examine. Seguramente es un quiste inofensivo o un tumor benigno; rara vez la causa es el cáncer. Sin embargo, algunas mujeres lactantes que han tenido protuberancias persistentes han resultado con cáncer de mama; por lo tanto, visita a tu doctor lo más pronto posible para que te hagan un examen de mama exhaustivo. Si se recomienda un diagnóstico más profundo, no necesitas destetar a tu bebé, aunque un médico que no sepa mucho sobre las mamas de la lactante podría aconsejártelo. Muchas mujeres se han hecho mamografías, pruebas de ultrasonido, biopsias de mama y extracciones de protuberancias sin dejar de amamantar. Siéntete libre de pedir una segunda opinión cuando te recomienden tomar medidas tan drásticas.

Goteo de la leche

Consulta "Guía de cuidados: La primera semana", página 61, para hallar información básica sobre goteo y leche que sale en pequeños chorros.

Después de unas pocas semanas de lactancia tal vez notes que el goteo de leche disminuye o se detiene por completo. Esta situación no debe ser causa de preocupación siempre y cuando el bebé esté lactando con frecuencia y subiendo de peso.

Si el goteo continuo se hace molesto, puedes intentar detenerlo; presiona tu muñeca o la base de tu mano contra tus pezones cuando comiencen a gotear. También puedes usar LilyPadz, protectores autoadhesivos de silicona que puedes usar con sostén o sin él (consulta el Apéndice A, pág. 300).

Si el goteo por las noches continúa siendo molesto, puedes tratar de amamantar a tu bebé antes de ir a dormir.

Sobreabundancia de leche

Al parecer, algunas madres producen demasiada leche. Aparte de las bromas sobre tu capacidad para alimentar mellizos, seguro te sentirás incómoda de que tus pechos estén congestionados la mayor parte del tiempo. El goteo y la salida de leche en forma de pequeños chorros también causan molestia. Pueden hacer que tu bebé respire con dificultad o se asfixie a medida que baja la leche.

Para la mayoría de las mujeres, esta situación no representa un problema después de los dos primeros meses de lactancia. Mientras tanto, puedes amamantar a tu bebé en un sólo lado por toma para que tus senos se sientan mejor. Cuando tu bebé pueda vaciar más tus pechos, los sentirás menos congestionados, aún si las tomas son menos frecuentes. No es recomendable que disminuyas tu ingesta de líquidos. Tampoco es aconsejable que uses escudos mamarios de plástico o que extraigas tu leche después de las tomas o entre una y otra; probablemente, ambas opciones incrementen la producción de leche en vez de reducirla.

Si tu bebé tiene dificultades para lactar debido a que tu leche baja con mucha fuerza, consulta "Cuando suelta el pecho", página 173. Si después de dos meses continúas produciendo leche en abundancia, consulta también "Sobreabundancia de leche", página 261.

Senos asimétricos

Cuando un seno recibe más estímulo que el otro, se incrementa la producción de leche en ese seno, lo que suele causar que se vean asimétricos.

Si estimulas más el pecho más pequeño, seguramente el tamaño de los pechos se nivelará. Durante un día o más, empieza cada toma poniendo al bebé en el pecho más pequeño. Si tu bebé lacta de él durante sólo unos minutos, anímalo a tomarlo nuevamente después de que haya lactado del más lleno. Tan pronto como tus senos tengan el mismo tamaño, puedes comenzar a alternar el seno con el que empieces a amamantar.

Náusea y dolor de cabeza
Raras veces una madre primeriza siente náusea cuando amamanta a su recién nacido. Se cree que esto se debe a una respuesta hormonal gástrica a la succión del bebé. Comer algo antes de amamantar al bebé puede ser de ayuda. Afortunadamente, la severidad y frecuencia de las náuseas suelen disminuir cuando se establece una rutina de lactancia y el problema desaparece entre seis y ocho semanas después del parto.

Los dolores de cabeza en las madres primerizas se deben a diferentes razones. Si a una mujer se le administró anestesia espinal o epidural, es probable que padezca un dolor de cabeza severo cuando levante la cabeza. Esto sucede cuando el líquido cefalorraquídeo, el cual protege al cerebro, se sale del conducto raquídeo, lo que hace que el cerebro se desplace hacia la abertura que hay en la base del cráneo. Permanecer en la cama, incrementar la ingesta de líquidos y tomar bebidas que contengan cafeína pueden generar alivio. Cuando la cefalea raquídea continúa por más de un día o dos, algunos médicos recomiendan un "parche sanguíneo", por el cual inyectan la propia sangre de la madre en el conducto raquídeo. A menudo, esto brinda alivio de forma inmediata.

En varios reportes de casos en literatura médica se han tratado estos "dolores de cabeza de la lactancia". Éstos ocurren durante las tomas, a medida que la leche baja, y pueden estar relacionados con la hormona oxitocina. Algunos autores han afirmado que los analgésicos como el acetaminofén (Tylenol) y el ibuprofeno (Motrin, Advil) son de gran ayuda, y que estos dolores de cabeza gradualmente se hacen menos severos y desaparecen dos meses después del parto. Sin embargo, otros autores han descrito casos en los que el alivio llega sólo tras el destete.

Otro tipo de dolor de cabeza asociado con la lactancia ocurre cuando un pecho o ambos están demasiado llenos. Este tipo de dolor de cabeza puede ser indicio de una infección inminente de la mama. Sólo se siente mejoría cuando se vacían bien los pechos y se toman medidas para prevenir la mastitis.

Otras causas de dolores de cabeza incluyen: un descenso hormonal en la primera semana de posparto; azúcar baja en la sangre; problemas oculares, dentales o sinusales; alergias o migraña.

Sin importar cuál sea la causa que sospeches para los dolores de cabeza, puedes consultar con tu médico o con un neurólogo si estos dolores son frecuentes o severos. Llevar un registro de tus dolores de cabeza puede ser útil a la hora de determinar el diagnóstico.

Depresión y ansiedad
Muchas madres primerizas experimentan cambios en su estado de ánimo, ansiedad leve o, esporádicamente,

un día "melancólico" durante las dos primeras semanas después del parto. Estas sensaciones se deben a los repentinos cambios hormonales después del nacimiento, a la fatiga por el trabajo de parto, a no dormir lo suficiente y al estrés que conlleva convertirse en una madre. Sin embargo, cuando los síntomas emocionales son severos, cuando continúan por más de dos semanas después del parto, o cuando comienzan días después y duran más de dos semanas, pueden ser indicio de depresión o ansiedad posparto. Cuando muchas madres primerizas se quejan de estar deprimidas o ansiosas, les dicen que su estado es normal y que es algo de esperarse; sin embargo, esto no es cierto. Con frecuencia, los trastornos emocionales posparto son malinterpretados o no son reconocidos por la familia y amigos de la madre, ni por los profesionales de la salud.

Una de cada nueve o diez madres primerizas experimenta depresión posparto, ansiedad posparto o ambas. La psicosis posparto es menos común y se caracteriza por delirios, alucinaciones o confusión mental extrema. Los trastornos emocionales posparto son más comunes en mujeres que tuvieron un embarazo estresante o dificultades en el parto, problemas psicológicos previos o dificultades en su relación. En ocasiones, un problema de tiroides puede asemejarse a una depresión posparto.

Por lo general, entre los síntomas de una depresión o ansiedad posparto se incluyen varios de los siguientes:

- Cambio en los hábitos alimentarios (falta de apetito o apetito excesivo).
- Cambio en el patrón de sueño (dificultad para dormirse o permanecer dormido; dormir más de lo normal).
- Tensión, nerviosismo.
- Ataques de pánico con sintomatología física como temblores, palpitaciones, falta de aire o mareos.
- Fatiga o falta de energía.
- Falta de concentración, falta de memoria o confusión.
- Llanto todos los días.
- Sentimiento de desesperanza.
- Abstinencia, falta de interés en las actividades diarias.
- Preocupación excesiva o sentimientos de culpa.
- Pensamientos perturbadores recurrentes o comportamientos compulsivos que ocasionan angustia o consumen mucho tiempo.
- Inasistencia a las citas concertadas.

Los síntomas que requieren la asistencia inmediata de un profesional en salud mental incluyen:

- Pensamientos suicidas.

- Temor de hacerle daño al bebé.

- Escuchar sonidos y voces cuando no hay nadie alrededor.

- Pensamientos que parecen ser ajenos o que están fuera de tu control.

- Insomnio que dura 48 horas o más.

- Incapacidad para comer.

- Incapacidad para cuidar al bebé.

Existen muchos y muy buenos libros sobre este tema, dirigidos a madres que sufren de depresión o ansiedad posparto. A mí me gusta el libro *This Isn't What I Expected: Overcoming Postpartum Depression* (*Esto no es lo que yo esperaba: Cómo superar la depresión posparto*) de Karen Kleiman y Valerie Raskin (consulta "Lecturas complementarias recomendadas", pág. 348). Muchas mujeres con casos leves han superado la depresión sin necesitar la ayuda de un profesional. Intenta también aplicar estas medidas:

Medidas para manejar la depresión y la ansiedad

1. Cuéntale cómo te sientes a tu compañero, a un amigo que te apoye o a un pariente. Aunque tal vez algunas personas no te entiendan, puedes encontrar un apoyo valioso a tu alrededor.

2. Habla con tu médico o partera sobre cómo te sientes. Pide que te hagan exámenes de sangre para asegurarte de que el problema no lo esté causando algo más, como un trastorno de la tiroides.

3. Llama a Depression After Delivery (800-944-4PPD) para saber si en tu zona hay un grupo de apoyo para la depresión posparto.

4. También puedes encontrar ayuda en www.postpartum.net, una página dedicada principalmente a los trastornos del estado de ánimo durante el embarazo y el posparto.

5. Haz que descansar más sea una prioridad; cuando estás cansada, tu depresión y ansiedad empeoran. Toma una siesta al mismo tiempo que tu bebé. Alimenta a tu bebé cada dos o dos horas y media durante el día y al caer la noche, para aumentar el tiempo que duerme por las noches.

6. Pídele ayuda a otras personas para poder aligerar las tareas maternales y los deberes del hogar. Reduce tus quehaceres diarios o elimínalos hasta que te sientas mejor. Si deseas hacer algunas tareas domésticas, fíjate algunas metas mínimas.

7. Mantén una dieta bien balanceada. Si tienes poco apetito, prepara meriendas pequeñas y nutritivas durante el día. Evita los alimentos y bebidas que contengan cafeína o azúcar; éstos empeoran los síntomas. Incrementa tu ingesta de alimentos compuestos de carbohidratos complejos, como panes y cereales integrales, papas, arroz y pasta.

Come más frutas y verduras. Usa leche en polvo o yogur, germen de trigo y fruta o zumos concentrados de fruta para preparar batidos nutritivos. Si te parece difícil preparar tú misma la comida durante el día, tu farmaceuta puede recomendarte un suplemento nutricional alto en calorías como Ensure o Sustacal.

8. Considera aumentar tu ingesta de ácidos grasos omega 3 de cadena larga DHA (ácido docosahexaenoico) y EPA (ácido eicosapentaenoico); se ha demostrado que éstos ayudan a prevenir y a remediar la depresión posparto y otros problemas mentales en las madres primerizas. La principal fuente dietética de DHA y de EPA es el pescado, pero tendrías que consumir una gran cantidad por semana para alcanzar los niveles necesarios. La psicóloga Kathleen Kendall-Tackett recomienda tomar suplementos de omega 3, que se consiguen en casi cualquier farmacia o tienda naturista. Para prevenir la depresión, ella recomienda entre 200 y 400 miligramos de DHA por día. Para tratarla, recomienda entre 1.000 y 2.000 miligramos de EPA por día. Estos niveles son seguros, según la Administración de Drogas y Alimentos de los Estados Unidos.

9. Trata de dedicarle tiempo a tu apariencia todos los días. Cuando te levantes, haz un esfuerzo para vestirte, arreglar tu cabello y maquillarte un poco, si eso te gusta. Consiéntete con un tratamiento facial, un nuevo corte de cabello o ropa nueva. Lucir bien te ayudará a sentirte mejor contigo misma.

10. Haz un poco de ejercicio todos los días. Muchas personas sienten que el ejercicio tiene un efecto antidepresivo. Únete a un grupo de ejercicio o de danzas; muchos ofrecen servicio gratuito de guardería. Haz una caminata enérgica cada día, ya sea con tu bebé o sin él.

11. Cuídate tanto como puedas. Toma largos baños de burbujas, hazte dar un masaje, pídele a tu compañero que te abrace, o pasa la tarde viendo una película o leyendo una novela ligera.

12. Esfuérzate por pasar tiempo con otros adultos. Invita amigos a tu casa, únete a un grupo posparto o hazte amiga de las otras madres de tu clase de preparación para el parto. Tu instructor de preparación para el parto podría hacerte otras sugerencias. Si acabas de mudarte a la zona, pregúntale a tu pediatra o a la enfermera de tu médico familiar sobre recursos sociales para los padres primerizos.

Si tu angustia es severa o no se calma con estas medidas, considera la idea de buscar ayuda profesional. En la mayoría de las comunidades hay servicios de salud mental a un precio económico. Si el dinero no es un problema, pídele a tu médico, partera o al profesional de preparación para el parto que te remitan a un terapeuta; preferiblemente uno que tenga un interés especial en la salud mental durante el posparto.

Dependiendo de tus síntomas, el terapeuta puede recomendarte algún medicamento. Algunos antidepresivos son de uso seguro durante la lactancia, pero otros no. Un antidepresivo seguro es la sertralina, que se vende con el nombre comercial de Zoloft; cuando las madres lactantes toman este medicamento, es indetectable en la sangre de sus bebés. Puedes sentirte tentada a probar la Hierba de San Juan, un remedio herbal de uso popular para la depresión. No obstante, no se ha comprobado que el uso de esta hierba sea seguro durante la lactancia.

Lamentablemente, muchos médicos recomiendan a las mujeres que desteten a sus bebés antes de tomar antidepresivos; esto lo hacen porque no conocen los estudios recientes que han comprobado la seguridad de ciertos medicamentos durante la lactancia. En el Apéndice D encontrarás la información disponible sobre la seguridad de diversos antidepresivos. Te convendría compartir esta información con tu médico antes de llegar a un acuerdo sobre lo que es mejor para ti y para tu bebé.

Disforia asociada al reflejo de la bajada de la leche (sensaciones desagradables al amamantar)

Algunas madres lactantes experimentan emociones negativas que comienzan justo antes de que la leche baje y que continúan por varios segundos o durante un minuto o dos. Este síndrome reconocido recientemente se denomina disforia asociada al reflejo de la bajada de la leche (D-MER por sus siglas en inglés), el cual aparentemente es causado por una disminución repentina de la dopamina, una hormona y neurotransmisor.

Muchas madres que presentan D-MER describen una sensación de vacío en el estómago; decaimiento; un sentimiento fugaz de desesperanza, depresión, o aprehensión o temor; una "necesidad de huir", o simplemente una "sensación de asco". Algunas madres experimentan sentimientos de impaciencia, frustración, perturbación o rabia. Estas sensaciones suelen desaparecer rápidamente después de que la leche sale, pero pueden reaparecer durante la toma, mientras la leche baja.

La D-MER no es una depresión posparto ni una respuesta psicológica a la lactancia, sino una respuesta fisiológica. Afortunadamente, hay muchas maneras de solucionar este problema. Algunas mujeres simplemente tratan de distraerse mientras amamantan. Otras encuentran alivio al mantenerse bien hidratadas, hacer ejercicio, dormir más o tomar pequeñas cantidades de bebidas con cafeína. Los suplementos nutricionales, como los ácidos grasos omega 3, la rhodiola (también conocida como raíz del ártico o raíz de oro), el ginkgo, el árbol casto (también conocido como bayas de vitex), y el aceite de onagra, también pueden aliviar los síntomas. El antidepresivo Bupropión (el ingrediente activo en Wellbutrin) necesita receta y también puede ser útil. Puedes encontrar mucha información útil sobre el manejo de la D-MER en el sitio web www.d-mer.org.

CUIDADOS DEL BEBÉ

Regurgitación y vómito

Que el bebé regurgite una pequeña cantidad de leche materna es normal; algunos bebés lo hacen después de casi todas las tomas. Recientemente, se ha vuelto rutinario para los médicos diagnosticar a estos bebés con reflujo gastroesofágico (consulta "Incomodidad, cólico y reflujo", pág. 174).

En ocasiones, un bebé puede vomitar aparentemente toda la leche que tomó. Aunque es posible que no haya una razón clara, esto puede estar relacionado con algo que la madre comió recientemente. El vómito también puede ser un síntoma de infección. Si el bebé tiene fiebre o si el vómito continúa, será mejor que le avises a tu médico.

Si tu bebé sigue vomitando de forma violenta después de la mayoría de las tomas, debes sospechar que es sensible a algo en tu dieta o que tiene estenosis pilórica, una obstrucción muscular en la parte inferior del estómago que se desarrolla típicamente alrededor de la segunda o cuarta semana de edad. Se cree que afecta a 4 de cada 1.000 bebés. Aunque esta afección es más común en los recién nacidos varones, puede afectar a las niñas, y un estudio demostró que es más común en bebés que son alérgicos a la leche de vaca. Típicamente, el vómito empeora de manera progresiva y finalmente el bebé deja de subir de peso o empieza a perderlo, y puede llegar a deshidratarse. Esta afección puede demorarse más en ser diagnosticada en un bebé que está siendo amamantado que en uno alimentado con biberón, ya que la leche materna se digiere más fácilmente que la de fórmula. Es posible que el peso del bebé no disminuya hasta que la obstrucción sea casi completa. Con frecuencia, pueden verse ondas moviéndose de izquierda a derecha en la parte baja del abdomen del bebé, justo después de una toma y antes de que el bebé vomite. Los rayos X confirmarán el diagnóstico.

La obstrucción puede corregirse mediante un procedimiento quirúrgico relativamente sencillo. El bebé podrá volver a lactar pocas horas después de que la obstrucción sea eliminada. En ese momento, la leche materna es especialmente beneficiosa para el bebé debido a su fácil digestión. Algunas madres notan que su producción de leche disminuye temporalmente después de la cirugía del bebé. La situación vuelve a la normalidad si la madre descansa, amamanta al bebé con frecuencia y lo cambia de un pecho al otro durante cada toma.

Cuando suelta el pecho

Un bebé suelta los pechos mientras lacta por diversas razones. Con frecuencia se debe a que ya ha comido suficiente o necesita que le saquen los gases. Si tu bebé tiene un resfrío, es posible que suelte el pecho porque se le dificulta respirar por la nariz. Trata de acomodarlo de modo que su cabeza quede más elevada durante la toma. Para disminuir las secreciones nasales puede ser útil usar un humidificador de vapor caliente o gotas nasales de solución salina. También puedes usar un aspirador nasal infantil para sacarle las secreciones. Para usarlo, aprieta la pera de succión, introduce la punta del aspirador aproximadamente ½ pulgada (1 cm) en las fosas nasales del bebé y luego suelta la pera. Asegúrate de lavar la pera con agua caliente y jabonosa después de cada uso.

Algunos bebés sueltan los pechos jadeando y asfixiados cuando la leche baja repentinamente. Éste suele ser un problema temporal; gradualmente, el bebé aprenderá a lactar aunque la leche baje así. Mientras tanto, puede ser útil si utilizas diferentes posiciones con el bebé. Intenta con la posición de rugby y haciendo que se siente, o recuéstate de espaldas con la cabeza del bebé sobre tu cuerpo. También puedes intentar poniendo la palma de tu mano contra tu seno y presionando hacia adentro hasta que el flujo de leche parezca disminuir. Algunas madres extraen la leche de forma manual o con un extractor hasta que disminuyen los pequeños chorros iniciales; pero esto podría ser contraproducente, ya que incrementa la producción general, lo que fortalece la respuesta de bajada de la leche.

Si tu bebé suelta los pechos y llora o se niega a lactar, consulta la siguiente sección, "Cuando se niega a lactar".

Cuando se niega a lactar

Si tu bebé suelta los pechos y llora o se rehúsa a lactar, no asumas que está listo para ser destetado. Existen muchas razones posibles para este comportamiento; sin embargo, cuando el problema persiste, a menudo se debe a que el bebé es sensible a ciertos alimentos en la dieta de la madre. Por lo general, este comportamiento se manifiesta cuando el bebé tiene cerca de dos semanas de edad. También es probable que se sienta incómodo y que sus heces sean muy frecuentes y, en ocasiones, verdosas. Otros síntomas posibles son: gases, enrojecimiento alrededor del recto, una erupción leve en cualquier parte del cuerpo y congestión nasal. Es probable que la incomodidad del bebé mientras lacta y su rechazo a lactar sean esporádicos o que vayan aumentando en el transcurso del día. Aunque el bebé rechace el pecho, es posible que tome con entusiasmo leche materna en un biberón. La explicación para esto aún se desconoce.

Los bebés con reflujo gastroesofágico a veces también se niegan a lactar. Cuando el rechazo a lactar va acompañado de regurgitaciones e incomodidad, lo más probable es que se deba a una dolorosa irritación en el esófago.

Un bebé que ha desarrollado una infección por candidiasis o candidiasis bucal también puede presentar molestias mientras lacta, o negarse a hacerlo. Además del característico revestimiento blanco en la parte interior de los labios, carrillos o ambos, el bebé con candidiasis bucal puede tener muchos gases. También puede aparecer una erupción de color rojo brillante, con puntos o que se pela, alrededor de los genitales del bebé o en tus pezones. Probablemente te arderán o picarán los pezones.

Los bebés con una infección en los oídos también pueden presentar molestias al lactar y negarse a hacerlo. La infección en los oídos es menos común en los bebés que toman leche materna que en los que toman leche de fórmula, especialmente en los dos primeros meses después del parto; sin embargo, aun en este período, una infección en los oídos puede estar acompañada de goteo nasal o presentarse después de éste.

En algunas ocasiones, un bebé se niega a lactar porque su madre usa perfume o un desodorante con aroma.

Cuando un bebé ha sido alimentado con leche de fórmula y la producción de leche de su madre ha disminuido, tal vez pierda interés en el pecho y prefiera el flujo inmediato del biberón. El bebé puede sentirse incómodo y llorar cuando su madre intente amamantarlo.

Medidas terapéuticas para cuando el bebé se niega a lactar

1. Mientras el bebé se rehúse a lactar, extrae la leche cada dos o tres horas para que tu producción de leche no se afecte. Usa un extractor de calidad hospitalaria alquilado o un extractor personal similar al de calidad hospitalaria (consulta el Capítulo 5) y alimenta al bebé con biberón.
2. Consulta la próxima sección, titulada "Incomodidad, cólico y reflujo".
3. Revisa la boca de tu bebé y tus pezones para ver si hay signos de candidiasis. Consulta "Candidiasis del pezón", página 69.
4. Si no encuentras una razón para la irritabilidad del bebé y su rechazo a lactar, haz que un médico lo examine.

Incomodidad, cólico y reflujo   Es posible que te sorprendas al darte cuenta de lo mucho que un bebé puede llorar y lo incómoda que te puede hacer sentir. El sonido del llanto de un bebé busca ser angustioso, de modo que los adultos estén alerta a sus necesidades y las satisfagan.

Muchas madres tienden a culparse por el llanto de sus bebés y se preguntan si de alguna forma se debe a su inexperiencia o nerviosismo, o a su producción de leche. Ten en cuenta que la mayoría de los bebés se inquietan y buscan el consuelo del pecho de su madre cuando se sienten cansados, aburridos, solos, incómodos o cuando tienen hambre, y que todos tienen períodos de incomodidad cuando su apetito aumenta.

Si te preocupa que el bebé no esté tomando suficiente leche, hazlo pesar. Si aumenta una onza diaria (28 g) o más, significa que está recibiendo suficiente leche (consulta "Subalimentación", pág. 187).

Algunos bebés se vuelven bastante irritables durante las primeras semanas y tienen períodos de llanto intenso. Si el llanto de tu bebé te hace sentir que algo anda mal, confía en tus instintos. No dudes en hacer que tu médico lo examine.

A continuación, encontrarás algunas razones comunes por las que un bebé llora, así como sugerencias para calmar su angustia.

Cuando extraña la matriz. Harvey Karp, un pediatra de California, tiene la hipótesis de que la mayoría de los bebés con molestias se comportan así en sus primeras semanas debido a que extrañan el entorno uterino. En *El bebé más feliz del barrio: El nuevo método para calmar el llanto de tu bebé y ayudarlo a dormir por más tiempo,* el Dr. Karp recomienda a los padres estos cinco pasos para calmar a sus bebés:

Envolver al bebé. Muchas sociedades han usado esta técnica para imitar la sensación de seguridad de la matriz durante la última etapa de la gestación. Consiste en envolver firmemente al bebé con una manta delgada, con sus brazos a los lados del cuerpo. Mantener los brazos y las manos asegurados evita que el bebé los agite y lo hace más receptivo a las otras cuatro técnicas para calmarlo.

Para envolver a tu bebé, extiende la manta, dobla hacia adentro una de las esquinas y coloca el cuello del bebé sobre la punta doblada. Con su brazo derecho estirado a lo largo del cuerpo, estira firmemente la esquina derecha de la manta sobre su cuerpo, pásala al lado izquierdo y métela por debajo de la parte baja de su espalda. Ahora, con su brazo izquierdo estirado a lo largo del cuerpo, estira la esquina inferior de la manta sobre el brazo y hombro derechos y métela por debajo de ese lado. No te preocupes por estrujar las piernas del bebé. Ahora envuelve su cuerpo con el lado izquierdo de la manta y ajústalo bien.

Acostarlo de lado o boca abajo. Aunque ahora se sabe que acostar a un bebé boca abajo para que duerma aumenta el riesgo del síndrome de muerte súbita del lactante, acostarlo boca arriba hace que se sobresalte: que extienda los brazos y llore como si sintiera que se cae hacia atrás. Para prevenir este sobresalto —o reflejo de Moro, como también se le conoce— envuélvelo y acuéstalo a dormir de lado, o recuéstalo sobre su estómago en tu regazo o tu hombro.

Sosegarlo. El ruido blanco a un volumen alto aquieta al bebé porque suena como el flujo sanguíneo de la placenta. Cuanto más fuerte sea el llanto del bebé, más alto debe ser el volumen del sonido. Los secadores de cabello y las aspiradoras también recrean el sonido del vientre materno.

Mecerlo. Mecer al bebé también le recuerda la vida uterina. Debes hacerlo con movimientos rápidos y cortos hacia atrás y adelante con el bebé boca abajo sobre tu regazo. Puedes mecer a tu bebé acunándolo mientras caminas, con una mecedora o con un columpio para bebés después de que cumpla un mes de edad (consulta "Medidas para manejar la incomodidad, el cólico y el reflujo", pág. 186).

Succionar. Si tu bebé está incómodo pero no tiene hambre, puedes calmarlo ya sea amamantándolo o dándole un chupete. Si parece que tu bebé tiene una frecuente necesidad de chupar por placer, un chupete será más apropiado. Puedes ofrecerle uno cuando tenga entre dos y seis semanas de edad. Antes de las dos semanas, un chupete interferirá con la lactancia y después de las seis semanas es probable que el bebé ya no quiera aceptarlo.

Aumento del apetito. Probablemente notarás que tu bebé se pone más inquieto a las dos o tres semanas y de nuevo alrededor de la sexta, que es cuando la mayoría de los bebés experimentan un aumento de apetito. Cuando su apetito aumenta, el bebé realiza tomas con más frecuencia durante unos días y esto estimula un aumento en tu producción de leche. Es común que el bebé se sienta incómodo al final de la tarde o en la noche.

El temperamento del bebé. Cada bebé nace con una personalidad característica. Algunos tienden a ser calmados mientras que otros son más activos. Algunos bebés son muy sensibles a su entorno y se exaltan ante cualquier estímulo repentino. Son tensos, nerviosos y a menudo se sienten incómodos. Pueden pasar casi instantáneamente del sueño o la calma a un llanto inconsolable. Cuando comienzan a llorar, es muy difícil calmarlos. Si bien algunos de estos bebés necesitan que los carguen o los entretengan continuamente, otros pueden resistirse a que los carguen o los abracen.

Para aprender a cuidar a un bebé muy sensible, requerirás de tiempo y paciencia. Pronto aprenderás a intuir lo que le gusta a tu bebé y lo que no, cuánto estímulo puede tolerar y cómo puedes ayudarlo para que se calme. Si a tu bebé no le gusta que lo acaricies, intenta no tomártelo muy a pecho. Con el paso del tiempo y un aumento gradual de proximidad física, el bebé finalmente será capaz de tolerar y disfrutar que lo carguen. La mayoría de los bebés superan sus primeros meses de incomodidad y llegan a ser niños felices.

Dermatitis del pañal. Un bebé puede sentirse muy incómodo si tiene dermatitis del pañal. Después de cada cambio de pañal durante el día, lava delicadamente las nalgas del bebé y aplícale un ungüento de óxido de zinc, como Desitin. Deja las nalgas del bebé al aire tanto como sea posible y no le pongas pañales desechables ni pantalones plásticos. La dermatitis debe mejorar notablemente, a menos que sea causada por candidiasis (consulta la siguiente sección).

Si las heces del bebé son verdes, puede estar desarrollando una reacción a algunos alimentos en la dieta de su madre. Consulta la sección "Cólico y reflujo", que hallarás más adelante.

Infección por candidiasis. Aunque son comunes en los bebés, las infecciones por candidiasis suelen pasarse por alto como causa de una inquietud excesiva. Un bebé con candidiasis comúnmente muestra signos en la boca: en la parte interior de los labios, en los carrillos y algunas veces en la lengua. Esto se conoce como candidiasis bucal. Por lo general, el bebé sufre mucho de gases, ya que los hongos levaduriformes con frecuencia también están presentes en el tracto gastrointestinal. Estos hongos también pueden producir una erupción rojiza con puntos o que se pela, parecida a una quemadura leve, generalmente en la zona genital. A menudo, los pezones de la madre se enrojecen y pueden mostrar erupciones, picar o arder. Un pezón puede estar más afectado que el otro.

Generalmente, una suspensión de nistatina (Mycostatin) es el medicamento que se prescribe cuando el bebé tiene una infección por candidiasis. Como la nistatina se ingiere, generalmente se eliminan los hongos en el intestino. Sin embargo, a veces la dermatitis del pañal aparece sólo *después* del tratamiento con el medicamento oral; en otros casos, la dermatitis empeora durante los primeros días de tratamiento. El ungüento de nistatina puede utilizarse para tratar tanto los pezones de la madre como la dermatitis del pañal.

Otro medicamento oral común, la violeta de genciana, sólo mata los hongos de la boca, por lo que no se recomienda para un bebé con molestias y gases, a menos que la nistatina no parezca hacer efecto tras varios días de tratamiento.

Consulta "Candidiasis del pezón", página 69, y hallarás una explicación completa del tratamiento para infecciones por candidiasis.

Cólicos y reflujo. Cólico es un término muy amplio usado para referirse a una molestia del bebé no identificada que se caracteriza por períodos de llanto intenso y un aparente dolor abdominal. Aunque se ha debatido durante años sobre las causas de los cólicos, los médicos a menudo le restan importancia, como si fuera algo que los padres simplemente deben soportar hasta que el bebé tenga tres o cuatro meses, cuando se espera que los síntomas disminuyan o desaparezcan. Mientras tanto, el bebé no es feliz y su madre podría cuestionarse si la culpa es de la lactancia.

Recientemente, a muchos bebés que sufrieron de cólicos en el pasado, ahora se les ha diagnosticado reflujo gastroesofágico, que también se conoce como RGE o simplemente reflujo. Consiste en un movimiento de devolución de comida y ácido desde el estómago y hacia el esófago y, a veces, hasta la boca y encima de tu ropa. Casi todos los bebés tienen episodios de reflujo y a la mayoría de los padres les parece normal que sus bebés "devuelvan" después de comer. Algunos bebés que regurgitan con frecuencia no parecen sentir ninguna molestia. Sin embargo, otros parecen sufrir de acidez dolorosa, incluso si no regurgitan la leche.

La razón principal por la que los bebés regurgitan es que el esfínter al final de su esófago no está completamente desarrollado. Además, los bebés toman demasiada leche con relación al tamaño de su estómago, y muchos también tragan demasiado aire cuando lactan o succionan un chupete. Cuando el bebé eructa, es posible que salga leche junto con el aire.

Los bebés que son amamantados suelen tener menos episodios de reflujo y éstos son menos severos que los de aquellos alimentados con biberón. Al succionar los pechos, se activan ondas peristálticas a lo largo del tracto gastrointestinal del bebé; estas contracciones musculares ayudan a llevar la leche al estómago y luego al intestino delgado. Además, la leche materna se digiere más completamente que la de fórmula, y casi dos veces más rápido. Mientras menos tiempo pasa la leche en el estómago, tendrá menos posibilidades de acidificarse antes de devolverse al esófago. Por añadidura, los bebés amamantados por lo general se alimentan en una posición más erguida que los que reciben biberón. La gravedad ayuda a mantener la leche y el ácido gástrico en el estómago, que es donde deben estar.

A pesar de todo, los bebés amamantados pueden sufrir de reflujo doloroso. Entre sus síntomas se incluyen: llanto repentino o inconsolable, arqueo de la espalda mientras lacta, rechazo al pecho o biberón, eructos o hipo frecuente, mal aliento, arcadas o ahogos, inflamación frecuente de la garganta, patrones de sueño irregulares, aumento lento de peso, infecciones frecuentes de los oídos y, menos comúnmente, problemas respiratorios como sibilancias, respiración dificultosa, asma, bronquitis, neumonía y apnea.

Algunos bebés con reflujo quieren lactar todo el tiempo; por lo tanto, es probable que crezcan muy rápido, aunque puede parecer que regurgitan toda la leche que ingieren. Mientras se ingiere, la leche materna es muy calmante, al igual que la misma succión. Pero si el estómago del bebé se llena demasiado, los síntomas del reflujo pueden empeorar. Para un bebé con este problema, es mejor que lacte de un pecho cada vez; el flujo lento de la leche calmará la acidez del bebé sin llenar demasiado su estómago. Algunas madres han reportado que los chupetes son de ayuda para estos bebés.

Para otros bebés con reflujo, lactar puede ser algo doloroso. No sólo lloran después de lactar y entre una toma y otra, sino que se sienten inquietos en el pecho y a veces lo rechazan por completo. Aunque parezca raro, es posible que tomen en un biberón la misma leche que no tomarían del pecho.

Muchos padres tratan de minimizar el reflujo manteniendo al bebé erguido o semi-erguido por 30 a 45 minutos después de la toma. Sin embargo, estudios recientes demuestran que sentarlo en una silla para bebés (con una elevación de 60 grados) realmente incrementa el reflujo. También se ha demostrado que recostar al bebé sobre su costado izquierdo o su estómago reduce el reflujo. Pero dejar que el bebé duerma sobre su estómago está asociado a una tasa más alta del síndrome de muerte súbita del lactante. Tal vez la mejor idea sea sostener al bebé en un cargador sobre su lado izquierdo, tanto para minimizar el reflujo como para calmarlo con el movimiento de tu cuerpo. También podrías intentar acostarlo boca abajo sobre tu antebrazo; los padres dicen que la presión en su vientre parece calmarlos.

Mover al bebé brusca o rápidamente después de lactar puede empeorar el reflujo. Hazlo eructar antes de cambiarlo de pecho, pero no lo sacudas. Simplemente cárgalo sobre tu hombro o siéntalo con la espalda recta y dale unas palmaditas por detrás. Déjalo que succione del pecho hasta que se duerma.

Para algunos bebés es más incómoda la molestia en la parte baja del abdomen que la regurgitación y la acidez. Además del llanto, sus síntomas incluyen: gases, heces muy frecuentes que pueden ser verdes, mucosas o incluso con sangre, y un enrojecimiento alrededor del recto. Tal vez tenga congestión nasal o una erupción en la cara o en la parte superior del cuerpo. Además, es posible que quiera lactar todo el tiempo.

Aunque las trazas de sangre en las heces del bebe o en su pañal rara vez indican una emergencia, para los padres son alarmantes, y es buena idea llamar al médico del bebé cuando aparezcan. No obstante, en la mayoría de los casos la sangre en las heces es causada por una fisura anal o por intolerancia a algún alimento. Una fisura anal, es decir, una pequeña rasgadura en el ano, suele deberse a estreñimiento o distensión durante la deposición. Como los bebés alimentados exclusivamente con leche materna no sufren de estreñimiento, es poco probable que tengan fisuras anales. La causa más probable es la sensibilidad o alergia a algún alimento en tu dieta. Aunque algunos médicos recomiendan suspender la lactancia temporalmente y darle leche hipoalergénica de fórmula en vez de leche materna, por lo general esto es innecesario. En la mayoría de los casos, el sangrado se detiene luego de que la madre retira de su dieta el alimento que afecta al bebé y cuando el intestino del bebé ha tenido tiempo de sanar.

Algún alimento en tu dieta. Si tu bebé tiene cólico o síntomas de reflujo severo todos los días o casi todos los días, y sin importar que sus heces contengan sangre o no, debes tratar de anotar lo que hayas comido y bebido durante los últimos tres días. Incluye cualquier suplemento nutricional o medicamento. Anota también cualquier período particular de incomodidad que el bebé haya tenido durante los últimos tres días. Si estás produciendo mucha leche, también debes pesar a tu bebé para saber la rapidez con la que está aumentando de peso. Un bebé que gana mucho más de una onza (28 g) de peso diario puede tener síntomas de lo que yo llamo síndrome de hiperlactancia, el cual se describe en la página 183.

La mayoría de los alimentos que molestan a los bebés lactantes, ya sean irritantes intestinales o alergenos, se encuentran en uno de los diferentes

Jueves	
8:30 a.m. Jugo de toronja Vitamina prenatal Granola con leche Pan tostado con mantequilla	**10:30 a.m.–12:00 m.** Incomodidad, regurgitación
12:15 p.m. Sándwich de rosbif y queso con mayonesa y lechuga Papas fritas Leche	**2:00 p.m.–5:00 p.m.** Llanto
3:00 p.m. Jugo de piña	
6:45 p.m. Pollo salteado con pimientos verdes Ensalada de espinaca y champiñones con vinagreta italiana Arroz Leche	
8:15 p.m. Helado de yogur de chocolate	**11:30 p.m.–2:00 a.m.** Mucha intranquilidad, vómitos

Tabla de muestra de la dieta de una madre y las reacciones de su bebé.

grupos principales de alimentos. Cuando un bebé ha estado incómodo en horas específicas, a menudo se puede identificar el alimento sospechoso analizando lo que la madre ingirió en una o dos comidas previas o en las últimas dos a seis horas. Si, por ejemplo, sospechas que el chocolate es la causa de los síntomas de tu bebé, puedes intentar dejar de comerlo y observar si mejora. Sin embargo, ya que más de un alimento puede ser la causa de la incomodidad de tu bebé, sería prudente evitar por un tiempo todos los alimentos que suelen representar un problema y reincorporarlos a tu dieta uno por uno. De esta forma, sabrás exactamente lo que molesta a tu bebé.

Si eliminas por completo los siguientes alimentos durante tres días, es probable que las molestias de tu bebé se alivien rápidamente. Asegúrate de revisar los ingredientes de cualquier alimento procesado comercialmente antes de ingerirlo.

- *Chocolate y condimentos.* El principal problema del chocolate es la teobromina; aun en pequeñas cantidades, este ingrediente es un potente irritante del tracto digestivo de muchos bebés. En la tabla de muestra, probablemente fue el yogur helado de chocolate el responsable de que el bebé (y su madre) pasaran una mala noche. Muchos condimentos y otros saborizantes fuertes como la canela, los chiles, el ajo y el curry también pueden causar molestias a los bebés.

- *Cítricos.* Una causa de molestias digestivas que con frecuencia se subestima son las frutas cítricas y sus jugos. Las naranjas, limones, limas, mandarinas y toronjas pueden irritar el intestino de tu bebé. Otras frutas muy ácidas, como la piña, el kiwi y la fresa, pueden afectar de igual forma a muchos bebés. Según la tabla, la madre tomó jugo de toronja en el desayuno y jugo de piña en la tarde. Estos jugos probablemente irritaron el organismo de su bebé.

- *Verduras que producen gases.* Algunas verduras también pueden causar problemas digestivos temporales a los bebés más pequeños. Entre estos están la cebolla, el brócoli, la coliflor, las coles de Bruselas, el repollo, los pimientos y los pepinos. La mostaza preparada puede causar una reacción similar. La cebolla, ingrediente común de muchas recetas, puede causar molestias gástricas en un bebé incluso cuando está cocida, o cuando se ingiere en pequeñas cantidades o como polvo de cebolla. El plato salteado de la tabla contenía uno de estos alimentos que causan problema.

- *Leche de vaca.* Algunos bebés son alérgicos a la leche de vaca y sus derivados, incluyendo el queso, el yogur, la crema agria, el requesón y el helado. Los investigadores han estimado que casi la mitad de todos los casos de reflujo severo y cólicos están asociados a una alergia a la leche de vaca. Si un bebé es realmente alérgico a los derivados de la leche, reducir tu ingesta de leche probablemente no eliminará los síntomas del bebé. Debes eliminar de tu dieta todos los productos lácteos, incluyendo los que se encuentran en los alimentos procesados comercialmente, como sopas en crema, ciertos tipos de aderezo para ensaladas y pudines; la leche de vaca puede estar identificada en las etiquetas como "caseína" o "suero". No debes alimentar al bebé con leche de fórmula hecha de leche de vaca. El bebé representado en la tabla puede o no estar reaccionando a los lácteos.

De ser posible, no uses medicamentos o suplementos dietéticos mientras evitas consumir estos cuatro grupos de alimentos. Los laxantes que toma la madre lactante pueden irritar el tracto gastrointestinal del bebé. La aspirina y la sustancia química fenilpropanolamina, un descongestionante, puede causarle molestias al bebé; ambos medicamentos se encuentran en muchos remedios para el dolor de cabeza y el resfrío. Se sabe que algunos suplementos dietéticos que toma la madre o que se le administran directamente al bebé, como la vitamina C, la levadura de cerveza y el fluoruro, causan síntomas de cólicos. El fluoruro es muy útil para prevenir las caries; pero es mejor si pospones su uso hasta que el bebé tenga seis meses, y sólo será necesario si el agua que consumes contiene menos de 0.3 ppm.

Durante los tres días en los que eliminarás de tu dieta todos los alimentos que comúnmente producen problemas, toma nota de lo que comes y bebes y de los comportamientos que observes en tu bebé. Si el bebé tiene momentos de especial dificultad, trata de identificar cualquier alimento sospechoso: revisa la última o las últimas dos comidas, o lo que comiste durante un período de dos a ocho horas antes de que los síntomas comenzaran. Tal vez descubras que, sin darte cuenta, comiste algo que no debías, o quizá halles otro alimento que parezca ser el culpable. Otros alimentos que pueden causar reacciones de ese tipo son: tomates, huevos, maní y mantequilla de maní, maíz y jarabe de maíz, trigo (en panes, galletas dulces y saladas, pasteles y fideos), soya (base de algunas leches de fórmula para bebés y un ingrediente de muchos alimentos procesados), manzanas y bananas. Si decides eliminar de tu dieta cualquiera de estos alimentos, también deberás continuar evitando los primeros cuatro grupos. Es posible que tu bebé sea susceptible a más de un grupo de alimentos.

Si tu bebé se siente mucho mejor después de los tres días y tiene muy pocos períodos de intranquilidad u otros síntomas, intenta reintroducir los lácteos a tu dieta. Consume muchos productos lácteos en la mañana y luego observa a tu bebé durante 24 horas. Si tiene alguna reacción, evita los lácteos por completo durante los próximos dos días.

Después de este período, puedes experimentar con pequeñas cantidades de leche, queso, yogur o helado para ver si el bebé puede tolerar alguno y en qué cantidad. Aunque algunos bebés no toleran ningún lácteo, otros no tienen problema cuando sus madres consumen queso duro, y otros toleran pequeñas cantidades de cualquier lácteo siempre y cuando sus madres los consuman sólo cada tantos días. (Si tienes que suprimir completamente los lácteos de tu dieta, asegúrate de tomar suficiente calcio de otra manera; consulta la página 139).

Cuando hayas determinado qué lácteos son seguros y en qué cantidad, espera unos días y añade otro grupo de alimentos a tu dieta. De nuevo, consume esos alimentos en gran cantidad. Si el bebé vuelve a sentir molestias, elimina otra vez de tu dieta este grupo de alimentos. Continúa añadiendo grupos de alimentos hasta que hayas probado con todos los que eliminaste. Recuerda que un bebé muy sensible puede ser susceptible a más de un tipo de alimento.

Síndrome de hiperlactancia. Los investigadores también han identificado un tipo de cólicos que se caracterizan por la producción de gases, heces frecuentes, regurgitaciones y molestias e incomodidad generales (Woolridge y Fisher, 1988). Aunque estos bebés aparentemente son sensibles a algo en la dieta de sus madres, no muestran ninguna mejoría con la eliminación de alimentos o bebidas sospechosas. Típicamente, estos bebés lactan con frecuencia de ambos pechos y ganan más de una onza (28 g) por día. Sus madres suelen tener reservas de leche sobreabundantes.

Algunos profesionales en lactancia se refieren a estos síntomas como síndrome de sobreproducción de leche. Yo no considero que la salida de la leche sea realmente el problema. La causa subyacente más probable de los cólicos es la ingesta desproporcionada de leche inicial, la leche que sale al principio de la toma, que es baja en grasa. Cuando un bebé consume grandes cantidades de leche inicial y poca leche final, que es grasosa, su estómago se vacía rápidamente y deposita un exceso de lactosa en los intestinos. Esto causa un incremento en los gases y síntomas de cólicos.

El bebé se mejora al hacer que vacíe un pecho en cada toma; de esta forma, no sólo recibe la leche inicial sino también la leche final, la cual es grasa. Deja que el bebé lacte del primer pecho hasta que esté satisfecho y lo suelte espontáneamente; no interrumpas la alimentación en ningún momento para cambiar al bebé al otro pecho. Si esto no ayuda, intenta limitar la lactancia en un solo lado por una hora y media o dos horas antes de que lacte del otro lado. Algunos profesionales en lactancia aconsejan restringir al bebé a un solo pecho durante varias tomas seguidas, hasta que los cólicos cedan, pero yo siento que esto es innecesario. Mantener al bebé en un solo lado por toma debería resolver el problema.

Tratamientos y exámenes para cólicos. Debido a que los exámenes para cólicos son invasivos, muchos médicos tratan el problema sin realizar exámenes. Eligen entre tres tipos de medicamentos farmacéuticos. Primero están los antiácidos, que neutralizan el ácido estomacal sin causar efectos secundarios conocidos. Entre estos se encuentran Mylanta y Mylicon, muy utilizados para los cólicos y de venta libre. Estos medicamentos contienen simeticona, un antiflatulento que reduce la inflamación, el malestar y el dolor causados por el exceso de gas en el estómago o los intestinos. Las gotas se administran justo después de las tomas.

En segundo lugar entre los medicamentos para el reflujo, se encuentran los que suprimen la producción de ácido en el estómago. Éstos incluyen la cimetidina (Tagamet), famotidina (Pepcid), nizatidina (Axid), ranitidina (Zantac) y los "bloqueadores ácidos". Éstos últimos impiden totalmente la producción de ácido. Entre ellos, el omeprazol (Prilosec) y el lansoprazol (Prevacid) están aprobados para niños, aunque en ocasiones se recetan otros. Dado que no todos los niños reaccionan de la misma forma a estos medicamentos, es posible que debas probar con dos o más antes de encontrar uno que dé buenos resultados. Tal vez necesites unas dos semanas antes de saber qué medicamento en particular da resultado.

El tercer grupo de medicamentos recetados para el reflujo aumentan la motilidad; es decir, mejoran el tono muscular del tracto digestivo para continuar el movimiento de los alimentos en el mismo. Estos medicamentos son más útiles para bebés mayorcitos que ya comen alimentos sólidos; los bebés que se alimentan exclusivamente con leche materna suelen tener una digestión rápida. El betanecol (Urecholine), la eritromicina y la metoclopramida (Reglan) son los medicamentos para la motilidad que se usan actualmente en los Estados Unidos. Éstos pueden causar dolor gástrico y diarrea. Aún no se ha estudiado bien el uso prolongado de la metoclopramida en niños (por varias semanas); de hecho, existe preocupación sobre su uso en adultos por períodos prolongados.

Algunas madres no recurren a medicamentos farmacéuticos para aliviar los síntomas de los cólicos en sus bebés sino que usan la antigua "agua de anís", que se ha comercializado desde mediados del siglo XIX y hoy en día se sigue usando en todo el mundo. Existen muchas marcas de agua de anís; sin embargo, todas tienen una fórmula parecida. La mayoría contiene hierbas diferentes y algunas contienen bicarbonato de sodio. Aunque algunas madres sienten que el agua de anís ayuda a aliviar las molestias de sus bebés, un estudio publicado en Gran Bretaña halló que, por lo general, este remedio no es efectivo contra los síntomas de los cólicos. Y lo que es peor, recientemente se descubrió que Baby's Bliss, una marca estadounidense de agua de anís, estaba contaminada con un parásito que enfermó gravemente a un bebé.

Una nueva propuesta para tratar los cólicos en los bebés es el uso de las bacterias "buenas" o probióticos. En un estudio publicado en la revista *Pediatrics* (Savino, et al., 2007), se demostró que bebés alimentados sólo con leche materna y con síntomas de cólicos que fueron tratados con la bacteria *Lactobacillus reuteri,* mejoraron en los siete días posteriores al comienzo del tratamiento. Un mes después, los bebés habían reducido su tiempo promedio de llanto en un 95%. Durante el mismo período, los bebés lactantes con cólicos tratados con simeticona redujeron su tiempo de llanto sólo en un 7%. Según especulan los investigadores, al cambiar el balance de bacterias en el tracto gastrointestinal, la suplementación con probióticos puede reducir los efectos tanto de la infección gastrointestinal como de la enfermedad alérgica. Otros estudios sugieren que la *L. reuteri* inhibe el dolor al reducir la sensibilidad de los nervios en el tracto gastrointestinal.

Los probióticos utilizados en el estudio de 2007 son producidos por una compañía sueca llamada BioGaia. En algunas farmacias podrás encontrar probióticos de esa marca, pero en otras tendrás que esperar a que los soliciten. Estos probióticos deben mantenerse refrigerados. El suministro para un mes cuesta aproximadamente 39 dólares.

En muy pocas ocasiones se recomiendan exámenes médicos para el reflujo y otros trastornos digestivos, a menos que el bebé muestre signos de poco crecimiento, asfixia severa o enfermedad pulmonar. En tal caso, el mejor examen para el reflujo severo es la prueba de pH. Para esta prueba, se introduce una sonda por la garganta del bebé para medir el nivel de ácido en el fondo del esófago. Un examen menos invasivo es la esofagografía, en

¿El cereal es bueno para el cólico?

Algunos doctores recomiendan usar cereal para espesar la leche para los bebés que sufren de reflujo o cólicos, siguiendo la teoría de que la comida más pesada se asienta mejor. Pero no hay pruebas de que esto ayude; de hecho, añadir cereal a la leche del bebé puede reducir la velocidad a la que su estómago se vacía, aumentar los episodios de reflujo y, posiblemente, causar asfixia. Regurgitar sólidos es más irritante que regurgitar leche materna y, si el bebé llega a aspirar pedacitos de cereal hacia los pulmones, puede sufrir de neumonía. Además, el cereal reemplaza la leche materna en vez de suplementarla en la dieta del bebé, lo que puede causar un descenso en la producción de leche. Ya que muchos bebés con reflujo severo o cólicos son alérgicos, introducir el cereal antes de tiempo en su dieta puede ocasionar intranquilidad durante la lactancia, rechazo al pecho y destete prematuro.

la que el bebé toma una mezcla de bario y luego se le toma una placa de rayos X; luego, la placa se examina para detectar cualquier bloqueo o estrechamiento de las válvulas del estómago que pueda ser el causante de la afección o que la esté agravando. No obstante, los rayos X no identifican si el contenido del estómago del bebé es más ácido de lo normal o si el esófago ha sido afectado por el reflujo. El daño en el esófago se determina por medio de un procedimiento más invasivo, una endoscopia con biopsia. Todos estos exámenes deben llevarse a cabo con mucha precaución; no siempre arrojan resultados definitivos y suelen ser muy estresantes tanto para el bebé como para los padres.

Cuando nada resulta. Si tu bebé padece de reflujo doloroso u otros síntomas de cólicos, tal vez el estrés excesivo que produce cuidarlo te lleve a pensar en alimentarlo de otra forma con la esperanza de que los síntomas disminuyan. Ten presente que estas afecciones usualmente mejoran sin necesidad de tales cambios. De hecho, alimentarlo con leche de fórmula podría empeorar el problema en lugar de solucionarlo. Continuar con la lactancia les brindará al bebé y a ti beneficios importantes para la salud y, lo más importante, creará un fuerte lazo que los ayudará a superar este momento difícil.

Evidentemente, un bebé con cólicos o reflujo severo dormirá mal y se comportará muy intranquilo. Es probable que tu bebé necesite que lo cargues la mayoría del tiempo. Es posible que no te deje dormir y, como se rehúsa a lactar, te haga sentir rechazada. Los riesgos de depresión posparto, e incluso de maltrato infantil, son mayores cuando el bebé padece de reflujo severo o cólicos. Como éste puede ser un tiempo muy difícil incluso para la familia más estable, es importante que cuentes con apoyo emocional, que encuentres ayuda práctica y que limites tus responsabilidades hasta que se solucione el problema.

Medidas para manejar la incomodidad, el cólico y el reflujo

1. Ofrécele tu pecho al bebé; es una fuente de consuelo además de ser una fuente de alimento.
2. Intenta con chupetes. Éstos calman a muchos bebés que necesitan mucha succión adicional, a los que se sienten inquietos o a los que tienen dificultad para tranquilizarse. Si al principio tu bebé rechaza un chupete, intenta con diferentes tipos.
3. Asegúrate de que el bebé eructe con frecuencia mientras se alimenta o usa el chupete.
4. Intenta envolver firmemente al bebé con una manta liviana.
5. Calma al bebé y a ti misma con un baño tibio.

6. A la mayoría de los bebés les encanta el movimiento. Intenta caminar con él, o usa una mochila porta-bebés, un cargador o un cochecito. Mecerlo también puede hacer que se sienta mejor; si no tienes una silla mecedora, pide una prestada. La mayoría de los bebés se sienten arrullados y se duermen cuando viajan en automóvil.

7. El ruido blanco puede calmar a un bebé que llora. Intenta ayudarlo a dormir encendiendo una radio o una grabación con el zumbido de un automóvil o de una aspiradora, o poniendo un acuario cerca de la cuna del bebé. O reproduce un CD de ruido blanco (consulta el Apéndice A, págs. 304 a 305).

8. Considera la idea de dormir con el bebé, si aún no lo haces.

9. Tómate un corto receso del bebé todos los días. Tu compañero podría jugar con él mientras tomas un baño, sales a caminar o visitas a una amiga.

10. Busca a otra madre que tenga un bebé intranquilo. No hay como una amiga que realmente te comprenda. También puedes visitar www.colicsupport.com, un sitio web para padres con bebés que sufren de cólicos.

Subalimentación Muchas razones pueden hacer que te preguntes si tu bebé está recibiendo suficiente alimento. Es posible que parezca lactar todo el tiempo, o que se vea intranquilo. La mayoría de los bebés pequeños quieren alimentarse de ocho a doce veces en un período de 24 horas. Lactar con esta frecuencia es normal y pocas veces es señal de una baja producción de leche. No podrás determinar si tu bebé está tomando suficiente leche materna ofreciéndole un biberón de agua o leche de fórmula como suplemento después de la toma. La mayoría de los bebés tomarán una o dos onzas si se les ofrece, aunque hayan lactado lo suficiente.

Es probable que tu bebé esté tomando suficiente leche si:

- lacta por lo menos ocho veces en un período de 24 horas,
- lacta entre 10 y 45 minutos en cada toma y parece estar satisfecho después de hacerlo,
- traga en varios períodos durante cada toma,
- sientes tus pechos más blandos o livianos después de amamantar y
- el bebé evacua todos los días durante el primer mes.

Haz pesar a tu bebé si cualquiera de estas condiciones no se está cumpliendo. Incluso si todas se cumplen, hazlo pesar para que te sientas más tranquila. La enfermera del consultorio de tu pediatra te ayudará con mucho gusto.

Entre el quinto día y el final del tercer o cuarto mes después del nacimiento, un bebé debe ganar una onza (28 g) por día. Este aumento refleja una ingesta adecuada de leche. Si tu bebé fue pesado en algún momento después del quinto día, puedes pesarlo nuevamente para confirmar si ha aumentado de peso adecuadamente. Si no lo han pesado desde el quinto día, ten en cuenta que la mayoría de los bebés recuperan el peso que tenían al nacer cuando cumplen entre 10 y 14 días. Si tu bebé tiene dos semanas y pesa menos que al nacer, probablemente necesite más leche. Si tiene dos semanas y pesa más que al nacer, probablemente está lactando lo suficiente. Si tienes alguna duda sobre cuánto peso está ganando el bebé, pésalo nuevamente en un par de días.

Usualmente, un aumento inadecuado de peso se presenta cuando el bebé ha tenido dificultades para prenderse del pecho o para lactar enérgicamente durante el período inicial de congestión mamaria en la primera semana, o cuando la lactancia ha sido poco frecuente. La subalimentación a menudo se presenta entre el grupo de madres y bebés que se describen en "Bebés que necesitan más", página 51. Esto también puede ocurrir cuando un recién nacido tiene problemas de succión (consulta "Problemas al succionar", pág. 88), cuando la madre ha usado protectores para pezón al amamantar (consulta la pág. 75) y, ciertamente, cuando un bebé está enfermo. Algunos laxantes que la madre consume pueden hacer que el bebé defeque en exceso y que pierda peso o lo gane muy lentamente, incluso si ingiere la leche suficiente. Un bebé que no gana peso o lo gana muy lentamente, a pesar de haber aumentado normalmente al principio, puede estar padeciendo reflujo con dolor. Algunos bebés que sufren de reflujo limitan su ingesta de leche debido a la incomodidad causada por la acidez gástrica (consulta "Incomodidad, cólico y reflujo", pág. 174).

A menudo, la dificultad del bebé para prenderse o succionar bien durante las primeras semanas ocasiona una rápida disminución en la producción de leche. La solución es extraer la leche después de amamantar para mantener una producción suficiente, y darle al bebé la leche extraída junto con la cantidad de leche de fórmula que sea necesaria.

Medidas terapéuticas para la subalimentación

1. Si te es posible, visita a un profesional en lactancia.
2. Para estimar la cantidad de leche que estás produciendo y aumentar tu producción de leche, alquila un extractor de calidad hospitalaria (consulta el Apéndice A, pág. 299). Cualquier otro tipo de extractor podría ser inadecuado para estimar con precisión la producción de leche y no ser tan útil para aumentarla.
3. Calcula tu producción extrayendo la leche de tus pechos en vez de amamantar. Si extraes la leche de un solo pecho a la vez, hazlo dos

veces en cada una, para un tiempo total de extracción de entre 20 y 25 minutos. Si tienes un sistema doble de recolección, úsalo por un período de 12 a 20 minutos. Dale la leche extraída al bebé junto con la leche de fórmula que sea necesaria. (Consulta en el Capítulo 5 las indicaciones sobre la extracción de leche y el Apéndice B, pág. 308, para determinar qué cantidad de leche necesita tu bebé en cada toma).

Exactamente dos horas después de completar la primera extracción, hazlo de nuevo. Es probable que esta vez obtengas menos leche que en la primera extracción. Multiplica por 12 el número de onzas de leche que obtuviste en la *segunda* extracción. Esto te dará un estimado de cuánta leche estás produciendo en un período de 24 horas. Así, por ejemplo, si sacaste 1½ onza (44 ml), estás produciendo cerca de 18 onzas (530 ml) al día.

Ahora puedes comparar tu producción de leche con los requerimientos diarios de leche del bebé que aparecen en el Apéndice B. Por ejemplo, si estimas que tu bebé necesita 21,4 onzas (630 ml) por día y tu producción de leche es de 18 onzas (530 ml) por día, el bebé necesitará cerca de 3½ onzas (100 ml) de leche de fórmula por día hasta que tu producción de leche aumente.

Si determinas que tienes suficiente leche para tu bebé y aún así no ha aumentado el peso suficiente, tal vez no está recibiendo toda la leche disponible en algunas o muchas de sus tomas. Esto puede suceder con los recién nacidos prematuros, los que tienden a quedarse dormidos mientras lactan, los que tienen problemas para succionar o los que sufren de reflujo con dolor. En ese caso, seguramente querrás continuar con los pasos siguientes, alimentando a tu bebé con leche materna extraída (en vez de la leche de fórmula) después de lactar, hasta que mejore su habilidad para alimentarse.

4. Después de que hayas calculado tu producción de leche, vuelve a amamantar a tu bebé por lo menos ocho veces en un período de 24 horas. Tal vez tengas que despertarlo para hacerlo. Amamántalo de 10 a 15 minutos en cada pecho cada dos o dos horas y media durante el día (cuenta desde el inicio de una toma hasta el comienzo de la siguiente) y cada tres a cuatro horas en la noche. (Sugiero que limites las tomas a este tiempo para que así el proceso completo de amamantar-extraer-suplementar pueda realizarse en 40 ó 50 minutos). Las tomas frecuentes y cortas son más efectivas para incrementar la producción de leche que las poco frecuentes y extensas. Asegúrate de observar que el bebé trague. Si el bebé succiona pero no traga la leche, comprime suavemente el pecho para que pueda tomar más leche.

5. Extrae tu leche después de cada toma para estimular una mayor producción de leche. Si la extraes de un pecho a la vez, hazlo con cada

una durante 5 minutos, y luego hazlo nuevamente con cada una durante unos cuantos minutos. Extraer la leche de ambos pechos a la vez ahorra tiempo y aumenta la producción de leche más rápidamente. Usa un sistema doble de recolección durante 5 ó 10 minutos después de amamantar.

6. Inmediatamente después de extraerte la leche, ofrécele al bebé cualquier cantidad de leche que hayas recogido junto con la leche de fórmula, si es necesario. Si el bebé necesita leche de fórmula suplementaria, divide la cantidad que necesita en un día entre el número de veces que lacta por día (usualmente ocho). Por ejemplo, un bebé que necesita 3½ onzas (100 ml) de leche de fórmula puede necesitar un poco menos de ½ onza (15 ml) después de cada una de sus ocho tomas diarias. El objetivo es ofrecerle aproximadamente la misma cantidad de leche materna y de fórmula en cada toma para que el bebé quiera lactar en intervalos regulares.

   Muchos especialistas en lactancia que temen que el biberón interfiere con la habilidad del bebé para lactar, sugieren usar un suplementador de lactancia (consulta las págs. 300 a 301), una taza, un gotero o una sonda suave sujeta al dedo de la madre. Si te recomiendan uno de estos métodos y te da resultado, continúa utilizándolo. Pero si te parece muy frustrante o que requiere demasiado tiempo, usa un biberón. Usar un biberón para la alimentación suplementaria después de los primeros días de lactancia rara vez le causa al bebé dificultades para prenderse o para succionar.

7. Para estimular una producción de leche aún mayor, prueba tomando cápsulas de fenogreco o de cardo bendito, o usando More Milk Plus en cápsulas o tintura (consulta la pág. 65).

8. Pesa a tu bebé cada pocos días para asegurarte de que está aumentando de peso apropiadamente. Después de cada pesaje, vuelve a calcular la cantidad de leche que necesita, ya que al ganar peso sus necesidades aumentarán. Vuelve a calcular también tu producción de leche. Dos horas después de tu última extracción, usa el extractor de leche en vez de amamantar, y calcula tu producción de leche como se explicó en el punto 3. Es de esperar que tu producción de leche haya aumentado lo suficiente como para disminuir, o incluso eliminar, el suplemento de leche de fórmula.

9. Si descubres que las hierbas recomendadas en el paso 7 no dan mucho resultado para aumentar tu producción de leche, considera la posibilidad de usar metoclopramida o domperidona (consulta la pág. 96).

10. Una vez que tu bebé esté ganando peso adecuadamente, que lacte de una manera más enérgica y que sólo esté recibiendo suplementos de tu leche materna, intenta eliminar una parte del suplemento. Durante

unos cuantos días, ofrécele al bebé la mitad de la leche que extraigas y congela la restante. Si el bebé continúa ganando peso apropiadamente, continúa extrayendo tu leche pero no se la des. Cuando el bebé esté aumentando una onza (28 g) sin consumir suplementos, deja gradualmente de extraer tu leche. Sigue pesando a tu bebé semanalmente.

Cuando el tratamiento falla. Aunque la técnica que acabo de describir normalmente garantiza que el bebé aumente de peso y que la producción de leche aumente en cuestión de días, en ocasiones estas medidas no funcionan. Algunas veces, cuando hubo una congestión mamaria severa y se extrajo poca leche durante la primera semana, la disminución en la producción de leche es difícil de revertirse.

En casos muy raros, la madre simplemente es incapaz de producir suficiente leche. Esto puede ocurrir con mujeres que se han sometido a cirugía de mamas, especialmente cuando la incisión se hizo alrededor de la areola (consulta "Amamantar después de una cirugía de mamas", pág. 102). También le puede ocurrir a mujeres que tienen poco tejido glandular (productor de leche), o senos "hipoplásicos" (consulta "Razones médicas para no amamantar", pág. 101). Las madres con síndrome de ovarios poliquísticos, (consulta la pág. 102) y las madres con retención de fragmentos placentarios (consulta la pág. 64) también deben luchar contra una producción baja de leche.

En cualquiera de estas situaciones, la falta de apoyo de familiares, amigos y profesionales de la salud sólo puede empeorar el problema. No obstante, aun contando con la información más precisa y el apoyo adecuado, a veces las cosas no salen como se espera. Si has dado lo mejor de ti para lograr la lactancia y, sin embargo, terminas alimentando a tu bebé con biberón, esto no significa que fallaste como madre. Siéntete orgullosa de tus esfuerzos para amamantar y concéntrate en darle a tu bebé todo el cariño y amor que puedas.

Algunas madres con una producción de leche insuficiente se han dado cuenta de que seguir amamantando con un suplementador de lactancia es una experiencia gratificante y de gran valor. Otras, por el contrario, piensan que estas alternativas son incómodas y frustrantes.

Otra opción, en especial si el bebé se ha frustrado lactando, es alimentarlo con biberón y luego amamantarlo. La "lactancia de consuelo", es decir, amamantar al bebé después de una toma con biberón, entre estas tomas o durante la noche, puede convertirse en una experiencia placentera para el bebé y su madre.

Puedes encontrar información detallada sobre la leche de fórmula y cómo alimentar con biberón en *The Nursing Mother's Guide to Weaning (La guía de la madre lactante para el destete)* (consulta "Lecturas complementarias recomendadas", pág. 348).

5 Extraer, almacenar y darle la leche materna al bebé

Existen situaciones en las que una madre debe extraer su leche para el bebé. Algunas madres deben extraerse constantemente la leche durante los primeros días o semanas después del parto, debido a complicaciones. Este puede ser el caso de las madres con pezones adoloridos o dificultades para que el bebé se prenda del pecho, así como las que tienen bebés muy prematuros o enfermos que no pueden lactar. Otras madres amamantan todo el tiempo, pero necesitan una "reserva de garantía" después de las tomas para mantener o aumentar su producción de leche y para darle leche suplementaria a su bebé. Algunas madres, por razones personales, extraen su leche y se la dan a su bebé en biberón. Otras lo hacen sólo para separaciones ocasionales. Y, por supuesto,

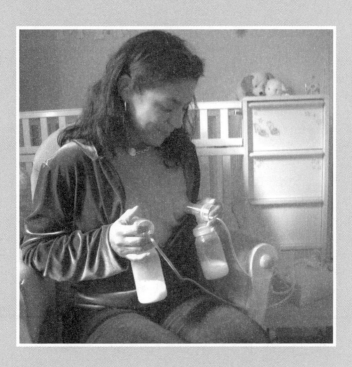

muchas madres que regresan al trabajo deben extraer su leche, no sólo para alimentar a su bebé cuando no están juntos, sino también para mantener su producción.

MÉTODOS DE EXTRACCIÓN

Extracción manual

Aunque hoy en día pocas madres consideran la idea de extraer su leche manualmente con regularidad, la extracción manual es una técnica que todas las madres lactantes deberían conocer. Si necesitas extraer el calostro para un recién nacido antes de que empiece la producción de leche madura, puedes obtener más si usas las manos en lugar de un extractor; esto se debe en parte a que las pequeñas cantidades de calostro que se producen en las horas siguientes al parto se pueden perder en las partes plásticas del extractor. Después de que empieces a producir leche, la extracción manual puede ablandar tus senos y permitir que el bebé se prenda más fácilmente. Si empiezas a usar un extractor frecuentemente, realizar una extracción manual después de usarlo es una buena manera de asegurar un vaciado completo de los pechos y aumentar tu producción de leche. Además, necesitarás de la extracción manual si se te pierde alguna pieza del extractor, si las baterías se agotan, si no hay electricidad, si el extractor se avería o si pierdes una toma inesperadamente.

Una madre que empieza la lactancia con un bebé que no puede lactar y extrae su leche con extractor y manualmente, genera una mayor cantidad de leche que si sólo lo hiciera con el extractor. La Dra. Jane Morton, de la Universidad Stanford, hizo un video corto que muestra cómo hacer una extracción manual para recoger más calostro para un recién nacido que todavía no puede lactar. Puedes encontrar un enlace a este video, "Hand Expresion" (Extracción manual), en www.nursingmotherscompanion. com/resources. Con varias tomas de práctica, la mayoría de las madres logran dominar la extracción manual. Puedes practicar con el pecho libre mientras amamantas, después de que el bebé estimule el comienzo de la producción de leche. Usa una toalla para recoger la leche que sale rociada mientras empiezas. También puedes practicar mientras te duchas.

Para empezar, ubica paralelamente las yemas de tu pulgar e índice a 1 ó 1½ pulgadas (2,5 a 4 cm) del pezón. Presiona el seno suavemente con los dedos hacia atrás, en dirección al tórax, y luego aprieta. Relaja los dedos y luego repite estos movimientos varias veces. Evita que los dedos se resbalen de su posición inicial. En cuanto hayas adquirido dominio de ese movimiento, rota los dedos alrededor del pezón para vaciar otras áreas del pecho.

Si empiezas a extraer la leche cuando no estás con tu bebé, podrás notar que masajear suavemente tus senos durante unos minutos ayuda a que la leche baje. Puedes verter la leche en cualquier recipiente limpio, pero tal vez prefieras una copa diseñada específicamente para este propósito (para obtener información sobre la compra, consulta el Apéndice A, pág. 301). Para obtener más leche, cambia de lado tan pronto veas que disminuye el

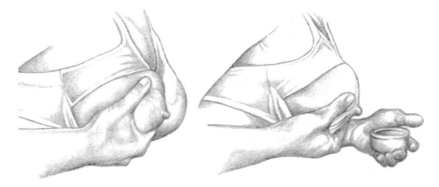

▲ *Cuando hagas una extracción manual, vierte la leche en una taza u otro recipiente limpio.*

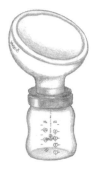

◀ *Copa Hygeia para extracción de leche*

flujo. Puedes ahorrar tiempo extrayendo leche de ambos pechos a la vez, poniendo dos recipientes en una mesa frente a ti. Cuando aprendas la técnica, el proceso completo tomará alrededor de 20 minutos.

Algunas madres llegan a preferir la extracción manual al extractor. Sienten que extraer la leche de esta manera es más tranquilo, natural y conveniente que con una bomba extractora.

Extractores de leche

Hoy en día, las madres están comprando extractores en grandes cantidades. Esto se debe principalmente a que regresan al trabajo o al estudio pocos meses después de dar a luz. Sin embargo, incluso muchas mujeres que planean quedarse en casa con sus bebés consideran que el extractor es una necesidad, ya sea para las separaciones ocasionales o para permitir que su compañero participe en la alimentación del bebé.

La gran variedad de extractores disponibles en la actualidad hace que la elección de uno adecuado sea difícil. Yo los clasifico en cuatro categorías:

- Extractores de calidad hospitalaria de alquiler.
- Extractores similares a los de calidad hospitalaria para una o varias usuarias.
- Otros extractores de batería o eléctricos.
- Extractores manuales o a pedal.

El más adecuado para ti depende en parte del tiempo que vas a pasar separada de tu bebé. Si las separaciones sólo van a ser ocasionales, puede ser más económica la extracción manual o con un extractor manual o de batería. Si vas a trabajar fuera de casa, por ejemplo, un día y medio por semana, un extractor económico también puede ser suficiente. Sin embargo, si vas a trabajar tiempo completo y usas un extractor ineficaz, tu producción de leche podría disminuir. No sólo necesitarás un extractor de más velocidad y potencia, sino también uno que te ahorre tiempo al permitirte extraer leche de ambos pechos a la vez.

Cuando una madre que trabaja a tiempo completo compra un extractor basándose en el precio y no en la calidad, a menudo se da cuenta de que es tan ineficaz que no le sirve. El ciclo, que es la velocidad con la que succiona y suelta la mama, es muy lento, la presión de la succión es muy poca, o ambos. Al final, se da cuenta de que no puede extraer mucha leche. Si usa el extractor regularmente, su producción de leche puede verse afectada.

La eficacia de un extractor depende de dos factores: la velocidad de su ciclo y la presión de su succión. La velocidad ideal es entre 48 y 60 ciclos por minuto. La presión de la succión de un extractor se mide por el movimiento del mercurio en un manómetro hidrostático. La presión debe alcanzar por lo menos -240 milímetros de mercurio.

Posiblemente, una madre que compre un extractor ineficaz no notará ningún problema al principio. A algunas madres les baja leche fácilmente con casi cualquier extractor en los primeros días, semanas, o hasta meses, pero a menudo después de un tiempo el extractor parece perder eficacia. Generalmente, la eficacia del extractor no cambia, pero la madre empieza a necesitar mayor velocidad y succión.

A veces, la madre asume que si no puede extraer mucha leche es porque no está produciendo la suficiente. Se preocupa porque puede estar subalimentando a su bebé y se esmera en aumentar su producción, cuando lo cierto es que él está obteniendo suficiente leche cuando toma del pecho.

Cuando por fin la madre descubre que tiene un extractor ineficaz, por lo general debe comprar otro de mejor calidad, y termina gastando más de lo que habría gastado si hubiera comprado uno bueno desde el principio. Ten en cuenta que adquirir un extractor de alta calidad es mucho más económico que comprar leche de fórmula por un par de meses.

Sin embargo, un precio alto no garantiza que el extractor sea de alto rendimiento. Como aprenderás más adelante en este capítulo, la calidad de los extractores varía enormemente en un rango particular de precios. Si estás segura de querer comprar un extractor, empieza por determinar el tipo de extractor que necesitas, y luego identifica un modelo de alta calidad en esa categoría. Este capítulo te ayudará a lograrlo. Si necesitas ayuda adicional, un profesional en lactancia te puede orientar para comprar el mejor extractor para tus necesidades.

¿Cuál es el momento indicado para comprar un extractor? Muchas mujeres lo hacen durante el embarazo, pero ten en cuenta que no empezarás a usarlo hasta que el bebé esté lactando bien. (Si necesitas un extractor los primeros días debido a complicaciones en la lactancia, te recomiendo que alquiles uno de calidad hospitalaria). La segunda o tercera semana después del parto es un buen momento para comprar un extractor. En este punto, podrás empezar la extracción para almacenar leche extra.

Antes de que tu bebé tenga un mes de edad, es conveniente que comiences a darle biberón —una onza (30 ml) cada pocos días— para que más adelante lo acepte sin problema.

Extractores de calidad hospitalaria. Estos extractores se fabrican para el alquiler y se activan por medio de un émbolo; tienen una velocidad automática de entre 48 y 60 ciclos por minuto y tienen presiones de succión mínimas de aproximadamente -240 milímetros de mercurio. Los extractores de calidad hospitalaria simulan muy bien la succión de un bebé, y la mayoría vacía los pechos de manera suave y efectiva. Se encuentran disponibles en centros de alquiler en todo el país.

Los profesionales médicos y las compañías que los fabrican suelen referirse a estos extractores como de calidad hospitalaria, pero por lo general quieren decir que cumplen con ciertos estándares eléctricos y de otros tipos que hacen seguro su uso en hospitales. Debes saber que la designación *calidad hospitalaria* no tiene nada que ver con la eficacia de un extractor. Yo uso este término para designar los extractores de más alta calidad.

Los extractores de calidad hospitalaria se recomiendan para las siguientes madres y bebés:

- Los bebés que después de 24 horas de nacidos no pueden prenderse del pecho ni succionar continuamente.
- Las madres que no presentan signos de producción de leche 72 horas después del parto.
- Las madres que siempre o casi siempre usan extractores.
- Los recién nacidos hospitalizados prematuros o enfermos.
- Los bebés que tienen poco tono muscular, problemas neurológicos o defectos congénitos, como una anomalía cardíaca.
- Las madres que tienen problemas para amamantar, como pezones muy adoloridos, y que deben suspender temporalmente la lactancia.
- Las madres que planean relactar o amamantar a su hijo adoptivo.
- Las madres que están calculando su producción de leche.
- Los bebés que rechazan el pecho debido a cólicos o a una huelga de lactancia.
- Las madres que hacen "reserva de garantía" después de las tomas (consulta la pág. 205).

Probablemente, los mejores extractores de todos son los de émbolo interno, que son grandes y pesados. Para la mayoría de los profesionales en lactancia, éstos son el modelo por excelencia para todos los extractores, pero infortunadamente ya no se fabrican. Los extractores livianos y con émbolo por fuera de la caja del motor son los que se consiguen más fácilmente para el alquiler.

Los sistemas dobles de recolección, que se pueden adquirir en el momento de alquilar el extractor, permiten a las madres extraer su leche de un pecho o de ambos al mismo tiempo. La extracción doble reduce significativamente el tiempo necesario para vaciar ambos pechos y estimula una mayor producción de leche que la extracción en un pecho cada vez.

Puedes encontrar los centros de alquiler de extractores en tu zona si llamas a las líneas gratuitas que proporcionan los fabricantes de extractores (consulta el apéndice A, pág. 299). Las tarifas varían mucho, así que vale la pena hacer varias cotizaciones. Las tarifas de alquiler prepagado para períodos largos suelen ser las más bajas pero, en general, el alquiler de un extractor es mucho más económico que comprar leche de fórmula. Si tu doctor te prescribe el uso de un extractor de calidad hospitalaria, es probable que tu compañía de seguro médico cubra el costo del alquiler.

El Programa especial de nutrición suplementaria para mujeres, bebés y niños (WIC) presta extractores de calidad hospitalaria a algunas de sus participantes. Una madre que haya sido admitida en el programa y que necesita un extractor porque tiene problemas de lactancia o un bebé prematuro o enfermo, o porque trabaja o estudia, podría optar al préstamo de un extractor eléctrico portátil. Encuentra más información sobre el programa WIC en la página 297.

Algunos centros de alquiler más grandes ofrecen "extractores gratuitos" para madres que no tienen dinero para alquilarlos. Si no reúnes las condiciones para optar a los servicios del WIC, pero tampoco tienes dinero suficiente para alquilar un extractor de calidad hospitalaria, puedes intentar exponer tu situación ante un centro de alquiler de tu zona.

El uso de un extractor de calidad hospitalaria suele ser muy sencillo. Coloca cuidadosamente la copa de succión sobre el pezón de manera que éste quede centrado en la mitad de la abertura del túnel. (Si el pezón no queda centrado, es posible que la succión genere una fricción molesta contra un lado de la abertura). Muchas madres dicen que, durante las primeras semanas de extracción, aplicar una capa delgada de lanolina en la base de los pezones ayuda a disminuir la fricción entre el pezón y el plástico duro de la copa de succión.

Ajusta el grado de succión hasta que sientas que es fuerte pero no te causa dolor. La mayoría de las madres empiezan a extraer con poca succión y la aumentan gradualmente hasta que sienten que es fuerte, pero cómoda.

Extractores similares a los de calidad hospitalaria. Por lo general, estos extractores tienen un ciclo automático. Los mejores extractores en esta categoría alcanzan una fuerza de succión de -240 milímetros de mercurio y velocidades de 50 ciclos por minuto, como mínimo. Muchos de ellos, aunque no todos, tienen un control aparte para ajustar la fuerza de la succión y la velocidad, algo que muchas madres prefieren. Todos vienen con un sistema doble de recolección. Estos extractores se recomiendan para:

- Las madres que tienen una producción normal de leche pero que están separadas de sus bebés casi todos los días.

- Las madres con una producción normal de leche que tienen alguna complicación de lactancia en casa (el bebé es prematuro y se queda dormido al lactar o su succión es débil), pero que siguen amamantando a sus bebés la mayor parte del tiempo.

- Las madres que empezaron a usar un extractor de calidad hospitalaria, tienen una producción abundante de leche y sólo alimentan a sus bebés con leche extraída.

Los extractores similares a los de calidad hospitalaria no están diseñados para las madres que alimentan exclusivamente con leche extraída, especialmente en las primeras semanas. Las mujeres que dependen completamente de un extractor para vaciar sus pechos suelen tener un mejor comienzo con un extractor de calidad hospitalaria, el cual es más efectivo.

Muchas mujeres piden prestado un extractor a sus amigas o parientes, o compran uno usado. Debes saber que sólo dos extractores en esta categoría, el EnJoye de Hygeia y el PJ's Comfort Pump (consulta las págs. 225 y 226), están certificados por la FDA como "extractores para varios usuarios", los que se pueden prestar de manera segura si la nueva usuaria compra un sistema de recolección nuevo. Otros modelos en esta categoría son extractores para "un solo usuario", lo cual significa que no se deben prestar o revender. Estos extractores no se pueden esterilizar, por lo que no es posible eliminar el riesgo de contaminación con virus transmitidos a través de la leche, como VIH y citomegalovirus (CMV), incluso si se compra un sistema de recolección nuevo. Los virus que se transmiten por el aire pueden llegar a los motores de estos extractores y contaminar a

> Si usas un extractor en altitudes elevadas —2.000 pies sobre el nivel del mar o más— debes saber que no alcanzará la succión óptima que indica el fabricante. Los extractores que tienen baja presión son muy poco eficaces en estas altitudes.

la próxima usuaria. Algunos extractores de uso personal también pueden acumular moho y bacterias.

También es importante entender que la mayoría de los extractores para una sola usuaria tienen una vida útil limitada, así que uno usado no funcionará tan bien como cuando estaba nuevo. Algunos fabricantes advierten que después de un año sus extractores no generarán tanta velocidad y succión como al principio. Si extraes tu leche todos los días con un extractor usado, es posible que tu producción se reduzca a medida que la eficacia del extractor disminuye. Además, si el extractor prestado se avería después del período de garantía, es posible que te sientas obligada a comprarle uno nuevo a la mujer que te lo prestó. Así que usar un extractor prestado o usado tal vez no resulte ser tan económico como parece. Si tienes un extractor que usaste con un bebé anterior, es recomendable que revises todas las piezas del equipo para asegurarte de que funcione bien. Algunos asesores en lactancia ofrecen el servicio de "revisión de extractores".

En esta categoría los precios varían mucho, al igual que los períodos de garantía. Comprar un extractor de buena calidad de este tipo puede ahorrarte dinero a largo plazo, especialmente si vas a regresar al trabajo, si planeas tener más hijos en el futuro, o en ambos casos.

Al igual que con un extractor de calidad hospitalaria, usar uno similar a éste es bastante fácil. Centra cuidadosamente tus pezones en la copa de succión. Ajusta la velocidad a unos 50 ciclos por minuto. Empieza con una succión leve y auméntala gradualmente hasta que sientas que es fuerte pero cómoda.

Otros extractores eléctricos y de batería. Otros extractores que funcionan con baterías, con electricidad o con ambas, vienen en una gran variedad de estilos y modelos. Algunos de estos extractores se pueden usar en ambos pechos al tiempo, mientras que otros se utilizan en un solo pecho cada vez, lo cual duplica el tiempo necesario para vaciar ambos lados. Existe un tipo de extractor semiautomático, con el cual la succión la activa la usuaria con el dedo. Otros son completamente automáticos. Estos últimos por lo general extraen leche con más eficacia que los semiautomáticos, pero algunos tienen una velocidad mucho más lenta que los 50 ciclos por minuto, ideal para estimular el comienzo de la producción de leche y el vaciado completo de los pechos. Muchos no tienen una buena succión —menos de -240 milímetros de mercurio— lo cual hace disminuir la cantidad de leche que una madre puede obtener.

Con el tiempo, el reflejo de salida de la leche deja de responder bien a los extractores de ciclo lento y poca succión —por lo general, los más económicos—, lo que genera un vaciado incompleto de los pechos y termina en una producción baja de leche. Al parecer, a medida que la lactancia continúa, los pechos necesitan una estimulación y un vaciado más parecidos a los que produce un bebé lactante.

En general, estos extractores son más adecuados para las madres que extraen su leche en pocas ocasiones. Los recomiendo sólo para las madres que tienen una producción suficiente de leche y que no necesitan usarlos más de cinco veces por semana.

Para usar uno de estos extractores, centra el pezón en la copa de succión. Si puedes ajustar la velocidad, trata de alcanzar los 50 ciclos por minuto. Es posible que necesites apretar varias veces una palanca para ajustar la velocidad o, en cambio, tapar y destapar una abertura para crear la succión y controlar la velocidad a lo largo de la toma. Ajusta la succión de manera que sea fuerte sin dejar de ser cómoda.

Extractores manuales o a pedal. Éste es el último grupo de extractores. Son portátiles y relativamente económicos; los mejores son además cómodos y fáciles de usar. Se recomiendan para madres con una producción constante de leche que necesitan extraerla ocasionalmente, unas pocas veces por semana.

Al igual que con otros tipos de extractores, debes centrar cuidadosamente tu pezón en la copa de succión. También es posible que debas halar y soltar varias veces una palanca o un cilindro para crear succión y controlar la velocidad de los ciclos. Familiarízate con las instrucciones del fabricante y practica para ver cuáles técnicas son más útiles para ti.

Extraer leche para las separaciones ocasionales

Si prevés que, en algunas ocasiones, vas a estar separada de tu bebé, es recomendable que empieces a extraer leche manualmente o con un extractor cuando tu producción ya sea constante. Para la mayoría de las madres, esto sucede después de las primeras dos semanas. Si planeas comprar un extractor, consulta mis observaciones en las categorías "Otros extractores eléctricos y de batería" y "Extractores manuales o a pedal", páginas 229 a 233.

Por lo general, la mayoría de los bebés aceptarán de buen agrado el biberón si se les ofrece antes de que cumplan un mes de edad. Además, continuarán recibiéndolo a partir de entonces siempre y cuando se les ofrezca cada dos o tres días.

Si le das biberón al bebé sólo para familiarizarlo con el pezón artificial, debes darle sólo una onza (30 ml) a la vez. Por lo general, la mayoría de las madres notan que pueden extraer esta cantidad después de una toma matutina, cuando la producción es un poco más alta que en otras horas del día.

EXTRAER LECHE ANTES
DE VOLVER AL TRABAJO

Si vas a volver a trabajar o a estudiar y, por consiguiente, vas a dejar de darle algunas tomas a tu bebé, tal vez querrás practicar la extracción manual, comprar un buen extractor, o hacer ambas cosas. Si compras un extractor, es recomendable que sea uno similar a los de calidad hospitalaria, diseñado ya sea para un solo usuario o para varios. Consulta mis apuntes sobre estos extractores en las páginas 223 a 227.

A la mayoría de las madres les parece conveniente mantener una reserva de leche disponible en el refrigerador cuando han vuelto al trabajo. Esta leche extra puede ser útil para los días en que no puedas extraer la cantidad de leche que necesites o que el bebé tome más de la usual.

Si tu congelador está integrado al refrigerador y guardas un par de onzas de leche por día, pronto te quedarás sin espacio. Dependiendo de la cantidad de leche que guardes, es recomendable que busques espacio extra en el congelador horizontal de alguna persona o que adquieras uno. La leche materna se conserva por tres meses en el congelador de la nevera (si las puertas son independientes) y de seis a doce meses en un congelador horizontal. Consulta la página 214 para obtener más información sobre cómo almacenar tu leche materna.

Usa un poco de la leche que hayas extraído para dársela a tu bebé. Si aún no puede beber en taza, cuando vuelvas al trabajo, ofrécele el biberón con frecuencia y regularidad para que quiera tomarlo. Para estas tomas de práctica usa la leche más antigua que tengas en el congelador para que no se eche a perder. Cuando le des leche descongelada a tu bebé, extrae un poco más para reemplazar la que acabas de gastar.

Tal vez notes que tiendes a producir más leche por la noche y en la mañana. Esto significa que la mañana es un buen momento para almacenar leche extra para tu bebé. Por lo general, obtendrás una mayor cantidad de leche si la extraes justo después de la primera, segunda o tercera toma del día; la mayoría de madres extraen de 1 a 2 onzas (30 a 60 ml). Esta leche tiene un alto contenido de grasa, lo cual será una ventaja adicional para el bebé cuando estés ausente.

Algunas veces, las madres cuyos bebés duermen durante mucho tiempo al caer el día extraen su leche justo antes de irse a dormir. Sin embargo, si el bebé no siempre duerme varias horas seguidas, tal vez no sea buena idea extraer tu leche entre las tomas, puesto que podrías estar sacando la mitad de su próxima toma.

¿La copa de succión es de tu medida?

Las primeras semanas en casa son un buen momento para ver lo adecuado que es tu extractor. Una duda que te puede surgir es si la copa de succión —donde se coloca el pezón— es de tu medida. Si no te queda bien, la extracción puede ser incómoda y es posible que no la puedas realizar eficazmente.

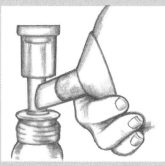
▲ *Ajustada*

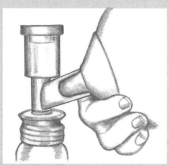
▲ *Apropiada*

Las copas estándar de succión tienen 24 ó 25 milímetros de ancho en la abertura para el pezón. Si tus pezones tienen el diámetro de una moneda de cinco centavos o uno mayor, probablemente estas copas te quedarán muy pequeñas. Incluso si tus pezones son más angostos, es posible que se hinchen en el tubo de la copa hasta quedar muy ajustados. Mientras estás extrayendo la leche, tus pezones no deben hacer fricción con los lados del tubo, y la areola, el área oscura que rodea el pezón, debe moverse un poco con cada succión. La extracción debe ser cómoda; si el pezón te duele, quiere decir que probablemente la copa de succión es muy pequeña. Además de causar incomodidad, es posible que una copa pequeña no permita la extracción total de la leche. Si estás haciendo extracciones de manera regular, el vaciado incompleto puede ocasionar que tu producción de leche disminuya.

Algunas veces, cuando una madre me pregunta si necesita otra talla de copa, le sugiero que vuelva a extraer su leche 20 minutos después de una de las extracciones regulares. Obtener más de media onza (15 ml) de leche en la segunda extracción es un indicio de que la copa no es de su talla.

Si estás usando un extractor Medela o Ameda, puedes pedir copas de succión grandes o extra grandes directamente al fabricante (consulta el Apéndice A, pág. 299). O pídele a un profesional en lactancia que verifique la talla; es posible que te venda una copa más grande.

Extraer leche en el lugar de trabajo

Si vas a dejar de darle a tu bebé una o más tomas mientras estás trabajando o estudiando, debes prepararte para extraer tu leche. Esto te ayudará a prevenir la congestión y, aún más importante, a mantener tu producción. La leche que extraigas se podrá usar luego para alimentar a tu bebé en tu ausencia. Si dejas a tu bebé por más de cuatro o cinco horas en tres o más ocasiones por semana y no extraes tu leche, tu producción probablemente disminuirá, particularmente si tu bebé aún no tiene 8 meses de edad.

La frecuencia con la que debes extraer tu leche depende de la edad de tu bebé, de cuánto tiempo pasan separados y de cuántas veces lacta cuando están juntos. Los bebés menores de cuatro meses deben lactar por lo menos 8 veces en un período de 24 horas; es necesario que vacíes tus senos con esta frecuencia para mantener una producción suficiente. De este modo, si tu bebé tiene menos de cuatro meses, planea extraer tu leche cada dos horas y media o tres horas mientras estén separados.

Los bebés entre cuatro y siete meses de edad suelen lactar por lo menos siete veces al día. Cuando tu bebé esté en esa etapa, tus pechos deben vaciarse mínimo siete veces en 24 horas, entre las tomas y las extracciones que hagan falta. Si tu bebé de cinco meses lacta frecuentemente en el día y dos veces por la noche, es posible que no necesites extraer tu leche si trabajas cuatro horas diarias, a menos que prefieras que tu bebé se alimente sólo con leche materna cuando estás lejos de él.

Un bebé de ocho meses o mayor puede lactar a menudo o unas pocas veces al día. En este punto, la decisión de extraer tu leche depende no sólo de cuánto tiempo estás separada de tu bebé, sino también de la variedad de alimentos sólidos que come y de cómo te sientes dándole leche de fórmula en lugar de la tuya.

Además, es importante entender lo siguiente: la producción general de leche disminuye si pasan largos períodos sin que los pechos se vacíen. La mayoría de mujeres reducen su producción de leche si los pechos no se vacían completamente siete veces en un período de 24 horas.

Esta reducción se debe a varias razones. Según los expertos, la disminución de la estimulación de los pechos hace disminuir los niveles de prolactina, la hormona responsable de la producción de leche. Además, los pechos completamente llenos que no se vacían durante períodos largos, probablemente liberan sustancias que hacen que las células productoras de leche disminuyan e incluso cesen la producción.

Algunas personas piensan erróneamente que cuando una mujer pasa largos períodos sin amamantar o extraer su leche, los senos se "entrenan" para producir cantidades suficientes de leche cuando el bebé quiera lactar. Lamentablemente, esto no es cierto. Descuidar la extracción de leche cuando se está lejos del bebé lleva a una disminución general de la producción, lo cual generalmente hace que la salida de la leche se demore, que el bebé se frustre cuando lacta y, en muchos casos, ocasiona un destete prematuro.

Si decides no extraer tu leche, tu bebé necesitará durante su primer año leche de fórmula producida comercialmente para compensar las tomas omitidas.

RESERVA DE GARANTÍA

Existen muchas situaciones en las que puede ser importante que extraigas tu leche después de amamantar al bebé. A esto se le llama "reserva de garantía". Las madres y bebés que se incluyen en esta categoría son:

- Los bebés que están empezando a alimentarse sólo con leche materna (consulta la pág. 123).

- Los bebés que nacieron a las 37 semanas de gestación o antes, o nacieron pesando menos de seis libras (2,7 kg) (consulta la pág. 117).

- Los bebés que tienen alteraciones en la formación de la boca como: frenillo corto, paladar ojival, labio leporino o paladar hendido, o ambos (consulta las págs. 85 y 128).

- Los bebés que necesitan un protector de pezón para lactar bien (consulta la pág. 75).

- Las madres que no presentan signos de producción de leche 72 horas después del parto (consulta la pág. 63).

- Las madres con una producción baja de leche (consulta la pág. 92).

- Las madres cuyos pechos permanecen congestionados porque el bebé no los vacía completamente (consulta la pág. 62).

- Las madres cuyos pezones tienen el diámetro de una moneda de 25 centavos o uno mayor (consulta la pág. 89).

- Las madres que se han sometido a una cirugía de mamas que implicó una incisión alrededor del pezón o la areola (consulta la pág 102).

- Las madres que tienen síndrome de ovarios poliquísticos (SOPQ) (consulta la pág. 102).

- Las madres que tienen mamas hipoplásicas (muy separadas, largas y delgadas, que no crecieron durante el embarazo y que son de tamaños notoriamente diferentes entre sí; consulta la pág. 101).

Las madres que están en las categorías anteriores tienen un mayor riesgo de tener una producción baja de leche y es posible que sus bebés aumenten poco de peso. En muchos de estos casos, el bebé no es lo suficientemente enérgico para estimular los pechos y vaciarlos bien para generar una producción abundante de leche. Esto pasa a menudo con bebés casi a término y los que están empezando a alimentarse sólo con leche materna. Una madre puede producir abundante leche, pero si el bebé no lacta bien, la producción puede disminuir notablemente. En otras situaciones, es posible que el bebé succione bien, pero los senos requieren una estimulación y un vaciado que superan la capacidad del bebé. Ejemplos de esto son las madres que tienen pezones grandes y se sometieron a una cirugía de mamas. En estos casos, es necesario extraer la leche justo después de las tomas para estimular una producción abundante y para asegurar que el bebé reciba suficiente leche.

Generalmente, hacer una extracción doble durante 5 a 15 minutos con un extractor de calidad hospitalaria, justo después de una toma, retirará el calostro o la leche madura que quede en los pechos. Cuando una madre extrae su leche después de cada toma, su producción suele aumentar y el bebé empieza a recibir más leche. Un pediatra lo explicó de esta manera: "La reserva de garantía hace que el funcionamiento de la mama se asemeje más al de un hidrante que al de una manguera".

Los recién nacidos que están en las categorías de reserva de garantía requieren un control atento para que se determine si están ingiriendo suficiente leche. Si tu bebé recién nacido pierde el 10% de su peso en el nacimiento (consulta el apéndice B, pág. 307) o si no aumenta una onza (28 g) diaria después de los cinco días de nacido, deberás darle el total o parte de la leche que extraes. Si no puedes recolectar suficiente leche, tal vez necesites usar también leche de fórmula. En estos casos, es de mucha ayuda la asistencia de un profesional en lactancia.

Cuando tu bebé esté subiendo bien de peso sin necesidad de leche materna suplementaria, puedes dejar de usar gradualmente el extractor. Luego, continúa controlando el peso del bebé durante un tiempo más.

Extraer leche para un bebé que no puede lactar

Algunas madres deben empezar la producción de leche con un bebé que no lacta. Si tu bebé no puede lactar debido a que tiene un problema para prenderse del pecho, a que es prematuro o está enfermo, lo mejor es que empieces a extraer tu leche en cuanto sea posible y preferiblemente unas horas después del parto, para que tu bebé reciba abundante calostro. El calostro es especialmente beneficioso porque contiene una gran concentración de anticuerpos protectores.

El personal de enfermería debe proporcionarte un extractor adecuado y las instrucciones para extraer y guardar tu leche. La mayoría de las unidades obstétricas disponen de un extractor de calidad hospitalaria, el cual deberás usar para extraer tu leche todo el tiempo. (Si en el hospital tienen el extractor Symphony, consulta la pág. 208 para saber cómo usarlo con el fin de obtener una producción de leche abundante). Si tu bebé es transferido a otro hospital, pregúntale al personal encargado del traslado qué procedimientos siguen para envasar y transportar la leche materna. Si el lugar a donde van a transferir al bebé está en otra ciudad, trata de conseguir un extractor para llevarlo contigo. Consulta la página 299 para obtener información sobre el alquiler de un extractor de calidad hospitalaria.

Es muy importante que las copas de succión sean de tu talla. Alguna de las copas comunes resultan muy pequeñas para muchas madres. Si tus pezones se hinchan dentro de los tubos, y en especial si la extracción te resulta dolorosa, es posible que las copas de succión sean muy pequeñas. En este caso, los pechos no se vaciarán completamente. Para saber cómo escoger la talla correcta de copa, consulta la página 203.

Inicialmente, puedes sentirte más cómoda si te aplicas una capa delgada de lanolina alrededor de la base de los pezones antes de empezar la extracción (encuentra información sobre la lanolina modificada hipoalergénica en el Apéndice A, pág. 303). Si aún con la lanolina sientes dolor, es posible que necesites copas de succión más grandes.

Tal vez te den consejos contradictorios sobre la frecuencia y la duración al extraer tu leche. Algunas enfermeras sugieren que las mujeres se extraigan leche cada dos o tres horas durante el día y que duerman toda la noche. Con tan poca estimulación, la mayoría de las madres notarán que su producción de leche no es abundante o que disminuye con el tiempo. Ten en cuenta que tu producción depende de la estimulación frecuente de los pechos. Debes planear extraer tu leche con la misma frecuencia con la que tu bebé lactaría o, por lo menos, ocho veces en un período de 24 horas. Algunas madres prefieren extraer su leche cada tres horas, mientras que a otras les gusta más hacerlo a menudo durante el día para poder dormir por períodos más largos por la noche. Planea tu propio horario, pero no pases más de cinco horas sin realizar una extracción.

Ahora los estudios sugieren que la efectividad y la frecuencia con la que se retire el calostro en los primeros tres días tiene una incidencia alta en la cantidad de leche que se producirá en los días siguientes. Sorprendentemente, depender sólo del extractor durante los primeros días se asocia con una producción de leche más baja. La Dra. Jane Morton y otros doctores de la Universidad de Stanford encontraron que la bomba de extracción exclusiva sólo puede retirar una fracción del calostro y la leche disponibles. En ese estudio, las madres que extraían su calostro manualmente y con el extractor Symphony de Medela (con su circuito original; consulta la pág. 221) obtenían un 80% más de leche que las mujeres que sólo usaban el extractor. Para las instrucciones sobre la extracción manual, consulta la página 193. También puedes ver la técnica de la Dra. Morton en el video "Hand Expression" (Extracción manual) haciendo clic en el enlace en www.nursingmotherscompanion.com/resources.

Si estás extrayendo tu leche manualmente para un bebé saludable nacido a término o casi a término que no puede prenderse del pecho, puedes recolectar el calostro en una cuchara de plástico, y luego usarla para alimentar al bebé. Si tu bebé está enfermo o es muy prematuro, pregúntale al personal del hospital si puedes usar un recipiente pequeño para envasar el calostro y usarlo después.

Una vez empieces a producir leche, la cantidad que produzcas dependerá de cuánta puedas extraer. Lo ideal sería que extrajeras más leche de la que tu bebé necesita. Alcanzar y mantener un volumen de por lo menos 24 onzas (710 ml) diarias (o entre 40 y 48 si tienes mellizos) te permitirá tener leche de reserva en caso de que tu producción disminuya temporalmente — por el estrés o por una enfermedad— durante el tiempo de hospitalización de tu bebé. Tener una producción abundante también le permitirá a tu bebé tomar leche más fácilmente cuando pueda prenderse del pecho y succionar.

Puedes aumentar la cantidad que extraes si te masajeas los senos o presionas las partes firmes mientras realizas la extracción. Para ver la técnica "Hands-on pumping" ("Extracción práctica") de la Dra. Morton, haz clic en el enlace en www.nursingmotherscompanion.com/resources. Puede ser más fácil masajear y comprimir tus senos si extraes tu leche de un solo lado a la vez. O bien, puedes usar un sostén "manos libres", el cual mantiene las copas de succión en su lugar (consulta las págs. 228 y 298). Un sostén deportivo ajustado y que tenga aberturas en el centro de las copas también te permitirá masajearte y extraer leche de ambos senos al mismo tiempo.

Después de usar el extractor, puedes obtener aún más leche extrayéndola manualmente durante algunos minutos, alternando los senos varias veces.

Con práctica y experiencia, desarrollarás tu propio método para obtener la mayor cantidad de leche posible. La mayoría de las madres notan que, cuando llegan a extraer 3 ó 4 onzas (90 ó 120 ml) en una toma, pueden eliminar gradualmente las otras medidas que usan para incrementar la producción.

Cada vez que sea posible, ofrécele a tu bebé prematuro o enfermo leche recién extraída o refrigerada. Congelar la leche materna preserva muchas de sus sustancias protectoras, aunque no todas. Puedes guardar tu leche durante 24 a 48 horas en el refrigerador (pregúntale a las enfermeras de cuidados intensivos para saber un límite más preciso) o hasta durante tres meses en el congelador.

Dependiendo de la madurez de tu bebé o de su progreso general, es posible que debas extraer tu leche durante varias semanas. Es importante que comas bien, tomes muchos líquidos y descanses lo suficiente para conservar tu energía al igual que tu producción de leche.

Si notas que tu producción de leche lleva varios días seguidos disminuyendo, debes evaluar la situación y tomar las medidas que sean necesarias. Las causas más comunes de la disminución en la producción son una extracción infrecuente —menos de ocho veces en un período de 24 horas— y una extracción ineficaz. Si bien algunas madres pueden mantener una producción abundante de leche sin necesidad de extraer su leche con tanta frecuencia ni de usar un extractor de calidad hospitalaria, la mayoría no puede hacerlo por más de unas pocas semanas. Si has estado usando un extractor manual o uno económico que funciona con electricidad o baterías, o incluso uno similar al de calidad hospitalaria, alquila uno de calidad hospitalaria. La mayoría de las madres notan que estos extractores son más fáciles de usar y más efectivos. Si usas los métodos de la Dra. Morton para aumentar tu producción de leche como se describe en esta sección, también mejorarás tu producción general.

Cómo obtener leche final
para un bebé prematuro o enfermo

Es posible que los bebés prematuros muy pequeños y los que tienen problemas cardíacos o pulmonares sólo puedan recibir pequeñas cantidades de leche en sus tomas. Para compensar su poca alimentación, estos bebés necesitan una leche más alta en calorías para poder crecer bien. La *leche inicial* es baja en calorías, y gradualmente contiene más y más grasa. La leche que sale al final es la que contiene más grasa. A esta leche se le llama *leche final*. Ésta es de gran ayuda para que un bebé prematuro o con problemas cardíacos o pulmonares pueda aumentar de peso.

Para separar esta leche de la inicial, extrae tu leche durante dos minutos después de que empiece a bajar; luego haz una pausa y cambia de biberón. Reanuda la extracción y continúa hasta que tus senos se vacíen completamente. Marca el primer biberón como *leche inicial* y los siguientes como *leche final*. Dale al bebé la leche final para satisfacer sus necesidades inmediatas y congela la leche inicial para el futuro (para usarla cuando no estés con él o como suplemento).

En ocasiones, notarás que tu producción de leche disminuye cuando tú y tu bebé tienen un día difícil. El estrés puede disminuir temporalmente tu producción de leche, pero esto es normal y, generalmente, no dura mucho. Cuando esto suceda, ten en cuenta las siguientes sugerencias:

- Extrae tu leche regularmente, cada dos o tres horas.
- Duerme una siesta corta o toma un baño caliente justo antes de la extracción.
- Aplícate calor húmedo en los pechos antes de la extracción.
- Masajéate cada pecho mientras extraes la leche y realiza una extracción manual justo después de usar el extractor.
- Pídele a alguien que te frote la espalda entre los omóplatos mientras extraes la leche.
- Si es posible, carga a tu bebé mientras extraes tu leche en el hospital, o mantén una foto suya con tu extractor.
- Carga al bebé de manera que su piel tenga el mayor contacto posible con la tuya.

Extraer la leche en lugar de amamantar

Hay muchas razones por las cuales una mujer tiene que extraerse toda la leche para dársela a su bebé en biberón en lugar de amamantarlo. Es posible que el bebé no haya podido prenderse del pecho, o incluso que la madre prefiera alimentarlo de esa manera. Muchas mujeres que se extraen la leche regularmente para dársela después a su bebé han logrado producir suficiente durante un año o más para satisfacer las necesidades de sus bebés.

La extracción constante de leche para alimentar a un bebé requiere dedicación y disciplina. A diferencia del bebé, el extractor no exige tu atención, y para la mayoría de las mujeres extraer su leche es más un quehacer que un placer. Sin embargo, alimentar al bebé total o casi totalmente con tu propia leche, es darle un regalo muy especial.

Si te extraes la leche, es esencial que hagas extracciones frecuentes y efectivas en la primera semana después del parto. Consulta "Extraer leche para un bebé que no puede lactar" (pág. 206) y asegúrate de contar con un extractor de alta calidad que sea cómodo. Empezar con un extractor de calidad hospitalaria es la mejor manera de obtener una producción abundante de leche —unas 24 onzas (710 ml) por día durante el primer mes. Como los extractores de calidad hospitalaria son costosos, las madres prefieren alquilarlos a comprarlos. Si tus ingresos son bajos o moderados, es posible que llenes los requisitos para conseguir un extractor de calidad hospitalaria exento de alquiler por medio del WIC (consulta la pág. 297). De cualquier modo, alquilar uno de estos extractores es mucho más económico a largo plazo que comprar leche de fórmula.

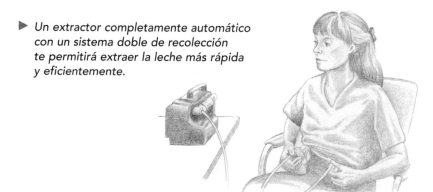

▶ *Un extractor completamente automático con un sistema doble de recolección te permitirá extraer la leche más rápida y eficientemente.*

Un sistema doble de recolección, el cual permite extraer leche de ambos pechos al tiempo, hace que la extracción sea más rápida y es por lo general más efectivo para alcanzar y mantener la producción de leche. A menos que te den un sistema de recolección en el hospital, tendrás que comprar uno cuando rentes el extractor de calidad hospitalaria.

Es esencial que extraigas la leche a menudo: cada dos o tres horas durante el día y por lo menos una vez por la noche, o por lo menos ocho veces en un período de 24 horas. También debes dedicar suficiente tiempo para que puedas extraer toda la leche de ambos pechos, puesto que vaciarlos completamente y con frecuencia es lo que estimula un aumento en la producción y la mantiene alta. Algunas mujeres pueden vaciar completamente sus pechos si extraen la leche durante 10 minutos o menos, pero otras necesitan más tiempo. Hasta que sepas bien cuánto tiempo necesitas, extrae la leche hasta que deje de fluir y luego un par de minutos más.

No deberías sentir dolor durante la extracción. Una copa de succión de la talla correcta permite que el pezón se contraiga y se afloje sin rozarse contra las paredes del tubo. Si el tubo es muy estrecho para tu pezón, tus pechos no se vaciarán completamente y la extracción te producirá dolor. Para determinar si necesitas una copa de succión más grande, consulta la página 228.

Cuando hayas alcanzado una producción abundante de leche —por lo menos 24 onzas (710 ml) diarias— puedes adquirir tu propio extractor similar al de calidad hospitalaria, como el EnJoye de Hygeia, el Pump in Style de Medela, o el Purely Yours de Ameda (consulta las págs. 223 a 225). Sin embargo, algunas madres no pueden mantener una producción abundante con estos extractores y siguen necesitando uno de calidad hospitalaria.

Después del primer mes, la mayoría de mujeres pueden mantener su nivel de producción con siete extracciones en un período de 24 horas. Sin embargo, si extraen la leche con menos frecuencia, muchas experimentan una disminución en su producción y no alcanzan a suplir las necesidades del bebé. Un pequeño porcentaje de mujeres produce leche en abundancia con sólo cinco o seis extracciones al día. Si eres una de ellas, puedes congelar la leche adicional para usarla más tarde.

Las madres que siempre extraen la leche para alimentar a sus bebés son las que más aprecian los productos que permiten realizar la extracción con las manos libres. Consulta "Otros artículos que podrían ser útiles", en la página 228.

Es necesario que tu producción de leche aumente a medida que tu bebé crece. Desde el quinto día de nacido hasta los tres meses aproximadamente, un bebé aumenta cerca de 1 onza (28 g) por día. Después del tercer mes, generalmente empieza a aumentar sólo ½ onza (14 g) diaria. En el primer mes necesita entre 20 y 24 onzas (590 y 710 ml) de leche al día, y desde ese momento la ingesta aumenta gradualmente hasta las 28 ó 32 onzas (828 ó 946 ml) diarias. La ingesta se mantiene en este nivel hasta que otros alimentos empiezan a reemplazar lentamente la leche materna en su dieta.

Los bebés alimentados con biberón a menudo toman más leche de la necesaria para tener un crecimiento normal, incluso cuando reciben leche materna en lugar de leche de fórmula. Debido a que alimentar en exceso al bebé puede ocasionar obesidad en un futuro, es aconsejable que controles cuánta leche está tomando. Estas indicaciones podrían ser de ayuda: durante el primer mes, dale a tu bebé 1 onza (30 ml) cada hora ó 3 onzas (90 ml) cada dos horas y media o tres. Después del primer mes, dale 1½ onza (45 ml) cada hora, ó 4½ onzas (135 ml) cada tres horas. Si tu bebé parece querer más de esta cantidad, ten en cuenta que los bebés a menudo se quejan si se sienten sobre-estimulados, cansados o incómodos. Una madre lactante puede alimentar a su bebé cada hora cuando está cansado o irritado, pero éste no recibirá mucha leche cuando lo amantan para "consolarlo". Para que tu bebé se calme puedes cargarlo o darle un chupete entre las tomas. (Si tu bebé se está quejando mucho, consulta "Incomodidad, cólico y reflujo", págs. 174 a 187).

Si extraes tu leche por necesidad y no por preferencia, te ayudará saber que muchos bebés pueden y desean lactar aunque los hayan alimentado con biberón durante semanas o incluso meses. Si tu bebé no ha podido prenderse del pecho ni succionar bien, aún vale la pena que trates de amamantarlo periódicamente. Es posible que un profesional en lactancia te asesore en esta situación.

CÓMO EXTRAER LA LECHE Y AUMENTAR LA PRODUCCIÓN

A algunas mujeres que extraen su leche siempre o con frecuencia se les dificulta lograr una producción abundante de leche. Si tu producción es menor a los estándares que describe este libro, puedes tomar algunas medidas para aumentarla.

1. Asegúrate de no estar embarazada y de no usar métodos anticonceptivos que contengan estrógeno (las píldoras anticonceptivas combinadas o el anillo vaginal con estrógeno), los cuales disminuyen la producción de leche. La mini-píldora que sólo contiene progesterona no suele dar problemas.

2. Considera la idea de usar un extractor de calidad hospitalaria y un sistema doble de recolección, si aún no los tienes.

3. Extrae la leche o amamanta al bebé *por lo menos* ocho veces al día, o más si eres capaz. Planea las tomas o las extracciones para las horas en las que tu bebé esté despierto. Si tu bebé duerme varias horas seguidas por la noche, extrae tu leche justo antes de irte a dormir o muy temprano en la mañana. Si trabajas por fuera de casa, extrae tu leche o amamanta al bebé justo antes de irte y apenas hayas regresado.

4. Si no estás segura de que el extractor te esté vaciando completamente los pechos, vuelve a usarlo 15 ó 20 minutos después de la extracción anterior. Si obtienes ½ onza (15 ml) o más en la segunda extracción, es posible que el sistema de recolección o incluso el extractor no estén funcionando bien.

5. Revisa tu extractor para asegurarte de que esté funcionando bien. Analiza el tubo, las conexiones, los diafragmas de goma y los filtros. Si los diafragmas están un poco desgastados, el extractor no funcionará correctamente. Si los filtros se mojan, la succión se detendrá por completo. Un profesional en lactancia puede revisar la presión de succión del extractor, la cual debería alcanzar -240 milímetros de mercurio. Algunos extractores simplemente no pueden alcanzar esta presión.

6. Asegúrate de que las copas de succión sean de tu talla (consulta la pág. 203).

7. Usa el mayor grado de succión posible sin mucha incomodidad, y una velocidad de unos 50 ciclos por minuto. Si tu extractor no tiene un medidor de velocidad que indique el número de ciclos por minuto, cuenta los ciclos. Tanto una extracción muy rápida como una muy lenta podrían reducir el volumen de leche extraída.

8. Aplica la técnica "Extracción práctica", que se describe en la página 208.

9. Considera la idea de usar los escudos Pumpin' Pal Super Shields (consulta la pág. 228), que te pueden ayudar a extraer más leche, especialmente si tu extractor tiene una succión suficiente.

10. Piensa en usar productos herbarios que estimulen la producción de leche: fenogreco o cápsulas de cardo bendito, o tintura o cápsulas de More Milk Plus (consulta la pág. 65).

11. Si tu menstruación se reanuda y notas que tu producción de leche disminuye cada vez que ésta empieza, haz la prueba de tomar suplementos de calcio (entre 500 y 1.000 miligramos diarios) y de

magnesio (entre 250 y 500 miligramos al día) justo antes de que empiece la menstruación y hasta el día en que el flujo sea más abundante.

Cómo extraer y almacenar la leche materna

Independientemente de que tu bebé sea saludable, haya nacido prematuramente o esté enfermo en el hospital, es conveniente que siempre tengas mucho cuidado cuando extraigas y envases tu leche. Lávate las manos antes de tocar tus senos o cualquier elemento del extractor. Después de cada uso, lava cuidadosamente, con agua caliente y jabonosa, todas las piezas del extractor que entran en contacto con la leche o con tus senos y aparte de los utensilios y electrodomésticos de la cocina. Para alcanzar todos los rincones y ranuras de las partes del extractor, utiliza un cepillo para biberón que tenga un cepillo más pequeño en uno de los extremos. (Algunas madres compran un sistema de recolección adicional para lavarlo a conveniencia). Tu baño o ducha diaria es suficiente para limpiar tus senos.

Puedes almacenar tu leche en biberones de plástico o de vidrio, o en bolsas plásticas especiales para almacenar leche. Estas bolsas ocupan menos espacio en el congelador y puedes extraer tu leche directamente en ellas. Algunas madres usan bolsas desechables para biberón, pero éstas pueden romperse cuando la leche se congela y gotear cuando se descongela. Las bolsas diseñadas para almacenar leche materna son hechas de un plástico más delgado, vienen esterilizadas y tienen una etiqueta donde puedes escribir la fecha. La desventaja de estas bolsas es que no son reutilizables. Tampoco puedes añadirle leche fresca a una bolsa de leche congelada, ni darle la leche al bebé directamente de una bolsa descongelada. Las bolsas son más propensas a romperse que los biberones, pero puedes minimizar este problema poniendo las bolsas llenas dentro de otras bolsas especiales para almacenar alimentos en el congelador. Para obtener información sobre marcas comunes de bolsas para almacenar leche, consulta el Apéndice A, páginas 303 a 304.

Recientemente, los padres se han preocupado porque los biberones plásticos hechos con policarbonato contienen el químico bisfenol-A (BPA), el cual puede filtrarse en la leche u otro líquido que contenga la botella. Aunque la mayoría de la información sobre BPA proviene de estudios en animales, muchos científicos creen que este químico puede causar problemas de comportamiento y desarrollo en los niños. Un panel de científicos del gobierno estadounidense ahora recomienda que los padres reemplacen los biberones y vasos entrenadores de policarbonato por recipientes que no tengan BPA, mientras que en Canadá se prohíbe la venta de biberones con BPA. Los biberones flexibles y opacos en polipropileno no contienen BPA, ya que son de cristal.

El set de biberones Mother's Milkmate es ideal para almacenar leche en el refrigerador o en el congelador. Incluye 10 biberones en polipropileno con sus tapas, y un porta-biberones para sostenerlos de lado en dos niveles. El porta-biberones ocupa muy poco espacio en el congelador y permite ubicar los biberones en orden desde el que contiene la leche más reciente hasta la más antigua. Consulta el Apéndice A, página 304, para obtener más información.

A menos que estés envasando tu leche en biberones de 1 a 2 onzas (30 a 60 ml) en las tomas de práctica, guarda tu leche en cantidades de 3 ó 4 onzas. Pon tu leche al fondo del refrigerador a una temperatura entre 34 y 40 °F si planeas usarla en las próximas 72 horas. La leche fresca refrigerada es mejor para tu bebé, ya que conserva más cantidad de células vivas que la congelada. Si quieres añadirle leche a una que ya está guardada, enfría la leche nueva en el refrigerador por media hora antes de hacerlo.

Muchos especialistas en lactancia dicen que la leche puede ser refrigerada sin riesgos hasta por ocho días. Lois Aarnold, quien fue directora de la Asociación de bancos de leche humana de Norte América y actual coordinadora del programa en la Comisión Nacional de Bancos de donantes de leche, no está de acuerdo. Explica que esta regla de los ocho días no tiene en cuenta que la leche de algunas madres puede tener altos niveles de bacterias, tal vez debido a bacterias en la piel, limpieza inadecuada de las partes del extractor, o al uso de agua contaminada al limpiarlo. Como no puedes estar segura de que tu leche no tenga altos niveles de bacterias, te recomiendo que no la dejes más de 72 horas en el refrigerador. Si no vas a usar la leche extraída en este tiempo, guárdala en el congelador del refrigerador (que tenga puertas separadas) o en un refrigerador independiente. La leche que se ha refrigerado por tres días se puede pasar sin riesgos al congelador.

La falta de refrigeración no debería ser un problema si piensas extraer la leche después de regresar a trabajar. Un estudio a pequeña escala indicó que la leche recién extraída se puede guardar a temperatura ambiente (entre 66 y 72 °F) hasta por diez horas sin que se dañe. Sin embargo, te recomiendo que mantengas tu leche fría en un refrigerador portátil con enfriadores, si no tienes un refrigerador disponible.

La leche materna se ve diferente a la leche de vaca, especialmente después de haber sido guardada en el refrigerador o en el congelador. Cuando está fresca puede ser amarilla, blanca, azulada o hasta verdosa, dependiendo de lo que hayas comido y de los medicamentos o vitaminas que hayas tomado. La leche materna congelada es amarilla. Una vez en el refrigerador, tu leche se separará, la grasa se ubicará arriba. Después de calentarla, agítala suavemente para que las capas vuelvan a mezclarse.

La leche fresca o descongelada por lo general tiene un olor algo dulce. En ocasiones, la madre nota que la leche que extrajo tiene un olor o sabor desagradable. Esto puede deberse a algunos suplementos de vitaminas o minerales, o a los esteroides nasales en *spray*. En cualquier caso, el uso de la leche que tiene estas características es seguro.

La leche materna puede adquirir un olor jabonoso si la grasa se descompone y libera ácidos grasos. Al parecer, algunas mujeres tienen un exceso de lipasa, la enzima que descompone la grasa de la leche. Por lo general, este olor se nota después de que la leche ha sido refrigerada o congelada, pero en algunos casos aparece inmediatamente después de la extracción. La mayoría de bebés reciben esta leche sin problemas, pero el olor y sabor se pueden disminuir o eliminar enfriando la leche antes de congelarla o llevándola directamente al congelador, y luego descongelándola en el refrigerador antes de desleírla en un recipiente con agua caliente. Si estos métodos no funcionan, puedes inactivar la enzima calentando la leche casi a punto de hervir y refrigerándola o congelándola inmediatamente. No la dejes hervir porque al hacerlo se destruyen sus propiedades antiinfecciosas.

Aunque al congelarla se destruyen los glóbulos blancos que están en la leche materna, se conservan todas las propiedades antimicrobianas y se inhibe el crecimiento de bacterias. Congelar la leche materna no afecta su composición nutricional.

Guardar tu leche en el congelador no representa ningún riesgo si es un compartimento separado del refrigerador con puerta independiente y la temperatura se mantiene entre 5 y 15 °F. Guárdala al fondo del refrigerador, lejos de la puerta. Si el congelador se descongela automáticamente, guarda la leche lejos de las paredes.

Si tienes acceso a un congelador horizontal (que se mantenga a 0 °F.), puedes conservar tu leche hasta por 12 meses. Para guardar leche en uno de estos congeladores es preferible usar biberones de plástico o de vidrio en lugar de bolsas.

Ya que se debe usar toda la leche una vez descongelada, es mejor que la guardes en cantidades pequeñas, entre 3 y 4 onzas (90 y 120 ml). Sin importar qué tipo de recipientes uses, no los llenes completamente para permitir la expansión y evitar que se derrame la leche. Si quieres añadirle leche fresca a una que ya está congelada, primero enfría la leche fresca para que la leche congelada no se descongele.

Cómo recolectar leche para un bebé prematuro o enfermo

Si estás extrayendo tu leche para un bebé prematuro o enfermo, no sólo debes lavar las partes del extractor con agua caliente y jabonosa todos los días, sino que también debes esterilizarlas. Puedes ponerlas a hervir durante 15 minutos o lavarlas en el ciclo de desinfección del lavaplatos; también puedes esterilizarlas en bolsas especiales en el microondas: coloca todas las partes que entran en contacto con la leche en una de las bolsas con 4 onzas (120 ml) de agua y ponlas en el microondas por el tiempo que se recomienda en la bolsa, usualmente entre 1 y 5 minutos. Para obtener más información sobre las bolsas Quick Clean Micro-Steam Bags de Medela, consulta el Apéndice A, página 304.

Después de extraer la leche, ponla en un recipiente estéril. Pregúntale al personal de enfermería cuál te recomienda. Para que no desperdicies leche, pregúntale a la enfermera de tu bebé cuánta cantidad debes poner en cada recipiente. La leche fresca refrigerada es mejor para tu bebé, ya que retiene más de sus células vivas que la leche congelada, así que trata de darle leche fresca a tu bebé cada vez que sea posible. La leche para un bebé prematuro o enfermo se puede guardar sin problemas en el refrigerador hasta por 48 horas (pregúntale a las enfermeras el límite exacto).

Cuando lleves tu leche refrigerada o congelada al hospital, empaca los recipientes en hielo, o envuélvelos en bolsas de hielo dentro de un refrigerador portátil. Si vas a recorrer una distancia larga, mantén tu leche congelada con hielo seco.

La leche para un bebé prematuro o enfermo no se debe congelar o refrigerar después de que ha sido descongelada o calentada. Lo que sobre después de la toma debe ser desechado.

Alimentar con la leche extraída

Saca la leche del refrigerador un poco antes de alimentar a tu bebé. Calienta gradualmente la leche a temperatura ambiente entre 5 y 10 minutos en un recipiente con agua caliente. Nunca calientes o descongeles la leche en un microondas o en la estufa. Los microondas no calientan uniformemente, por lo cual podrías quemar la boca del bebé. Un biberón puede explotar en el microondas. El exceso de calor del microondas o de la estufa puede destruir las sustancias inmunológicas, las proteínas y vitaminas que contiene la leche materna.

Cuando saques leche del congelador para alimentar al bebé, selecciona aquella con fecha más antigua para no tener que desechar leche por vencimiento. Descongela la leche de una de estas tres maneras: pon el recipiente bajo agua corriente caliente, agítalo en un tazón con agua caliente o déjalo descongelando en el refrigerador durante la noche. No descongeles la leche dejándola a temperatura ambiente durante mucho tiempo.

Cuando la leche materna se descongela, la grasa se separa y flota a la superficie. Sacude el biberón suavemente para que la grasa se vuelva a mezclar con el resto de la leche. No utilices la leche descongelada después de 24 horas ni la vuelvas a congelar.

Las madres a menudo preguntan si pueden reutilizar la leche materna que sobra después de una toma. Aunque no se han hecho estudios científicos al respecto, la mayoría de profesionales en lactancia creen que la leche calentada o descongelada se puede refrigerar, recalentar y usar en otra alimentación, siempre y cuando el bebé no esté enfermo o sea prematuro y que la leche no se haya dejado fuera del refrigerador por una hora o más tiempo.

Hacer que tu bebé se acostumbre al biberón es importante si alguien más lo va a alimentar mientras estás por fuera. Es mejor esperar hasta que tenga entre dos y cuatro semanas para empezar a darle biberón. En este punto la lactancia ya debería estar bien establecida, así que el biberón no debería interferir con el interés del bebé para lactar. Muchos bebés rechazan el biberón si se les empieza a ofrecer después de que tienen un mes de edad.

En el mercado existen muchos tipos de biberones y tetinas y no hay uno mejor o más aceptado para los bebés lactantes. Los mejores biberones son los que se pueden lavar fácilmente y tienen indicadores de medida precisos. Se supone que los biberones angulares permiten que las tetinas se llenen más fácil, para que los bebés no succionen aire, pero son innecesarios porque los biberones comunes cumplen la misma función (consulta "Alimentación con biberón a pedido del bebé", pág. 220). Los biberones que tienen formas inusuales o que tienen una división en la mitad para que el bebé los pueda agarrar son casi imposibles de limpiar. Algunos biberones vienen con bolsas desechables que sirven, supuestamente, para que el bebé trague menos aire, pero no es cierto.

La mayoría de biberones vienen en dos tamaños: de 4 onzas (120 ml) y de 8 onzas (240 ml). Los de 4 onzas son más adecuados para los bebés que toman sólo 2 ó 4 onzas en cada toma. Los de 8 onzas puedes comprarlos después, cuando tu bebé empiece a tomar entre 4 y 5 onzas (120 y 150 ml) en cada toma.

Las tetinas son de látex o de silicona. Las de silicona son definitivamente mejores, ya que el látex tiene olor y sabor y se deteriora más rápido que la silicona. Además, el látex tiende a romperse en la máquina lavaplatos y tendrías que lavar la tetina a mano. Las tetinas de silicona *se pueden* lavar en el lavaplatos.

Para hacer que el bebé empiece a tomar biberón, extrae tu leche manualmente o con extractor en lugar de amamantar al bebé y luego, si es posible, pídele a tu compañero u otra persona que se lo dé. Si lo haces más o menos tres veces a la semana hasta que vuelvas al trabajo, tu bebé seguramente seguirá aceptando el biberón. Darle biberón periódicamente a tu bebé también te permitirá practicar la extracción manual o mejorar tu forma de usar el extractor.

Los padres que dejan de darle biberón al bebé cuando éste ya lo ha recibido algunas veces tienen dificultades para que lo vuelva a aceptar semanas más tarde. Si tu bebé rechaza el biberón, sigue intentando. Las siguientes sugerencias pueden ser de ayuda:

- Para que no desperdicies tu leche, practica dándole a tu bebé sólo una onza en el biberón.

- No sustituyas tu leche con leche de fórmula en estas tomas de práctica. La mayoría de los bebés prefieren la leche materna de sabor dulce a la leche de fórmula.

- Ensaya diferentes tipos de tetinas. Busca una que deje salir la leche rápidamente. Usa una tetina de silicona en lugar de una de látex. Las madres confían en diferentes marcas, como Avent, Playtex y Dr. Brown's.

- Carga a tu bebé y camina con él mientras intentas darle biberón. Llévalo mirando hacia el frente y mécelo suavemente mientras caminas. Te resultará más fácil si llevas al bebé en un cargador que mire hacia el frente.

- Amamanta al bebé unos minutos, despréndelo del pecho y desliza el biberón en su boca. Si protesta, vuélvelo a intentar después de haberlo amamantado unos pocos minutos más.

- Pídele a otra persona que le dé el biberón; a menudo el biberón confunde y molesta más al bebé si es la misma madre quien trata de dárselo.

- Mientras el bebé esté rechazando el biberón, ofréceselo un par de veces cada día, sin importar si parece tener hambre o no.

- No permitas que estas tomas se vuelvan muy molestas para tu bebé o para ti. Obligar al bebé a tomar biberón es molesto para todos y en pocas ocasiones surte efecto. Del mismo modo, hacer que el bebé "aguante hambre" hasta que acepte el biberón es algo abusivo y pocas veces es efectivo.

Aunque quieras asegurarte de que el bebé toma el biberón antes de que tengas que volver al trabajo, recuerda que un bebé que no acepta el biberón que le ofrece su madre quizá sí lo reciba de otra persona. A la edad de tres meses, mi hija Kate lloraba demasiado apenas veía un biberón, pero la persona que la cuidaba no tenía ningún problema para alimentarla cuando yo no estaba.

Es posible que el bebé que rechaza el

▲ *El bebé puede aceptar el biberón más fácilmente si lo cargas mirando al frente y caminas con él.*

biberón acepte una taza común y sin pico, especialmente si tiene casi seis meses de edad o más. Un vaso entrenador puede ser muy similar a un biberón para un bebé que sigue sin aceptarlo.

Alimentación con biberón a pedido del bebé

Carga a tu bebé siempre que vayas a darle tu leche con el biberón. Permite que él controle la alimentación de la manera como lo hace cuando le das el pecho: espera a que abra la boca en vez de meterle la tetina a la fuerza. Sé paciente cuando haga pausas al succionar y no lo estimules para que succione continuamente. Permítele que deje de tomar leche cuando parezca que ya tomó suficiente, incluso si queda leche materna en el biberón.

Una toma con biberón debería durar entre 6 y 15 minutos. Si dura más tiempo, tal vez el flujo de leche es muy lento. Si el bebé se ahoga con frecuencia, es probable que el flujo de leche sea demasiado rápido.

En la mayoría de los casos, los bebés amamantados controlan el flujo de la leche materna mientras lactan. Cuando lo amamantas, la leche puede salir a chorro a medida que baja y el bebé soltará el pecho para no ahogarse. Después de que baja la leche, el bebé controla el flujo de leche succionando y haciendo pausas cuando es necesario. Por el contrario, los bebés que toman biberón, en especial los menores de cuatro meses, tienen problemas con un flujo rápido de leche. Si observas que tu bebé se toma la leche muy rápido, puede parecerte que tiene mucha hambre; sin embargo, es probable que esté tragando rápido para no ahogarse. Estas señales pueden indicar que tu bebé se siente presionado: se tensa y abre mucho los ojos; la leche se derrama por las comisuras de la boca; en un intento por terminar la toma, trata de apartarse del biberón o se bloquea, fingiendo que se ha dormido. Es posible que el bebé que logra tragar toda la leche del biberón termine tomando más de la que necesita.

Tú (o quien está alimentando al bebé) puedes evitar este problema asegurándote de que el bebé esté cómodo, de que haga pausas entre las succiones para respirar y de que pueda terminar él mismo la toma cuando se sienta satisfecho. A esto se le llama alimentación con biberón controlada o regulada por el bebé. Usa una tetina de flujo lento y sienta al bebé casi erguido. Toca los labios del bebé con la tetina para estimularlo a abrir bien la boca, igual a como sucede con el pezón. Luego, pon la tetina en su boca. Sostén el biberón horizontalmente para disminuir el flujo de leche por la tetina. En la tetina habrá aire, pero no te preocupes si el bebé lo traga, ya que podrás sacarle los gases periódicamente. Si succiona sin hacer pausas pero parece estar estresado, disminuye el ángulo de inclinación del biberón sin sacarlo de su boca. Esto le permitirá descansar y reanudar la succión cuando esté listo. Cuando deje de succionar, no muevas la tetina en su boca para que continúe. Debes asumir que ya tomó suficiente, incluso si todavía queda leche en el biberón.

Una última recomendación sobre la alimentación con biberón: nunca dejes el biberón apoyado contra algo para alimentar al bebé, ni permitas que un bebé mayorcito tome el biberón solo. El bebé necesita tener siempre a un adulto cerca, no sólo para que controle la cantidad de leche que toma, sino también para sentir el placer de estar en sus brazos y recibir su atención.

ANÁLISIS DE MODELOS DE EXTRACTORES

Extractores de calidad hospitalaria

Extractor Classic Electric de Medela. Es una máquina sólida que pesa más de 20 libras (9 kg) y tiene un émbolo interno; se puede conseguir en muchos centros de alquiler, aunque Medela lo está dejando de producir. Tiene una velocidad de 50 ciclos por minuto y genera una succión de por lo menos -240 milímetros de mercurio. Cuando alquiles el extractor debes adquirir un sistema de recolección, el cual tiene un costo de entre 55 y 60 dólares.

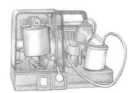

▲ *Extractor de calidad hospitalaria*

Para encontrar un centro de alquiler cerca de tu casa, llama a la línea de Medela al 800-435-8316 o visita el sitio web www.medela.com.

Extractores SMB y Lact-E de Ameda. Estos extractores automáticos de calidad hospitalaria son pesados y tienen un émbolo interno. El SMB pesa más de 20 libras (9 kg) y el Lact-E, aproximadamente 12 (5,4 kg). Ambos tienen una velocidad y fuerza de succión idóneas. Al igual que el Medela Classic, estos extractores ya no se fabrican, pero aún se pueden conseguir en algunos centros de alquiler. Cuando alquilas alguno de estos extractores, debes adquirir un sistema de recolección, el cual cuesta entre 50 y 60 dólares. Para encontrar un centro de alquiler cercano a tu casa, llama a la línea gratuita 877-992-6332 o visita el sitio web www.ameda.com.

Extractor Symphony de Medela. El extractor Symphony es completamente automático y tiene un ritmo de succión de doble fase controlado por un circuito electrónico. La primera fase tiene un ciclo rápido y dura dos minutos, mientras que la segunda tiene un ciclo más lento y una succión más fuerte. Si la leche baja antes de que la primera fase termine, la madre puede oprimir un botón para pasar a la fase más lenta. A diferencia de otros extractores, en éste no es

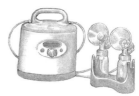

▲ *Extractor Symphony de Medela*

posible ajustar la succión y la velocidad por separado. Sin embargo, muchas mujeres afirman que el Symphony es más cómodo para usar que otros extractores de calidad hospitalaria.

Las investigaciones de Medela han demostrado que, con su circuito original, el Symphony no logra estimular una producción abundante de leche en las madres que alimentan a sus bebés prematuros sólo con leche extraída. La fuerza de succión y la velocidad de los ciclos alcanzan niveles idóneos; no obstante, las madres de bebés prematuros cuyo único medio para lograr una producción abundante de leche era este extractor, obtuvieron en promedio sólo 14 onzas (415 ml) de leche en un período de 24 horas, 14 días después del parto. Como muchos hospitales proporcionan extractores Symphony a las madres que extraen su leche para un bebé que aún no lacta, Medela y la Dra. Paula Meier diseñaron un nuevo circuito, el Preemie +/Standard 2,0, que reemplaza el circuito original para que la succión del extractor se parezca más a la de un bebé, con succiones más rápidas y regulares y pausas más largas. Los estudios han demostrado que las madres que usan el Symphony con el nuevo circuito han obtenido más calostro en un período más corto. (Una vez que la madre ha extraído 20 mililitros de calostro en tres extracciones seguidas, se reintegra el antiguo circuito al extractor). Lamentablemente, no todos los hospitales han adquirido este nuevo circuito para sus extractores Symphony.

Otro estudio encontró que las madres que usaban el Symphony con su circuito original podían obtener mucha más leche si hacían una extracción manual después de usar el extractor, especialmente en los primeros días después del parto. Si vas a alimentar a tu bebé sólo con tu leche extraída y en el hospital tienen un Symphony sin el nuevo circuito, te recomiendo que extraigas la leche manualmente después de usarlo o que alquiles otro extractor de calidad hospitalaria.

El costo del alquiler de un Symphony puede ser de aproximadamente 75 dólares mensuales, más alto que la mayoría de extractores. Al igual que cuando alquilas otros extractores, debes comprar un sistema de recolección. El Symphony incluye una batería recargable. Para encontrar un centro de alquiler en tu zona, llama a la línea de Medela al 800-435-8316 o visita el sitio web www.medela.com.

Extractores Lactina y Lactina Select de Medela. Aunque sólo pesan 4 libras (1,8 kg), la succión de estos extractores es fuerte. El Lactina Select permite ajustar la velocidad, lo cual es del gusto de muchas madres. Con cualquiera de los dos extractores se debe comprar un sistema de recolección, y si los usas en lugares donde no hay tomacorrientes, es recomendable que compres una batería y un adaptador para

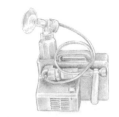

▲ *Extractor Lactina de Medela*

usarlo en el automóvil. Para encontrar un centro de alquiler en tu zona, llama a la línea de Medela al 800-435-8316 o visita el sitio web www.medela.com.

Extractor Elite de Ameda. Fabricado para el alquiler, el extractor Elite, completamente automático, sólo pesa 7 libras (3,2 kg) y la madre puede ajustar la velocidad y la fuerza de la succión por separado. En caso de que no haya un tomacorriente disponible, hay un modelo que trae una batería incorporada. El Elite alcanza una fuerza de succión de sólo -220 mililitros de mercurio con la extracción doble, un poco menos que

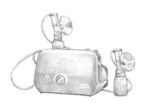

▲ Extractor Elite de Ameda

la de otros extractores de calidad hospitalaria, lo que puede afectar su eficacia. Con este extractor también debes adquirir un sistema de recolección. La mayoría de los centros de alquiler ofrecen tarifas entre 30 y 60 dólares mensuales. Para encontrar un centro de alquiler en tu zona, llama a la línea gratuita 877-992-6332 o visita el sitio web www.ameda.com.

Extractor EnDeare de Hygeia. Este extractor es un nuevo miembro de la familia de extractores de calidad hospitalaria. Es similar al Lactina de Medela pero su succión es más suave, similar a la de los extractores Classic, SMB y Lact-E. Este extractor alcanza 60 ciclos por minuto y un nivel de succión de -250 milímetros de mercurio; además, permite graduar la fuerza de la succión y la velocidad de la extracción por separado. También incluye una batería interna recargable para poder usarlo cuando no hay un tomacorriente disponible. Además, tiene un botón para grabar los sonidos del bebé, que luego se pueden reproducir y ayudar a estimular el comienzo de la producción de leche. Es necesario comprar un sistema doble de recolección que cuesta unos 39 dólares, por lo cual es más económico que los que se usan con otros extractores. Para encontrar un centro de alquiler en tu zona, llama a la línea gratuita 888-786-7466 ó visita el sitio web www.hygeiababy.com.

Extractores similares a los de calidad hospitalaria

Extractor Pump in Style Advanced de Medela. El popular extractor Pump in Style fue el primero totalmente automático en el mercado para las madres lactantes. El Pump in Style Advanced tiene un ciclo de extracción de dos fases: rápido durante los dos primeros minutos para estimular la producción de leche y, luego, lento y fuerte para la extracción; sin embargo, no

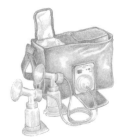

▲ Extractor Pump in Style Advanced de Medela

permite ajustar la velocidad y la succión independientemente. Diseñado para la madre trabajadora, este extractor pesa cerca de 4 libras (1,8 kg) y viene en una variedad de bolsos de microfibra. Incluye un sistema de recolección que permite usar el extractor en un pecho o en ambos al mismo tiempo. La copa de succión estándar es de talla pequeña, así que algunas madres deben conseguir una más grande. Este extractor tiene un año de garantía e incluye una batería para usarlo cuando no hay un toma-corriente disponible.

Al igual que muchos de los extractores de Medela, es probable que acumule vapor, moho y leche en los tubos. Si notas que hay condensación, debes poner a funcionar el extractor después de la extracción, sin quitarle los tubos, para que se sequen y se evite la formación de moho. Si tienes una respuesta fuerte de bajada de la leche, es posible que ésta se acumule en los tubos; en este caso, probablemente tendrás que comprar tubos nuevos.

El Pump in Style Advanced puede venir con un motor portátil en un bolso o morral por un precio sugerido de 279,99 dólares, o con un motor desmontable en un bolso por 329,99 dólares. Ambos modelos incluyen un refrigerador portátil, enfriadores y biberones. Estos modelos están disponibles en algunos centros de alquiler de Medela y en almacenes como Babies-RUs Target, y Bed Bath & Beyond. Para obtener más información, llama a la línea de Medela 800-435-8316 o visita el sitio web www.medela.com.

Extractor FreeStyle de Medela. Este es el extractor más reciente de Medela; permite una extracción doble y se puede operar con las manos libres. Este pequeño extractor de 1 libra (0,45 kg) cabe en la palma de la mano. Como la mayoría de los otros extractores Medela, éste ofrece dos fases: un ciclo rápido para estimular la producción de leche y uno más lento con una succión más fuerte para la extracción. La presión de succión alcanza los -250 milíme-

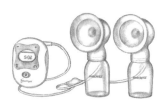

▲ *Extractor FreeStyle de Medela*

tros de mercurio. Este extractor trae una batería interna de litio que proporciona tres horas de extracción por cada recarga y viene en un lindo bolso.

Existen discrepancias entre el concepto que tienen sobre este extractor las madres y los profesionales en lactancia. Aunque es bonito y portátil, hace mucho ruido. Las copas de succión de silicona flexibles tienden a curvarse y derramar leche, además de que son muy pequeñas para algunas madres. Algunas madres sostienen que activar el modo manos libres es muy complicado. Según otros reportes, el extractor no succiona bien y el motor no se sostiene bien.

El FreeStyle tiene un valor de 399 dólares y un año de garantía. Este modelo está disponible en algunos centros de alquiler de Medela y en tiendas como Target, BabiesRUs y Bed Bath & Beyond. Para obtener más información, llama a la línea de Medela 800-435-8316 o visita el sitio web www.medela.com.

Extractor Purely Yours de Ameda. Este es otro extractor totalmente automático desarrollado para uso personal. Con este extractor puedes controlar por separado la velocidad —que alcanza los 60 ciclos por minuto— y la fuerza de la succión. Además, puedes extraer la leche de un sólo pecho o de ambos al mismo tiempo; no obstante, cuando el extractor se usa con un sistema doble de recolección, la succión máxima es débil, cerca de -200 milímetros de mercurio. Cuando no tienes un tomacorriente disponible, puedes usar el extractor con seis baterías AA o un adaptador para automóvil. Las madres que usan el Purely Yours no tienen problemas de condensación o de leche en los tubos.

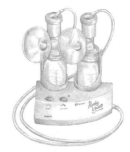

▲ *Extractor Purely Yours de Ameda*

El extractor viene en un paquete con otros equipos relacionados. El paquete básico incluye el sistema de recolección y un adaptador para automóvil, y sólo cuesta 149 dólares. Los paquetes que incluyen un bolso o morral usualmente cuestan cerca de 279 y 289 dólares, respectivamente, aunque se pueden encontrar por un menor precio. El paquete más reciente, el Purely Yours Ultra, tiene un año de garantía y viene con un elegante bolso, un enfriador de leche y una gran variedad de copas de succión para diferentes tamaños de pezón; todo por un precio sugerido de 299 dólares. Este extractor se consigue en los centros de alquiler de Ameda, con otros distribuidores y con el fabricante y viene con garantía de un año. Para obtener más información, llama a la línea gratuita 877-992-6332 o visita el sitio web www.ameda.com.

Extractor EnJoye de Hygeia. Este nuevo y pequeño extractor tiene un émbolo interno y su funcionamiento es muy similar al de calidad hospitalaria. La succión alcanza los -250 milímetros de mercurio, la velocidad puede llegar a los 60 ciclos por minuto y tienen controles separados. La copa de succión viene con una abertura más grande para el pezón (27 milímetros) que la de otros extractores. Los sistemas de la copa y la válvula reducen el riesgo de que se acumule leche o moho en los tubos. El EnJoye también tiene una característica innovadora: puedes grabar la voz de tu bebé u otros sonidos para reproducirlos mientras extraes tu leche. La Administración de Drogas y Alimentos de los Estados Unidos (FDA) certificó el EnJoye como un extractor para varios usuarios, así que las madres lo pueden compartir sin ningún riesgo si usan diferentes sistemas de recolección.

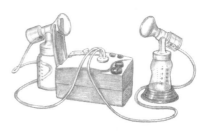

▲ *Extractor EnJoye de Hygeia*

El EnJoye está a la venta por 219 dólares incluyendo un sistema de recolección y un cable eléctrico; 259 dólares si incluye un morral o mochila y una batería externa; y 299 si trae el sistema de recolección, el morral o bolso, y una batería interna de litio de 4 horas de duración. El producto tiene una garantía de fábrica de tres años y una garantía de devolución de dinero de tres semanas. Se puede conseguir un extractor directamente con el fabricante y con algunos distribuidores. Para obtener más información, llama a la línea gratuita 888-786-7466 o visita el sitio web www.hygeiababy.com.

Extractor PJ's Comfort. Este extractor es fabricado por Limerick. Es totalmente automático, sólo pesa 1½ libra (0,7 kg) y tiene copas de succión de silicona que comprimen y sueltan las areolas. Las aberturas para el pezón pueden ser un poco estrechas para las madres que tienen pezones grandes. Este extractor tiene una velocidad entre 36 y 250 ciclos por minuto, con extracción en un solo pecho o en ambos, y la succión

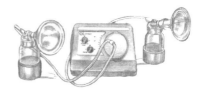

▲ *Extractor PJ's Comfort*

puede alcanzar -250 milímetros de mercurio. La velocidad y la succión se pueden ajustar por separado. La FDA clasifica el PJ's con un extractor para varios usuarios, así que las madres lo pueden compartir si usan diferentes sistemas de recolección. El extractor se puede conseguir con el fabricante a un precio de 525 dólares, si no incluye morral ni enfriador, o un poco más costoso con estos accesorios. Para obtener más información, llama a la línea gratuita 877-546-3742 o visita el sitio web www.limerickinc.com.

Extractor Embrace de Playtext. Playtex erróneamente clasifica este extractor como de "calidad hospitalaria", pero la succión máxima es de -170 milímetros de mercurio, demasiado baja para permitir que una madre extraiga eficazmente la leche y mantenga una producción abundante. Este extractor tiene varias velocidades y tipos de succión, así como copas blandas de succión, que a muchas madres les parecen incómodas. Algunas madres también se quejan de que es muy ruidoso. Aunque el extractor cuenta con una garantía de un año, algunas madres han reportardo que el motor se avería después de unos cuantos meses. Este extractor cuesta 200 dólares y está a la venta en playtexstore.com, almacenes de cadena como Target y Walmart, y algunas farmacias. Para obtener más información, visita el sitio web www.playtexbaby.com o llama a la línea gratuita 888-310-4290.

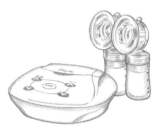

▲ Extractor Embrace de Playtext

Extractor Avent Duo de Philips. Básicamente, el extractor Avent Duo consiste en dos extractores manuales unidos y conectados a un componente eléctrico que permite una extracción doble automática. La usuaria programa la velocidad y el nivel de succión presionando la palanca repetidas veces (fuertemente para una succión mayor), y presionando luego el botón de la memoria. Una cubierta blanda sobre la copa de succión plástica incrementa la fuerza de suc-

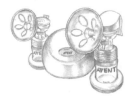

▲ Extractor Avent Duo de Philips

ción y masajea la areola, lo cual es más funcional para las madres que tienen pezones pequeños. Antes de usarlo, la usuaria debe ensamblar las 32 piezas que conforman el extractor. El precio sugerido del fabricante para la venta al público es de 349 dólares; sin embargo, diversos distribuidores lo venden por Internet a un menor precio. El extractor tiene un año de garantía. Para obtener más información, visita el sitio web www.philips.com o llama a la línea 800-54-AVENT.

Extractor Affinity de Lansinoh. Nuevo en el mercado, este extractor funciona en dos fases, como algunos extractores Medela. El Affinity permite ajustar independientemente la velocidad, la cual alcanza los 60 ciclos por minuto, y la fuerza de succión, que alcanza sólo -200 milímetros de mercurio. El extractor fue diseñado de forma que la leche no pueda entrar

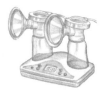

▲ Extractor Affinity de Lansinoh

en los tubos. Es muy ruidoso y las copas de succión son algo pequeñas, lo que puede hacer que una madre con pezones grandes las sienta incómodas o tenga dificultades para vaciar sus pechos por completo. Este extractor está disponible en tiendas como BabiesRUs, Target y Walmart por 149,99 dólares y viene con un año de garantía. Para obtener más información visita el sitio web www.lansinoh.com o llama a la línea 800-292-4794.

Otros artículos que podrían ser útiles

Si vas a extraer tu leche con frecuencia, podrías considerar hacerlo de manera que te queden libres las manos. A algunas mujeres les parecen muy útiles los "bustiers", especialmente a aquellas que alimentan a su bebé únicamente con leche extraída o las que quieren hacer la extracción mientras realizan otras tareas en su trabajo. Estos sostenes, disponibles en el mercado, (consulta el Apéndice A, pág. 297) tienen una cremallera y pueden sostener las copas del extractor en su lugar mientras hablas por teléfono, trabajas en la computadora o le lees un libro a un niño mayorcito. O tal vez prefieras utilizar un sostén deportivo que te quede ajustado y que tenga pequeñas aberturas circulares en los pezones (puedes poner protectores mamarios en las aberturas cada vez que termines la extracción).

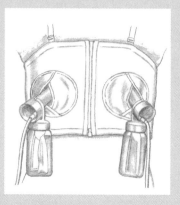

También puedes comprar copas especiales de succión para una extracción más cómoda. Puedes insertar escudos mamarios Pumpin' Pal Super Shields angulares y elípticos en las copas de succión para poder recostarte mientras haces la extracción. Muchas madres afirman que las copas extraen la leche del pecho con suavidad en vez de simplemente tirar del pezón y la areola. Igualmente, muchas madres dicen que pueden tolerar una mayor succión con los Super Shields y, por lo tanto, recolectar más leche en menos tiempo. Algunas madres afirman que al utilizar las copas experimentan menos problemas de obstrucción de los conductos lactíferos. Un tirante para el cuello permite a la usuaria realizar la extracción con las manos libres. Los Super Shields son especialmente útiles para aquellas madres que extraen su leche regularmente; se pueden usar con extractores Medela, Ameda, Lansinoh, Hygeia, Philips Avent, Nurture III y algunas otras marcas. Consulta el Apéndice A, página 299 para saber cómo comprarlos.

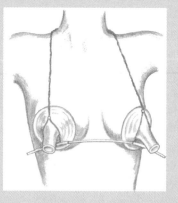

Otros extractores eléctricos

Extractor Swing de Medela. Este extractor fue diseñado para extraer leche de un pecho a la vez. Funciona tanto con baterías como con electricidad. Como la mayoría de los extractores Medela, el modelo Swing tiene dos fases: un ciclo rápido con succión suave para estimular el comienzo de la producción de leche y un ciclo más lento con una succión más fuerte para la extracción. La escala de succión ajustable incluye niveles altos. Las copas no están hechas de plástico rígido como en la mayoría de los extractores Medela,

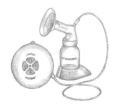

▲ *Extractor Swing de Medela*

sino que están elaboradas con silicona blanda y flexible. Lamentablemente, la copa tiende a doblarse y gotear leche, y resulta demasiado pequeña para algunas madres. Con un precio sugerido de venta al público de 149 dólares, este extractor está disponible en algunos centros de alquiler Medela, así como en tiendas Target, BabiesRUs y Bed Bath & Beyond. Para obtener más información, llama a la línea de Medela 800-435-8316 o visita el sitio web www. medela.com.

Extractor Single Deluxe de Medela. Este extractor fabricado en Suiza funciona con baterías y es capaz de succionar y soltar el pezón automáticamente. Realiza entre 32 y 34 ciclos por minuto, menos que un extractor similar al de calidad hospitalaria. Este extractor cuesta aproximadamente 65 dólares e incluye un adaptador de corriente. Está disponible en los centros de alquiler Medela y en algunas tiendas de descuento. Para obtener más información, llama a Medela al 800-435-8316 o visita el sitio web: www.medela.com.

▲ *Extractor Single Deluxe de Medela*

Extractor Nurture III. El extractor semiautomático Nurture III, del tamaño aproximado de una bomba pequeña para acuario, funciona con electricidad. Este extractor tiene diferentes niveles de succión y de velocidad, que se determinan según el tiempo que cubras con tu dedo una válvula del extractor; tiene capacidad de extracción sencilla o doble y viene con una garantía de cinco años. El Nurture III cuesta 130 dólares más gastos de envío; por 160 dólares más gastos de envío recibirás también un bolso, un enfria-

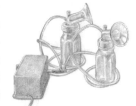

▲ *Extractor Nurture III*

dor, biberones extra y un DVD instructivo. Una madre con pocos ingresos puede conseguir cualquiera de los dos modelos por 50 dólares menos.

Puedes comprarlo a través del sitio web www.baileymed.com o llama al 800-413-3216.

Extractor Avent Uno de Philips. El Avent Uno es similar al Avent Duo (consulta la pág. 227), pero sólo puede extraer leche de un pecho a la vez. El extractor funciona con electricidad o con un paquete de baterías que viene incluido. Al igual que con el Avent Duo, la usuaria programa la velocidad y el nivel de succión presionando la palanca repetidas veces (fuertemente para una succión mayor), y presionando luego el botón de la memoria. Una cubierta blanda sobre la copa de succión plástica incrementa la fuerza de succión y masajea la areola, aunque es más funcional para las madres que tienen pezones pequeños. Antes de cada uso se deben ensamblar varias piezas. El precio sugerido del fabricante para la venta al público es de 130 dólares; sin embargo, diversos distribuidores lo venden por Internet a un precio menor. El extractor incluye una garantía de un año por defectos de fabricación. Para obtener más información, visita el sitio web www.philips.com o llama al 800-54-AVENT.

Extractor Playtex Petite Double Electric. Este extractor es completamente automático, funciona tanto con electricidad como con baterías, tiene cómodas copas que masajean las areolas, tres niveles de succión y una velocidad establecida. Lamentablemente, la velocidad es lenta (sólo 43 ciclos por minuto) y el nivel más alto de succión es muy débil (aproximadamente -150 milímetros de mercurio). Este extractor cuesta alrededor de 79 dólares y se puede conseguir en playtextore.com, tiendas de descuento como Target y Walmart y algunas farmacias. Para obtener más información, visita el sitio web www.playtexbaby.com o llama a la línea gratuita 888-310-4290.

Extractor Comfort Select Performance Single o Dual Auto-Cycling de Evenflo. Este extractor completamente automático funciona con baterías o con un adaptador de corriente, tiene una velocidad de 57 ciclos por minuto y alcanza una succión de -250 milímetros de mercurio. El modelo Dual (doble) consta de dos extractores Single (sencillos) que se ponen en cada pecho. Ambos modelos están disponibles en tiendas de descuento. El modelo Single cuesta alrededor de 45 dólares y el Dual cuesta cerca de 69 dólares. Para obtener más información, visita el sitio web www.evenflo.com o llama a la línea 800-233-5921.

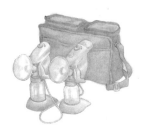

▲ *Extractor Comfort Select Performance de Evenflo*

Extractor The First Years miPump. Fabricado por Learning Curve, este extractor automático relativamente silencioso funciona con un adaptador de corriente o con cuatro baterías AA. El nivel más alto de succión —de los ocho que tiene— es de -240 milímetros de mercurio, pero la velocidad es de apenas 40 ciclos por minuto. Algunas madres se quejan de la incomodidad de las copas blandas de silicona. Los modelos doble y de lujo tienen un mango inusual que conecta los dos biberones de recolección para

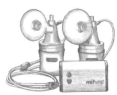

▲ *Extractor The First Years miPump*

hacer la extracción con una sola mano. La versión de lujo incluye un enfriador y biberones especiales, cada uno con una tetina inserta en otra (el fabricante afirma que de esta forma la alimentación con biberón se asemeja más a la lactancia). El modelo miPump sencillo cuesta 59 dólares; el doble, 79 dólares y el de lujo, 99 dólares. Todos los modelos incluyen un bolso y una garantía de 90 días, y se pueden adquirir en el sitio web www.learningcurve.com y en algunos hipermercados. Para obtener más información, llama al 800-704-8697.

> **Extractores manuales o a pedal**

Extractores en forma de "corneta de bicicleta". Estos modelos antiguos de extractores cuestan menos de 10 dólares y se pueden adquirir en algunas farmacias. Para realizar la extracción, se oprime una pera y la leche fluye directamente hacia ella. La mayoría de los expertos advierten sobre los riesgos de utilizar la leche extraída de esta forma, ya que la pera es difícil de limpiar y puede alojar bacterias dañinas. Además,

▲ *Extractores en forma de "corneta de bicicleta"*

muchas mujeres notan que estos extractores son incómodos y funcionan mal. Cuando se usan de forma incorrecta pueden lastimar el pecho o el pezón. Estos extractores deben vaciarse con frecuencia porque almacenan poca leche.

Extractores en forma de cilindro. Estos extractores solían ser muy populares entre las madres lactantes y aún están disponibles en algunas farmacias y tiendas de descuento. Estos extractores constan de dos cilindros plásticos. La succión se origina al deslizar el cilindro exterior hacia afuera del pecho, empezando con movimientos cortos y frecuentes para empezar el flujo de leche. Si la parte superior del extractor no está inclinada, es posible que la madre tenga que inclinarlo un poco hacia adelante. Después de recolectar 2 ó 3 onzas, es necesario vaciar la leche en otro recipiente.

▲ *Extractor en forma de cilindro con cabeza angular*

Utilizar estos extractores exige algo de fuerza y trabajo. El precio de estos extractores varía entre 25 y 30 dólares.

Extractor Harmony de Medela. Equipado con una copa blanda de succión y una palanca de presión, este extractor manual ofrece dos funciones básicas: una para estimular el comienzo de la producción de leche y otra para cuando la leche empieza a fluir. En lugar de la copa de succión estándar de Medela, hecha de plástico rígido, este modelo tiene una copa de silicona flexible y blanda; sin embargo, ésta tiende a doblarse y a gotear la leche, y la abertura para el pezón puede ser muy pequeña para algunas madres. El Harmony viene con una garantía de 30 días y cuesta cerca de 35

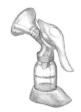

▲ *Extractor Harmony de Medela*

dólares en los centros de alquiler de Medela y en tiendas de descuento. Para obtener más información, llama a Medela al 800-435-8316 o visita el sitio web www.medela.com.

Extractor manual Avent Isis de Philips. Este extractor lleva mucho tiempo en el mercado y es uno de los favoritos de algunas madres lactantes. Cuando se presiona la palanca, una cubierta de silicona blanda, que está sobre la copa de succión de plástico duro, comprime con suavidad la areola para estimular el flujo de la leche. El extractor se puede conseguir en tiendas de artículos para bebés y directamente con el fabricante por unos 50 dólares. Para encontrar un proveedor o comprarlo a la fábrica, visita www.philips.com o llama al 800-54-AVENT.

▲ *Extractor manual Avent Isis de Philips*

Extractor manual de Lansinoh. Este extractor con palanca de presión tiene una almohadilla de silicona en la copa de succión que hace más cómoda la extracción. Se puede conseguir en algunas farmacias y tiendas de descuento aproximadamente por 35 dólares. Para obtener más información, llama al 800-292-4794 o visita el sitio web www.lansinoh.com.

Extractor manual Comfort Select de Evenflo. Este extractor usa una palanca de presión para crear succión y se puede adquirir por unos 23 dólares en muchas tiendas de descuento. Tiene un botón para ajustar la fuerza de succión y un aditamento de silicona blanda en la copa. Para obtener más información, visita el sitio web www.evenflo.com o llama al 800-233-5921.

Extractor manual The First Years Easy Comfort. Éste es otro extractor manual liviano que se opera presionando una palanca. Es silencioso y fácil de limpiar e incluye dos biberones de 5 onzas (150 ml). Su costo es de aproximadamente 30 dólares y se puede solicitar por Internet en www.learningcurve.com o comprarlo en algunos hipermercados. Para obtener más información llama al 800-704-8697.

Extractor manual de Playtex. Este extractor manual con palanca de presión tiene copas de succión con almohadillas de aire para minimizar las molestias y proporcionar una extracción de leche más efectiva. Se consigue por cerca de 79 dólares en www.playtexbaby.com, en tiendas de descuento y en algunas farmacias. Para obtener más información, visita el sitio web www.playtexbaby.com o llama al 888-310-4290.

Extractor One-Hand de Ameda. Con este extractor creas la succión presionando una palanca de agarre. Como su nombre lo indica, puedes manejarlo con una sola mano. El extractor se consigue por cerca de 40 dólares en Ameda, en sus centros de alquiler y con otros distribuidores. Para más información, llama a la línea gratuita 877-992-6332, o visita el sitio web www.ameda.com.

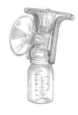

▲ *Extractor One-Hand de Ameda*

Extractor a pedal de Medela. Este extractor se maneja con el pie y puede resultar menos agotador que los modelos que se operan manualmente. Como permite extraer leche de ambos pechos a la vez, es la mejor opción para la madre que debe dejar a su bebé con regularidad y que no puede alquilar o comprar un extractor completamente automático. Se usa con el sistema doble de recolección estándar de Medela. El extractor cuesta unos 59 dólares y el sistema de recolección cuesta 55 dólares adicionales. Tanto el extractor como los sistemas de recolección se pueden obtener en los centros de alquiler de Medela y en algunas

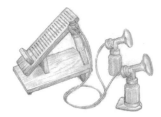

▲ *Extractor a Pedal de Medela*

tiendas de descuento. Para más información, llama a Medela al 800-435-8316 o visita el sitio web www.medela.com.

6 Mamá y bebé, juntos y separados

Hoy en día, las madres lactantes llevan una vida activa. Se ocupan de sus asuntos, salen con sus amigos, trabajan o estudian y sacan tiempo para divertirse. La lactancia les simplifica la vida de muchas formas. Con la aceptación y la popularidad crecientes de la lactancia, cada vez son más las madres que pueden amamantar a sus bebés mientras participan en diversas actividades.

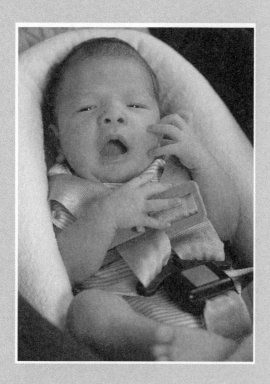

SALIR JUNTOS

Tu bebé lactante puede ir contigo a casi cualquier parte, y con muchas menos complicaciones de las que tendrías si lo alimentas con leche de fórmula y biberón.

Es probable que te sientas cómoda amamantando en presencia de familiares o amigos, o tal vez prefieras no hacerlo. Siempre tienes la posibilidad de retirarte a un cuarto, pero esto no resulta muy divertido. Aprender a amamantar discretamente y sin pena hará que la mayoría de las personas se sientan más cómodas. Puedes practicar con anticipación cómo prender al bebé del pecho cubriendo su cabeza con una manta o con un chal colgado de tus hombros. Si usas una camisa o un suéter que puedas recoger o una blusa que puedas desabotonar desde abajo, dejarás menos piel expuesta. La mayoría de las tiendas de maternidad tienen una línea de blusas y vestidos diseñados para amamantar de una forma discreta. Trata de amamantar en presencia de tu pareja o frente al espejo para que sepas cómo te verán los demás. También puedes comprar una manta especial para la lactancia, la cual cubre al bebé pero te permite verlo mientras lacta.

Si van a estar fuera todo el día o van a pasar unas horas fuera de casa, es mejor que amamantes al bebé justo antes de salir. Todo lo que necesitas es un par de pañales y unas cuantas toallitas húmedas en una bolsa pequeña. Si estás usando un cargador de tela para bebés, es mejor que te lo pongas antes de salir.

Después de un par de horas fuera, busca un lugar cómodo donde puedas sentarte con tu bebé. Muchas mujeres se sienten cómodas amamantando en lugares públicos y no llaman la atención mientras lo hacen. Algunas tiendas y restaurantes tienen vestidores o baños agradables; tal vez prefieras amamantar allí.

Las madres aprecian la facilidad que tienen para realizar viajes largos con su bebé lactante. La mayoría de los bebés pequeños pueden viajar bien en un automóvil. (Por supuesto, sin importar la distancia del viaje, el bebé siempre debe viajar en una silla de automóvil cuya seguridad esté aprobada). Cada par de horas, deberás detenerte para amamantar al bebé y cambiarle el pañal. Ya que la silla del bebé mira hacia la parte de atrás, puedes sentarte a su lado en el asiento trasero para amamantarlo.

Los bebés más grandecitos tal vez no se sientan tan contentos de pasar períodos largos en la silla de automóvil. Siempre que sea posible, trata de empezar los recorridos más largos del viaje justo antes de la siesta del bebé, de modo que él vaya dormido gran parte del tiempo. También puedes colgar algunos de sus juguetes en la silla o llevar en el asiento trasero una bolsa de juguetes y otros objetos que llamen su atención.

Si planeas viajar en avión, intenta reservar un asiento de mampara (el que está en la parte delantera), el cual te brindará más espacio. Trata de elegir un vuelo que no vaya muy lleno. En ese caso es más probable que haya un asiento vacío a tu lado y dispongas de más espacio y privacidad. Amamantar durante el despegue y el aterrizaje ayuda a que los oídos del bebé se ajusten a los cambios de presión del aire. Si el bebé está resfriado cuando van a viajar, dale un descongestionante una hora antes del despegue.

Estar separados

Cuando la separación es ocasional

Pueden surgir muchas situaciones en que tengas que separarte de tu bebé: una tarde fuera de casa, un compromiso familiar o profesional, o una estancia en el hospital.

Cuando planeas estar separada del bebé por unas cuantas horas, puedes extraer la leche con anticipación, manualmente o con un extractor, para que alguien se la dé más tarde (consulta el Capítulo 5). Si vas a estar ausente durante un día o más, tal vez puedas almacenar suficiente leche con anterioridad; si esto no es posible, puedes sustituirla con leche de fórmula comercial. Mientras no estés con el bebé, intenta extraerte leche por lo menos una vez cada tres horas. Lo mejor es usar un extractor de calidad hospitalaria alquilado o uno personal similar al de calidad hospitalaria; otros modelos tal vez no sean tan efectivos para mantener la producción de leche. Si es posible, mantén refrigerada la leche que extraigas mientras estés ausente por si es necesario congelarla para usarla luego.

Si vas a extraerte leche para llevarla en un avión, ya sea que viajes con el bebé o no, puedes tener dudas sobre cómo pasar los controles de seguridad del aeropuerto. Actualmente se permite a las madres llevar en el avión la cantidad de leche que deseen, siempre y cuando lo declaren para la inspección en los puntos de control de seguridad.

La hospitalización de una madre lactante rara vez exige que se destete al bebé, aunque algunos médicos lo recomiendan. Algunos hospitales tienen extractores de leche eléctricos disponibles para las madres lactantes. Si en tu hospital no los tienen, puedes alquilar uno y llevarlo contigo o pedir que te lo lleven. Haz preparativos para que alguien te lleve el bebé para visitas de lactancia, o incluso para que el bebé permanezca contigo, siempre y cuando tú, un miembro de la familia o un amigo pueda cuidarlo. Intenta extraerte leche frecuentemente para mantener tu producción. Pide al personal de enfermería que la refrigere para después llevarla a casa y dársela al bebé.

Tal vez tengas preguntas sobre la seguridad de los medicamentos que puedes tomar en el hospital. Aunque casi todos los medicamentos llegan hasta la leche materna, la mayoría son seguros para los bebés lactantes. En ocasiones, el médico puede dudar de la seguridad de un medicamento para el bebé y, por consiguiente, recomendar que se destete. Tú misma puedes verificar la seguridad del medicamento en el Apéndice D, página 312. Si el medicamento no se considera seguro para un bebé lactante, puedes seguir extrayendo tu leche y deshechándola hasta que hayas dejado de usar el medicamento.

VOLVER AL TRABAJO O AL ESTUDIO

Hasta hace relativamente poco, una madre primeriza con planes de regresar al trabajo habría descartado la posibilidad de amamantar a su bebé, o habría decidido hacerlo, con la idea de destetarlo cuando estuviera terminando su licencia de maternidad. Hoy en día, con el número creciente de mujeres que trabajan y el reconocimiento cada vez mayor de los muchos beneficios de la lactancia, son más y más las madres que deciden seguir amamantando a sus bebés mientras continúan con sus carreras.

Tus esfuerzos adicionales por continuar la lactancia valdrán mucho la pena. Sin tener en cuenta el costo de la leche de fórmula, los bebés amamantados son generalmente más saludables. Mientras menos se enferme, menos tiempo deberás estar alejada del trabajo o el estudio. La lactancia también te ahorrará tiempo y energía, lo que es especialmente importante cuando debes coordinar las responsabilidades del trabajo y la familia. Además, lo que quizá es más importante, la lactancia te ayudará a mantener la relación cercana y cariñosa que tienes con tu bebé. Muchas madres que trabajan o estudian fuera de casa sienten que la lactancia les ofrece una compensación emocional por las horas que deben estar separadas de sus bebés. La seguridad y consuelo que tu bebé siente en tu pecho, hace que el tiempo que pasan juntos sea especial y gratificante para ambos.

OPCIONES DE TRABAJO

Aunque sepas con seguridad que tienes que regresar al trabajo o al estudio después de que nazca el bebé, eres afortunada si dispones de alguna flexibilidad para determinar la duración de tu licencia de maternidad. El tiempo que permanezcas en casa después de dar a luz es importante para tu bebé y para ti: durante este tiempo se conocerán y formarán un vínculo especial. También será un período para que descanses y te recuperes del estrés físico causado por el proceso del nacimiento. Algunas mujeres necesitan poco tiempo para reponerse. Otras necesitan mucho más tiempo para adaptarse a las presiones adicionales del trabajo o el estudio. Los profesionales en lactancia han notado que las madres que se quedan en casa durante 16 semanas o más experimentan menos dificultades para mantener la producción de leche cuando vuelven al trabajo.

Dado que no puedes prever cómo te sentirás después del parto, evalúa con anticipación las opciones que puedas tener a tu disposición. Dependiendo de tu situación financiera y tus exigencias laborales, puedes tener la posibilidad de gestionar una licencia extendida, más de las seis a ocho semanas regulares. En 1993, el gobierno de Estados Unidos promulgó la Ley de Licencia por Razones Médicas y Familiares (FMLA), que obliga a cualquier empleador que tenga a su cargo 50 o más empleados a darle una licencia no remunerada de 12 semanas a cualquier empleado que necesite cuidar a una persona que dependa de él. Usar una licencia no remunerada podría ser una solución, pero tal vez no sea económicamente viable. En lugar de eso, quizá puedas acordar trabajar en casa, trabajar sólo medio tiempo, tomar menos clases o repartir tu trabajo con otra persona. Estas opciones han sido efectivas para algunas madres. Si eres estudiante, quizá puedas tomar menos clases durante un semestre o tomar algunas clases en línea.

Trabajar medio tiempo ofrece muchas ventajas a las madres lactantes. Menos horas fuera de casa significan menos tomas perdidas, menos costos de cuidado del bebé y, generalmente, menos estrés para ambos.

El empleador también obtiene beneficios al acordar menos horas de trabajo. Reemplazar un empleado requiere tiempo y dinero, especialmente si sus habilidades especiales son un activo para la compañía. Además, muchos empleadores descubren que los empleados de medio tiempo son tan productivos o más que los que trabajan tiempo completo. Los trabajadores de medio tiempo sacan licencias por enfermedad con menos frecuencia y, generalmente, desperdician menos tiempo cuando están en el trabajo.

Puedes acordar ir menos horas todos los días o trabajar tiempo completo durante algunos días. Cualquiera de los dos acuerdos tiene ventajas e inconvenientes para la madre lactante.

Incluso, quizá puedas llegar a un acuerdo de tipo flexible. Con un horario "flexible" podrías trabajar ocho horas al día y, aún así, tener la libertad de empezar antes o después de la hora normal. Este sistema puede permitirte pasar una mañana relajada con el bebé y, tal vez, hacer algunas tareas. Si tu compañero también tiene un horario flexible, tal vez puedas reducir el número de horas que el bebé debe quedarse con alguien más.

Algunas madres llegan a un acuerdo para llevar a sus bebés al trabajo. Aunque para la mayoría esto no es posible, en algunos ambientes laborales está permitido. Otra opción es que alguien cuide a los niños en el lugar de trabajo. Para algunos empleadores y empleados éste ha sido un acuerdo ideal. Si trabajas con otras personas que tienen bebés o hijos pequeños, pueden considerar juntos esta posibilidad.

Otra posibilidad es que te lleven al bebé a las horas de las tomas, o ir a donde él esté en tu hora de almuerzo. Generalmente, el mayor obstáculo de que el bebé vaya a tu lugar de trabajo es encontrar una persona que te lo lleve. Si por el contrario vas a ir a la hora del almuerzo, seguro buscarás una guardería cercana a tu trabajo. Si tienes una hora completa de almuerzo y tu bebé está cerca, tendrás el tiempo suficiente para desplazarte, amamantarlo y almorzar.

ELEGIR A LA PERSONA QUE CUIDARÁ AL BEBÉ

Encontrar a la persona adecuada para cuidar a tu bebé es un factor decisivo para que estés tranquila mientras no estás con él. Si vas a buscar una persona que cuide a tu bebé, asegúrate de empezar cuanto antes para que lo puedas hacer con calma. Tal vez prefieras una persona que cuide sólo a tu bebé, o quizá estés dispuesta a dejarlo con alguien que cuida a varios bebés al tiempo. Encontrar una persona que viva cerca del lugar donde trabajas o estudias te ayudará a reducir el tiempo que tu bebé y tú van a estar separados, incluso si decides no amamantarlo a la hora del almuerzo.

Es probable que tengas la fortuna de que tu compañero o un familiar pueda y quiera cuidar al bebé. Cuando es un familiar de confianza el encargado de cuidar al bebé, la separación puede ser más fácil para madre e hijo; además, por lo general resulta más económico o incluso gratis. Sin embargo, es probable que sea más difícil solucionar una discrepancia con un familiar sobre cómo deben ser las siestas, la alimentación y demás.

Algunas familias deciden contratar una niñera. Generalmente ésta es la opción más costosa para cuidar al bebé, pero también implica grandes beneficios: toda la atención de ella estará centrada en el bebé y él estará menos expuesto a enfermedades infecciosas. Una niñera puede ofrecer horarios más flexibles y es posible que, además de cuidar al bebé, también se encargue de los quehaceres de la casa. Sin embargo, tendrías que buscar otras soluciones si la niñera se enferma. Algunas van a la casa de la familia todos los días, mientras que otras viven en la misma casa. Puedes buscar una niñera por medio de una agencia local, por Internet, en anuncios clasificados o a través de tus conocidos. Si piensas buscar a alguien con la ayuda de una agencia, seguramente no sólo querrás entrevistar a la niñera, sino también comprobar sus referencias o, quizá, solicitar que verifiquen si tiene antecedentes penales.

El Departamento de Estado de los Estados Unidos permite que las agencias traigan al país mujeres extranjeras en edad universitaria para trabajar como niñeras *au pair*. Éstas viven por un año con la familia y se encargan de cuidar al bebé. Las *au pairs* deben hablar inglés, tener por lo menos 200 horas de experiencia cuidando niños y haber recibido capacitación en seguridad y desarrollo infantil. La familia del bebé les proporciona alimentación, una habitación privada y 500 dólares como contribución para sus cursos de la universidad. La agencia que establece el contacto está atenta al progreso del mismo. Una niñera *au pair* cuesta aproximadamente 13.000 dólares al año, menos que una niñera normal. Para más información sobre el Programa Au Pair, visita el sitio web www.iapa.org

Las guarderías caseras son la opción más popular de cuidado de bebés, en parte porque son menos costosas que el cuidado personalizado. Para los bebés mayorcitos y los niños de uno a tres años, las guarderías caseras también les dan la oportunidad de conocer a otros niños. En la mayoría de los estados, los encargados de las guarderías caseras deben estar autorizados, a menos que cuiden sólo a sus propios hijos y a otro niño, y también tienen un límite legal del número de bebés y niños que pueden cuidar. No es necesario que las personas encargadas de las guarderías caseras tengan educación formal sobre desarrollo infantil, y en algunos estados ni siquiera necesitan certificaciones en salud y seguridad. Al igual que las niñeras, las guarderías caseras pocas veces ofrecen otras soluciones cuando la persona encargada se enferma o tiene vacaciones, aunque se espera que los padres paguen por el tiempo de vacaciones.

Finalmente, están las guarderías infantiles, que normalmente cuidan un grupo grande de niños y están autorizadas por el estado. Muchas guarderías tienen varios empleados con formación en desarrollo infantil. Si un empleado se enferma o tiene vacaciones, siempre habrá quien lo reemplace. Las guarderías infantiles tienen también algunas desventajas: generalmente, los niños tienen menos atención personalizada que con una niñera, una niñera *au pair* o en una guardería casera. Es más factible que los niños se enfermen cuando están en un grupo con muchos niños. Aún más, los horarios en estos centros suelen ser estrictos, por lo cual probablemente tendrás que pagar más si vas a recoger a tu hijo más tarde. Además, algunas guarderías infantiles no aceptan bebés. Normalmente, las mejores guarderías tienen listas de espera; quizá quieras inscribirte unos meses antes de que nazca el bebé.

Informa a cada persona que estés considerando para hacerse cargo de tu bebé sobre tu relación de lactancia con él y tu estilo propio de cuidarlo. Pide los nombres y números telefónicos de otras familias que las hayan contratado y contáctalas para conocer la experiencia que tuvieron con esa persona. Si actualmente está a cargo de otros niños, planea una visita cuando ellos estén presentes y despiertos. De esta forma no sólo conocerás el ambiente, sino también su estilo; así podrás evaluar si la persona podrá brindar el suficiente amor y cuidado individual a tu bebé. Al hablar con la persona, intenta averiguar si podrá comprometerse a cuidar el bebé por un período largo; será muy molesto para el bebé y para ti si debes encontrar un reemplazo y no cuentas con mucho tiempo. Llega a un acuerdo sobre qué hacer en caso de enfermedad (del bebé o de esa persona) y de períodos vacacionales (de tu familia y los suyos); además, pregunta a quién llamar en una emergencia, con cuánta anticipación debes avisar que el bebé llegará

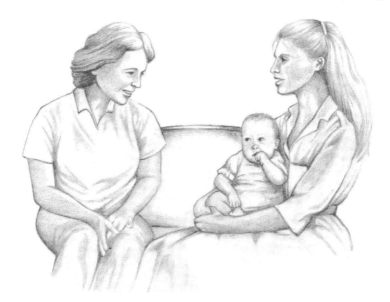

tarde o no irá y cuáles son las tarifas y cuándo se deben pagar. Exige que se te deje leer cualquier acuerdo escrito antes de firmarlo. Para tomar la decisión final de quién cuidará a tu bebé, confía en tu intuición: si no sientes que esa persona es la apropiada, sigue buscándola.

Más o menos una semana antes de volver al trabajo o al estudio, considera la posibilidad de que el bebé pase varias horas o un día completo con la persona que elegiste. Hacer esta "prueba" te ayudará a asegurarte de haber hecho lo correcto, aunque tal vez sientas, como muchas otras madres, que la primera separación debe ocurrir sólo cuando las circunstancias lo exijan.

PREPARACIÓN PARA VOLVER AL TRABAJO

Si no amamantas a tu bebé durante una o más tomas mientras estás fuera trabajando o estudiando, deberás extraer tu leche. Esto te ayudará a prevenir la congestión y, aún más importante, a mantener tu producción. La leche que extraigas se podrá usar luego para alimentar a tu bebé en tu ausencia.

Consulta el Capítulo 5 para obtener información sobre:

- Cómo elegir un método de extracción.
- Tipos y marcas de extractores.
- Otros artículos que podrían ser de utilidad.
- Cómo extraer la leche en casa para preparar tu regreso a trabajar o a estudiar.
- Cómo extraer la leche en tu lugar de trabajo.
- Cómo incrementar tu producción de leche.
- Cómo conservar la leche extraída.
- Cómo alimentar al bebé con la leche extraída.

Además de encontrar a una persona que cuide a tu bebé, elegir un extractor y aprender a usarlo, tu principal tarea cuando planees volver al trabajo será identificar el lugar donde podrás extraer tu leche. Para algunas madres, esto puede ser muy difícil, y solucionar este problema de antemano puede ayudarte a reducir el estrés una vez que vuelvas a trabajar o a estudiar.

Lo ideal es que el lugar donde extraigas la leche sea tranquilo y privado, sin muchas distracciones. Ya que muchos de los extractores más comunes funcionan con baterías, probablemente no necesitarás un tomacorriente. Una sala para mujeres con una silla cómoda (y preferiblemente con un lavamanos y un refrigerador) o tu propia oficina privada serían lugares perfectos. Otras alternativas son: un cuarto pequeño de depósito que tenga luz, una sala de conferencias o una oficina prestada. Si el lugar donde trabajas tiene una sala de descanso para todos los empleados, podrías programar tu horario de descanso para un momento en el que puedas gozar de privacidad.

Tal vez te encuentres con que el único lugar donde puedes extraer la leche sea un baño. Éste será adecuado siempre y cuando esté limpio.

Si debes viajar mucho para llegar a tu trabajo, puedes extraer la leche en tu automóvil o encontrar un baño en el camino donde te sientas cómoda.

Si vas a volver a estudiar, es posible que también encuentres un lugar privado. Entre las posibilidades están: un vestuario, un aula vacía o un centro médico.

Será más fácil para ti hallar un lugar para extraer la leche si otras madres ya han resuelto este problema antes que tú. De lo contrario, es posible que necesites hacer una visita a tu lugar de trabajo o estudio con el único fin de encontrar un lugar ideal.

Si eres la primera mujer en tu empresa que va a extraer su leche en el trabajo, es conveniente que conozcas previamente tus derechos. En el momento en el que escribo este libro, 24 estados de los Estados Unidos (Arkansas, California, Colorado, Connecticut, Georgia, Hawaii, Illinois, Indiana, Maine, Minnesota, Mississippi, Montana, Nuevo México, Nueva York, Dakota del Norte, Oklahoma, Oregon, Rhode Island, Tennessee, Texas, Vermont, Virginia, Washington y Wyoming) y el Distrito de Columbia tienen leyes sobre la lactancia en el lugar de trabajo. Algunos de estos estados han establecido que las empresas deben proporcionar a sus empleadas el tiempo y el espacio necesarios para extraer la leche para sus bebés. Otros estados han promulgado que los empleadores *pueden* permitir a las empleadas lactantes descansos especiales y lugares privados para extraer su leche. Además, en este momento el Congreso está considerando la aprobación de una ley nacional que protege los derechos de las madres lactantes en su lugar de trabajo.

Cuando tengas claros tus derechos, conversa con tu supervisor o con el encargado de recursos humanos sobre tu necesidad de un lugar para hacer la extracción. Envíale a tu jefe una carta o un correo electrónico si crees que puede sentirse incómodo hablando sobre tus pechos en persona o por teléfono. Puedes considerar anexar una carta de tu médico o del médico de tu bebé (en el sitio web www.workandpump.com/letter.htm puedes encontrar un modelo de carta, imprimirla y pedirle al médico que la firme). También puedes darle a tu jefe dos buenas fuentes de información del por qué los empleadores deben apoyar a las madres lactantes en su lugar de trabajo. Una de ellas es el sitio web del Comité de Lactancia Materna de los Estados Unidos, www.usbreastfeeding.org; la otra es la del Centro Nacional de Información sobre la Salud de la Mujer, en www.womenshealth.gov. Esta última incluye un excelente folleto para imprimir llamado "The Business Case for Breastfeeding" (La conveniencia de apoyar la lactancia). Es posible que tu jefe te brinde más ayuda si sabe que, apoyando la lactancia, la compañía reducirá costos médicos, ausentismo y rotación de personal.

Posiblemente tu jefe querrá saber si vas a utilizar tiempo de tu trabajo para extraer la leche. Tus descansos habituales probablemente serán suficientes. Si necesitas extender tu tiempo de descanso, puedes deducir el tiempo del total de horas de trabajo o compensarlo al final del día.

También necesitarás un lugar fresco para almacenar tu leche. Averigua si hay un refrigerador disponible. Ten en cuenta que ni el Centro para el Control y la Prevención de Enfermedades (CDC) ni la Administración de Seguridad y Salud Ocupacional (OSHA) de los Estados Unidos consideran la leche materna como un "material de riesgo biológico"; es decir, no requiere ser almacenado en un refrigerador donde no se almacenan alimentos. Puedes guardar tus recipientes de leche en una bolsa o caja que no sea transparente para que tus compañeros de trabajo y tú se sientan más cómodos.

Si no hay un refrigerador disponible, puedes llevar un refrigerador portátil con paquetes de hielo. En éste, la leche permanecerá fría durante varias horas, y es muy útil para llevar la leche a tu casa o a la de la persona que cuida al bebé.

INSTRUCCIONES PARA LA PERSONA QUE CUIDARÁ AL BEBÉ

Ya sea que tu bebé vaya a una guardería infantil, tenga una niñera o quede al cuidado de un amigo o miembro de la familia, es importante que le comuniques exactamente qué esperas para tu bebé. Comentar tus expectativas con la persona que lo cuidará antes de que regreses al trabajo puede ayudarte a evitar malentendidos y decepciones.

Seguramente hay otros asuntos relevantes que desearás conversar con esa persona; sin embargo, cuando se trata de la alimentación, la primera norma y la más importante es que siempre deben cargar al bebé para alimentarlo. Es probable que tu bebé sea capaz de sostener su biberón, pero si lo deja alimentarse solo, no experimentaría momentos importantes de contacto humano.

La persona que cuidará a tu bebé también necesitará saber cómo descongelar y calentar la leche materna. Puedes escribirle estas instrucciones para que no las olvide. Asegúrate de decirle lo que debe hacer con la leche que quede en el biberón.

Dale instrucciones generales sobre la frecuencia de las tomas y la cantidad de leche que el bebé necesita. Cuando un bebé se inquieta, es más fácil intentar primero con el biberón. Si no tiene instrucciones, quien cuida al bebé tal vez le dé, en un período de ocho a diez horas, la cantidad de leche que normalmente recibiría ¡en todo un día! Explícale que la mayoría de los bebés lactantes necesitan ser alimentados aproximadamente cada dos a tres horas y que no requieren más de 1½ onzas (44 ml) por hora. Esto quiere decir que, por ejemplo, un bebé normalmente necesita unas 3 onzas (88 ml) cada dos horas ó 4½ onzas (132 ml) cada tres horas.

La subalimentación es otro problema posible. Un bebé que pasa mucho tiempo chupándose los dedos o un chupete no da señales claras de tener hambre y, por consiguiente, puede que no reciba suficiente alimento durante el tiempo que no está con su mamá. La regla general son 3 onzas (88 ml) cada dos horas para prevenir esta situación.

Pídele a la persona que cuidará al bebé que planee las horas de alimentación de modo que él ya tenga hambre cuando vayas a recogerlo. Generalmente, esto significa que la última toma del día con biberón deberá ser entre dos y tres horas antes de tu llegada. Si parece que el bebé quiere volver a comer mientras llegas, la persona que lo cuida puede ofrecerle un poco más.

Cuando recojas al bebé en el lugar donde lo cuidan, puedes dejar tu leche para el día siguiente en su refrigerador, marcada con la fecha. La leche fresca refrigerada es mejor para el bebé ya que contiene más

Leche refrigerada

Utiliza la leche refrigerada en un período menor a 72 horas. Saca la leche del refrigerador en el momento preciso de alimentar al bebé. Calienta la leche a temperatura ambiente durante 5 a 10 minutos en un recipiente con agua caliente. No calientes la leche en un microondas ni en la estufa. Si el bebé no se toma toda la leche, puedes volver a refrigerar la restante y utilizarla en la próxima toma.

Leche congelada

Si la leche se almacenó en el congelador del refrigerador, utilízala en un período menor a 3 meses. La leche almacenada en un congelador horizontal dura hasta seis meses o más. Siempre usa primero la leche más antigua. Antes de alimentar al bebé, descongela la leche en el refrigerador, donde puede permanecer hasta 24 horas, o poniéndola en agua antes de la toma, incrementando la temperatura gradualmente para calentarla. No descongeles la leche en un microondas ni en la estufa. Sin importar la cantidad de leche que el bebé deje, ésta se debe desechar. La leche materna no se debe volver a congelar.

anticuerpos que la leche congelada. Si la leche no se usará durante los tres días siguientes, deberá congelarse.

Algunas personas que cuidan a un bebé manifiestan su preocupación sobre la seguridad de manipular leche materna; aparentemente, temen que a través de ella se puedan transmitir enfermedades. Puedes asegurarle que, según el CDC y la OSHA, las personas que manipulan y alimentan con leche materna no necesitan usar guantes de goma ni almacenar la leche en un refrigerador diferente a aquél donde se almacenan los alimentos.

DE VUELTA AL TRABAJO

Al volver al trabajo, descubrirás cuáles rutinas son mejores para ti, el bebé y tu producción de leche. Será mejor si amamantas al bebé tanto como puedas cuando estés con él y extraes tu leche con frecuencia cuando estén separados. Algunas madres mantienen una producción de leche abundante procurando que sus bebés lacten con frecuencia durante la tarde y la noche. Tal vez te des cuenta de que es una buena idea amamantar al bebé en tu cama, antes de levantarte, durante cerca de una hora. Lo ideal sería que lo amamantes dos veces en la mañana antes de salir. Puedes amamantarlo nuevamente justo antes de salir de casa o cuando llegues a la casa de quien cuida al bebé. Mientras estás en el trabajo, trata de extraer tu leche casi tan seguido como amamantarías en casa. Lo ideal es que si estás dejando de amamantarlo tres veces, en el trabajo extraigas tu leche las mismas veces. Tu meta debe ser vaciar ambos pechos tanto como sea posible, ya sea amamantando o extrayendo tu leche por lo menos siete veces en un período de 24 horas.

Mientras algunas madres necesitan concentrarse en la extracción de leche, otras utilizan este tiempo simplemente para relajarse, y otras aprovechan para realizar algún trabajo. Para aquellas madres que utilizan un extractor, extraer de ambos pechos a la vez no sólo incrementa la cantidad de leche recolectada sino que reduce a la mitad el tiempo de la extracción. Es probable que llegues a aprender cómo sostener ambas copas de succión en tus senos con un solo brazo; así podrás usar la mano libre para masajear tus senos, cambiar las páginas de un libro o revista, o sostener el teléfono al oído. También puedes intentar con un "sostén para la extracción de leche"; éste sostiene ambos extractores para que la madre pueda extraer su leche sin ocupar las manos (consulta las págs. 228 y 298).

Antes de almacenar la leche en un refrigerador o de ponerla en el refrigerador portátil para transportarla, márcala con el nombre de tu bebé y la fecha.

Algunas madres gotean leche cuando están en el trabajo. Es probable que necesites usar protectores mamarios gruesos en tu sostén; guarda unos de repuesto. También puedes usar protectores mamarios de silicona, que no absorben leche sino que hacen presión sobre el pezón para prevenir el goteo (consulta el Apéndice A, pág. 300). Algunas madres prefieren utilizar escudos mamarios de plástico para mantener su ropa seca. Aunque usualmente cumplen con su función, estas copas también pueden estimular el goteo. Por último, usa una blusa estampada o mantén una chaqueta o un suéter adicional en el trabajo para disimular cualquier mancha de humedad.

Después del trabajo, es posible que desees amamantar en la casa de quien cuida al bebé antes de llegar a la tuya. Para muchas madres, ésta es una oportunidad de relajarse y conversar con esa persona sobre cómo estuvo el bebé ese día.

Algunas mujeres descubren que son incapaces de extraer tanta leche como les gustaría, especialmente a los tres o cuatro meses después del parto. En esta etapa, tal vez notes un descenso en la cantidad que puedes extraer; sin embargo, esto no necesariamente significa que no puedas satisfacer las necesidades de tu bebé. Muchas mujeres tienen una sobreproducción de leche en los primeros meses; después de unos cuatro meses, la producción de leche depende de la demanda. Si antes extraías leche en exceso, es posible que ahora te parezca que sólo produces lo que el bebé toma mientras no estás. Esto significa que tu cuerpo se ha adaptado a las necesidades del bebé. La producción de leche normal es de aproximadamente 1,5 onza (44 ml) por hora; por lo tanto, si han transcurrido tres horas desde la última vez que extrajiste tu leche, deberás obtener entre 4 y 5 onzas (118 y 148 ml) de ambos pechos.

Si tu producción de leche es buena, pero a la persona que cuida al bebé se le está agotando, averigua qué cantidad de leche toma tu bebé mientras no estás. Un bebé que permanece ocho horas al cuidado de una persona no necesita más de 12 onzas (355 ml) de leche durante ese período. Si puedes amamantarlo cuando lo dejas, o un poco antes, y puedes hacerlo nuevamente cuando lo recoges, sólo necesitará unas 8 onzas (237 ml) en tu ausencia. Si tu bebé toma una cantidad mayor a la descrita, se está alimentando en exceso. Si la persona que lo cuida se queja de que necesita más leche para alimentarlo, dile que tu médico aconseja que el bebé no tome más de 1½ onza (44 ml) de leche por hora. Puedes pedirle a quien cuida al bebé que intente con una tetina de flujo lento para biberón; así, el bebé podrá succionar por un período de tiempo más largo sin ingerir más leche. Aunque los bebés no necesitan líquidos adicionales a la leche materna, puedes sugerirle que le dé agua en un biberón para calmarlo si sigue inquieto y acaba de alimentarlo, especialmente cuando falta poco tiempo para que llegues a recogerlo.

Es probable que la persona que lo cuida te diga que el bebé necesita más leche porque está creciendo. De hecho, los investigadores han reportado que las necesidades de un bebé que es alimentado exclusivamente con leche materna cambian muy poco para un período de 24 horas entre el primer y el sexto mes de vida. A medida que crecen, los bebés aprovechan la leche materna más eficientemente.

Sin embargo, si tu bebé comienza a tomar menos leche en casa porque hace siestas más largas por la noche, es posible que quiera compensar su alimentación durante el día, por lo menos hasta que empiece a comer alimentos sólidos. En este caso, intenta amamantarlo más a menudo por la tarde y temprano en la mañana.

Si crees que tu producción de leche es realmente muy baja, asegúrate de leer "Cómo extraer la leche y aumentar la producción" en el Capítulo 5, página 212.

Si aún no puedes extraer la leche en el trabajo con la frecuencia necesaria, aunque sigas todas las recomendaciones de este capítulo y del Capítulo 5, es probable que tu bebé necesite un suplemento de leche de fórmula en tu ausencia.

Si tanto tu compañero como tú trabajan, es posible que te sientas demasiado abrumada por los quehaceres como para abrazar y disfrutar de tu bebé tanto como te gustaría durante el tiempo que pasas en casa. Tal vez puedas contratar a alguien para que vaya a tu casa cada semana y te ayude con la limpieza.

Combinar la lactancia y el trabajo requiere mucho tiempo y energía. Aparte de las responsabilidades que implican tu trabajo, tu bebé y el resto de tu familia, es muy importante que dediques tiempo para ti misma. Las madres lactantes deben alimentarse bien. Aunque te puede parecer más práctico saltarte el desayuno o la cena, la mayoría de mujeres que lo hacen descubren que tienen poca energía para cumplir con las muchas exigencias diarias. Si tienes que hacerlo, levántate un poco más temprano para que puedas prepararte un desayuno nutritivo. Lleva meriendas al trabajo, como yogur, queso, nueces y fruta para comer durante el día. Algunas madres encuentran que la levadura de cerveza les ayuda a aumentar su energía y mantener la producción de leche. Para evitar el estreñimiento y la obstrucción de los conductos lactíferos, también deberás beber muchos líquidos mientras te encuentres en el trabajo. Para finalizar, el descanso es esencial. La mayoría de las madres lactantes que trabajan se dan cuenta de que deben acostarse más temprano que antes. De ser posible, haz una siesta de una hora antes de la cena y aprovecha los días que estás en casa con el bebé para hacer siestas.

7 LA ETAPA DE GRATIFICACIÓN: DE LOS DOS A LOS SEIS MESES

Cómo cuidarte a ti misma
Hacer el amor
Cómo amamantar a tu bebé
Bebé distraído
Interrupciones frecuentes del sueño
Cuándo empezar a dar alimentos sólidos

El período entre el segundo y el sexto mes del bebé es emocionante y gratificante. Una vez superada la etapa del recién nacido, muchas madres se sienten relajadas y seguras. El bebé es más predecible y sus necesidades son más fáciles de interpretar. Su llanto disminuye considerablemente cuando cumple tres meses. Día tras día, el bebé se vuelve más sociable y se adapta más a las personas y a las cosas. De todas formas, las tomas son parte importante de su día, momentos de nutrición y crianza en el seno de su madre.

CÓMO CUIDARTE A TI MISMA

Espero que durante esta etapa comiences a sentirte más como la mujer que solías ser. Hacer la siesta cuando sea posible sigue

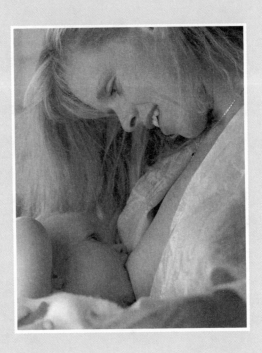

siendo importante, especialmente si tu bebé se despierta por la noche para que lo amamantes o si tu energía parece disminuir. La ingesta de alimentos y bebidas sigue siendo esencial para tu bienestar general. Ignorar la necesidad de tomar líquidos puede causarte estreñimiento y, posiblemente, una obstrucción recurrente de los conductos lactíferos. Saltar comidas o sustituir alimentos nutritivos por comidas con "calorías vacías" podría causarte fatiga y pérdida rápida de peso. Si estás pasada de peso, limita el peso que pierdes por semana a una libra (0,45 kg); una dieta drástica podría disminuir tu producción de leche. La mayoría de las madres lactantes pierden peso de forma gradual sin tener que preocuparse por las meriendas o las calorías; no obstante, otras descubren que comer tres comidas regulares y completas y limitar las meriendas y bebidas altas en calorías, como jugos y refrescos, les ayuda a alcanzar su meta semanal.

Si has controlado tus niveles de colesterol durante estos meses, ten en cuenta que es normal para algunas mujeres tener altos los niveles de colesterol "bueno" y "malo" durante el embarazo y la lactancia. Aunque es posible que tu médico no esté enterado de esto, niveles de hasta 200 y 325 miligramos por decilitro son normales en las mujeres embarazadas y lactantes, y no requieren tratamiento.

Hacer el amor

Después del nacimiento de un bebé, la mayoría de las parejas necesitan tiempo para readaptarse sexualmente el uno al otro. Probablemente puedas reanudar las relaciones sexuales alrededor del tiempo en que te hagas el examen de la sexta semana del posparto. Mientras tanto, tu pareja y tú pueden disfrutar del amor físico con abrazos, besos, masajes y caricias. Si sientes que tu perineo está bien y deseas tener relaciones a las tres o cuatro semanas después del parto, no hay razón para esperar. Sin embargo, es posible que no te sientas lista aun cuando tu médico, enfermera o partera te hayan dicho que puedes hacerlo.

Tal vez te preocupe sentir dolor durante el coito. Si te hicieron una episiotomía, puedes sentir sensibilidad y tensión iniciales; sin embargo, los puntos deben de haber cicatrizado completamente después de un mes. Las primeras veces será más cómodo hacer el amor, si logras relajarte tanto como sea posible. Un baño caliente, una copa de vino y tiempo adicional para los juegos eróticos también serán de ayuda. Es probable que también quieras experimentar posiciones diferentes, especialmente si te hicieron una episiotomía. Algunas mujeres prefieren estar arriba y así controlar el grado de penetración. Otras se dan cuenta de que una posición de costado es mejor en esta etapa.

Muchas madres primerizas experimentan resequedad vaginal durante el coito debido a los cambios hormonales que ocurren después del parto. Las secreciones vaginales se incrementan en cuanto se reanuda la ovulación, la cual generalmente se retrasa por un período variable de tiempo durante la lactancia. Mientras la menstruación se reanuda, puedes usar un lubricante para hacer que las relaciones sean más cómodas y placenteras. Utiliza una cantidad generosa de gel lubricante, como Lubricante K-Y, Astroglide o un gel anticonceptivo, dentro y fuera de tu vagina (no recomiendo tabletas o cremas que contengan estrógenos; éstos pueden reducir la producción de leche al ser absorbidos por tu cuerpo).

Tus senos no tienen por qué estar fuera de los límites al hacer el amor. Sin embargo, algunas mujeres los sienten menos sensibles a los estímulos durante la etapa de lactancia. También es posible que experimentes sensibilidad durante las primeras semanas y más adelante, justo después de las tomas. La estimulación en los senos y el orgasmo pueden causar que la leche baje y gotee o salga en forma de pequeños chorros. Si la leche que gotea te incomoda a ti o a tu compañero, sería apropiado amamantar poco antes de tener relaciones o usar una blusa, un sostén o un camisón durante el coito.

Durante algún tiempo después de dar a luz, muchas mujeres sienten que tienen menos interés que antes en hacer el amor. Existen diversas razones para explicarlo. El estrógeno, el cual influye en el deseo sexual de la mujer, al igual que en la cantidad de secreciones vaginales, se produce en una cantidad menor después de dar a luz. En ocasiones, tener tanto contacto físico con el bebé a lo largo del día hace que la mujer pierda el deseo de experimentar más contacto físico. Una madre primeriza también puede temer otro embarazo, sin importar si el anterior fue planeado o no. Igualmente, es probable que al final del día la madre esté demasiado cansada para hacer el amor.

Los padres primerizos también sufren de agotamiento e interrupciones frecuentes del sueño. Al igual que su compañera, también pueden estar muy cansados para tener relaciones y compartir la preocupación de tener otro bebé demasiado pronto.

Sin embargo, es importante que la intimidad de pareja continúe. Como sucede con la mayoría de cambios en la vida, hablar sobre tus sentimientos y hacer algunos ajustes facilitarán este período.

Hallar el tiempo para hacer el amor puede ser difícil, especialmente cuando estás cansada. Probablemente debas planear los momentos para estar juntos cuando sepas que vas a estar relajada y que tu bebé va a estar dormido. Lo mejor puede ser hacer el amor temprano en la mañana o cuando el bebé tome una siesta. Tal vez puedas hacer una siesta en la tarde y así tener más energía para estar con tu compañero por la noche. Si dejas al bebé durmiendo en otra habitación, seguramente te sentirás más cómoda.

Sin embargo, a pesar de que tu compañero o tú no sientan muchos deseos de tener relaciones sexuales con frecuencia, su intimidad física y emocional puede continuar. Probablemente la pasión surja con mayor facilidad a medida que el bebé crece. Recuerda que tienes toda una vida por delante para compartir tu amor.

Anticoncepción   Si te preocupa la posibilidad de quedar embarazada nuevamente, habla con tu pareja y con un profesional de la salud sobre las opciones de control natal. El uso de espumas, condones, un DIU, un diafragma, un capuchón cervical, un condón femenino y la esterilización quirúrgica se consideran seguros durante la lactancia. Si utilizaste un diafragma o un capuchón cervical antes de tu embarazo, deberás hacer que lo reajusten.

Muchas mujeres desean un método de control natal en forma hormonal, que sea confiable y conveniente. Aunque "la píldora" y otros productos hormonales de control natal aparentemente no causan daño directo al bebé lactante, las píldoras que contienen estrógenos, aun en dosis bajas, a menudo reducen la producción de leche de la madre y por tanto causan que el bebé no gane peso adecuadamente. El anillo vaginal (NuvaRing), el parche anticonceptivo (OrthoEvra) y la inyección hormonal (Lunelle) también contienen estrógenos y por lo tanto pueden disminuir la producción de leche. Es mejor no utilizar estos productos durante la lactancia.

Afortunadamente, no todos los métodos anticonceptivos hormonales interfieren con la producción de leche. La píldora de sólo progestina, también conocida como la "mini píldora" por lo general no tiene efecto en la producción de leche. Tampoco la afectan las inyecciones de sólo progestina, las cuales brindan tres meses de protección contra el embarazo. Se considera que el uso de cualquiera de estos productos es seguro durante la lactancia. Los DIU que contienen pequeñas cantidades de progesterona o progestina también se consideran seguros y no tienen ningún efecto en la producción de leche.

Algunos profesionales de la salud ofrecen a la madre anticonceptivos hormonales pocas horas o días después de que ha dado a luz. Esta práctica puede interferir con el comienzo de la lactancia y debería posponerse por lo menos entre cuatro y seis semanas.

Sin importar el método anticonceptivo que utilices, su confiabilidad se incrementa por el hecho de que estás amamantando. De hecho, en estos momentos la lactancia puede ser el único método anticonceptivo que necesites. El hecho de que la lactancia afecta la fertilidad es una verdad que ha sido ignorada por mucho tiempo, en una era en la que lo más común es la lactancia parcial y el destete temprano. Sin embargo, la lactancia ha brindado más seguridad anticonceptiva alrededor del mundo que todos los demás métodos combinados. Amamantar con frecuencia, especialmente durante los primeros meses después del parto, inhibe la ovulación en la mayoría de las mujeres. De hecho, si una mujer no ha tenido su periodo aún y alimenta a su bebé sólo con leche materna, esto le brinda más del 98% de protección contra el embarazo durante los seis primeros meses del posparto (Kennedy, 1989). Sin embargo, cuando se reanuda la menstruación, cuando el bebé está consumiendo alimentos o bebidas además de la leche materna, o cuando el bebé cumple seis meses de edad, la posibilidad de que la madre quede embarazada vuelve a incrementarse. Si deseas depender de la lactancia como método anticonceptivo (denominada en la literatura médica como método de amenorrea de la lactancia, o MELA), amamanta por lo menos ocho veces en un período de 24 horas, sin dejar pasar seis horas entre las tomas y con un tiempo de succión acumulado de por lo menos 60 minutos al día. Para obtener un mejor resultado, no alimentes al bebé con leche de fórmula o sólidos ni uses chupetes.

Cuando tu menstruación se reanude, es posible que prefieras retomar el ritmo de tu ciclo menstrual y abstenerte de tener relaciones en la época de ovulación en vez de depender de píldoras o dispositivos anticonceptivos. Si deseas utilizar la "planificación familiar natural", busca a alguien que te instruya al respecto. Aprende a observar los tres cambios corporales básicos: temperatura corporal basal, moco cervical y duración del ciclo menstrual.

CÓMO AMAMANTAR A TU BEBÉ

A medida que el bebé crece y se desarrolla con rapidez, notarás que su patrón de lactancia también cambia. Durante este período puedes esperar dos etapas en las que aumenta su apetito: la primera entre los dos meses y medio y los tres meses y la segunda entre los cuatro meses y medio y los seis meses. Al igual que en las primeras etapas de aumento de apetito, el bebé lactará con más frecuencia por unos días para estimular un incremento en la producción de leche. La mayoría de las madres producen entre 28 y 32 onzas (830 y 945 ml) de leche diarias durante este período, un aumento de aproximadamente 30% comparado con el primer mes.

A los tres o cuatro meses de edad, muchos bebés disminuyen sus tomas en una o dos y sólo lactan unas siete u ocho veces al día. Amamantar menos de siete veces al día puede dar como resultado un descenso en la producción de leche y hacer que el bebé gane peso más lentamente. Por lo general, esto sucede cuando el bebé pasa gran parte del día chupando sus dedos o un chupete, o cuando su sueño se extiende por la noche y no se aumenta el número de tomas en el día. También puede suceder cuando una madre que trabaja extrae su leche con poca frecuencia mientras no está en casa. Tu bebé debería continuar ganando alrededor de 1 onza (28 g) al día hasta que cumpla 3 meses. Entre los tres y los seis meses, un bebé amamantado aumenta normalmente alrededor de ½ onza (14 g) al día.

Durante este período, algunas mujeres comienzan a temer que sus bebés no estén "recibiendo lo suficiente". Es posible que tus pechos no parezcan tan llenos, que no goteen leche o goteen poco y que la sensación de la leche bajando sea menos frecuente que antes. Ninguna de estas cosas significa necesariamente que tu producción sea baja o que tu bebé no esté recibiendo suficiente leche. Si tu bebé lacta por lo menos siete veces en un período de 24 horas, moja muchos pañales, tiene heces amarillentas y parece quedar satisfecho después de cada toma, seguramente no hay razón para alarmarse. Tus senos se pueden sentir menos llenos simplemente porque se han adaptado a las necesidades de tu bebé y ahora producen sólo la cantidad de leche que requiere.

No obstante, si tu bebé no succiona bien o no se prende del pecho suficientes veces, si estás utilizando un anticonceptivo que contiene estrógenos, o si estás tomando un medicamento que puede interferir con la producción de leche (por ejemplo, un descongestionante como Sudafed o un antihistamínico como Benadryl), tu producción podría bajar en realidad. El aumento de peso del bebé es la mejor forma de calcular que la producción de leche sea apropiada. Una revisión rápida del peso del bebé en el consultorio del médico puede hacer que te sientas más tranquila.

Algunos bebés prefieren lactar de un solo seno en cada toma. Esto es normal siempre y cuando siga aumentando de peso y se vea satisfecho.

Tal vez te des cuenta de que el bebé lacta por períodos más cortos. Ahora tu bebé puede tomar una cantidad mayor de leche en menos tiempo porque tanto él como tus pechos se han vuelto más eficientes.

La mayoría de los bebés de tres a seis meses son rollizos y algunos pueden ser bastante regordetes. Los padres y, algunas veces, los médicos pueden llegar a preocuparse por un bebé que gane más peso del normal. Estos bebés reducen la velocidad de su crecimiento durante la segunda mitad del primer año y, por lo general, comienzan a adelgazar alrededor del año y medio o dos años. No es aconsejable que restrinjas las tomas del bebé a causa de su peso.

Por mucho tiempo, los médicos han comparado el crecimiento de los bebés según estándares basados en bebés que fueron elegidos sin tener en cuenta cómo o con qué fueron alimentados. Ya que la leche de fórmula altera el patrón normal de crecimiento del bebé, las curvas de crecimiento antiguas son imprecisas para los bebés amamantados. En el 2006, la Organización Mundial de la Salud (OMS) dio a conocer los hallazgos de un estudio de bebés lactantes de Brasil, Ghana, India, Noruega, Omán y Estados Unidos. Los niños fueron alimentados exclusivamente con leche materna durante varios meses, y se analizó su crecimiento y su desarrollo durante muchos años a partir de ese entonces. Con base en esos resultados, la OMS presentó nuevos patrones universales de crecimiento para bebés y niños.

El estudio demostró que los niños saludables de todo el mundo crecen dentro del mismo rango de peso. Por primera vez en la historia, disponemos de curvas que muestran el crecimiento natural de cualquier niño después de haber sido alimentado por seis meses sólo con leche materna. Estas curvas son herramientas útiles para controlar el peso de los niños y para identificar a aquellos que están subalimentados, sobrealimentados o sufren de alguna forma de malnutrición. En relación con lo que indicaban las curvas antiguas, las nuevas muestran que los bebés amamantados tienden a ser un poco más delgados y algo más altos después de los primeros seis meses. Ya que la mayoría de los médicos aún no tienen las curvas, las incluí en el Apéndice C (págs. 309 a 311) para que las puedas consultar.

BEBÉ DISTRAÍDO

Entre los tres y los cinco meses, el bebé comienza a percibir mejor el mundo que lo rodea. Cuando puede ver con claridad la habitación e interactuar más con su familia, es probable que se distraiga fácilmente mientras lacta. Con cualquier imagen o movimiento nuevo, repentino o interesante, el bebé se aparta del seno para mirar a su alrededor. Sus hermanos mayores representan igualmente una distracción. A esta misma edad, el bebé también comienza a jugar durante la toma; por ejemplo, es posible que deje de succionar para acariciar el rostro de su madre y sonreírle. Aunque estos juegos sean enternecedores, es probable que te sientas frustrada si las tomas se hacen cada vez más largas, pues te parece que el bebé nunca está dispuesto a dedicarse por completo al "asunto" de lactar.

Este comportamiento no significa que el bebé haya perdido su interés en la lactancia. Naturalmente, debes descartar la posibilidad de otros problemas, como una producción baja de leche o reflujo doloroso. Sin embargo, si el bebé generalmente está satisfecho, no tienes que preocuparte cuando se distrae. Es probable que sea más fácil amamantarlo si te recuestas en una habitación silenciosa y con poca luz. Algunas madres mantienen un juguete especial para las tomas, como una manta o un collar que al bebé le guste sostener y sacudir, y que lo mantenga alejado de otras distracciones.

Después de varias semanas de tomas interrumpidas, tu bebé no volverá a soltar el pezón para mirar lo que sucede a su alrededor. En vez de eso, girará su cabeza sin dejar salir el pezón de su boca.

INTERRUPCIONES FRECUENTES DEL SUEÑO

A pesar de que algunos bebés comienzan a dormir por períodos de 10 horas cerca de la sexta semana, la mayoría siguen despertándose por la noche hasta que tienen entre seis y doce meses de edad, o incluso más. Se puede esperar que la mayoría de los bebés, especialmente aquellos menores de seis meses, se despierten por lo menos una vez por la noche y hasta cada tres horas para lactar.

Las interrupciones frecuentes del sueño pueden causarte frustración, especialmente si tu hijo mayor o el bebé de una amiga dormía por períodos largos a una edad temprana. Si crees que es una buena idea darle al bebé leche de fórmula o cereal en el biberón antes de dormir, con la esperanza de que lo haga toda la noche, ten en cuenta que despertarse con frecuencia durante la noche es normal para un bebé de su edad. Además, muchos estudios han demostrado que darle cereal a un bebé a una edad temprana no tiene ningún efecto en el hecho de que empiece a dormir toda la noche. Un estudio reciente parece indicar que cuando los padres suplementan la última toma del día con leche de fórmula, los bebés duermen incluso menos por la noche.

Los bebés que duermen por períodos largos en los primeros meses suelen comenzar a despertarse por la noche nuevamente alrededor de los tres o cuatro meses de edad. Quizá la causa de esto sea la dentición. Otros signos de que ha comenzado la dentición son: incomodidad general, babeo, cambios en el patrón de lactancia, mordidas y succión de los dedos. Para que el bebé se sienta más cómodo, puedes darle una toallita fría o un mordedor con agua congelada para que él lo muerda. Algunos médicos recomiendan el uso de geles para las encías o gotas de acetaminofén (como el Tylenol o el Tempra para bebés) para el dolor que causa la dentición. También es probable que el bebé se despierte con más frecuencia por la noche cuando las tomas del día disminuyen, ya sea porque no está con su mamá todo el tiempo, porque se distrae durante las tomas del día o porque pasa mucho tiempo chupando sus dedos o un chupete. Para motivar al bebé a que tome más leche durante el día, trata de darle el pecho en una habitación silenciosa y con poca luz, amamántalo cuando comience a chuparse los dedos y restringe o suprime el uso del chupete.

Despertarse cada una o dos horas durante toda la noche no es normal para un bebé de esta edad. Si tu bebé comienza a despertarse con mucha frecuencia, tal vez se deba a la dentición, a una infección de oído o a otra enfermedad. Si recientemente estuvo resfriado o tuvo una infección de oído, ahora sus oídos pueden ser el problema, incluso si no tiene fiebre o no se los está tocando. Si el bebé nunca ha dormido mucho, el reflujo o una producción baja de leche podrían ser la causa del problema. Para más información, consulta "Incomodidad, cólico y reflujo", página 174.

Si tu bebé se despierta con frecuencia durante las noches por alguna razón, puedes llevarlo a tu cama toda la noche o parte de ella para facilitar la lactancia y disminuir las interrupciones de tu propio sueño. Para obtener información sobre compartir la cama, consulta "Dormir con tu bebé", página 147.

Para obtener información adicional sobre los bebés y el sueño, te recomiendo el libro *El sueño del bebé sin lágrimas* de Elizabeth Pantley (consulta "Lecturas complementarias recomendadas", pág. 348).

Cuándo empezar a dar alimentos sólidos

Es probable que no haya un tema del desarrollo del bebé que cause más confusión y más diferencias de opinión que el tema de cuándo empezar a dar alimentos sólidos al bebé. Tal vez tu familia, amigos y consejeros en cuidado infantil tengan diferentes ideas de cuándo y cómo empezar a darle alimentos sólidos a tu bebé.

Lo más apropiado es comenzar con alimentos sólidos cuando el grado de desarrollo del bebé le permita consumirlos y beneficiarse de los nutrientes que éstos ofrecen. Aunque esto no sucede hasta que el bebé cumple seis meses de edad o más, muchas madres se sienten presionadas a darles sólidos antes del momento indicado. Ciertas personas piensan que los alimentos sólidos son como una especie de símbolo de estatus; algo sobre lo que es posible presumir. Algunos médicos consideran que los bebés muy grandes necesitan consumir sólidos antes de los seis meses. Pero ése, definitivamente, no es el caso. Algunos bebés crecen mucho principalmente porque sus madres tienen una producción abundante de leche. Estos bebés crecen muy bien gracias a la leche de sus madres.

Hoy en día, la Academia Americana de Pediatría, así como muchas otras organizaciones de la salud, recomienda que no se alimente con sólidos a un bebé lactante hasta que haya cumplido seis meses de edad, como mínimo. Confía plenamente en que tu leche contiene todos los nutrientes que tu bebé necesita por lo menos durante los primeros seis meses de vida.

Existen muchas buenas razones para no ofrecerle sólidos hasta esa edad. Hacerlo prematuramente implica reemplazar la leche materna, que es nutricionalmente perfecta, con alimentos que son nutricionalmente incompletos.

Sorprendentemente, un bebé que recibe alimentos sólidos antes de los seis meses no ingiere calorías adicionales. Esto se debe a que la mayoría de alimentos sólidos para bebés son relativamente bajos en calorías y tienden a desplazar de la dieta la leche materna, la cual contiene más calorías. Además, cuando el bebé consume sólidos, la producción de leche disminuye. Por lo general, esta disminución conlleva a un destete temprano.

Un bebé que ha sido amamantado exclusivamente durante los primeros seis meses, aumenta de peso más lentamente, pero su crecimiento y el aumento de tamaño de la cabeza son más rápidos que los de un bebé al que se le dieron sólidos a una edad temprana. Después de que los bebés amamantados con leche materna comienzan a ingerir otros alimentos, alrededor de los seis meses, tienden a ser más delgados que el promedio nacional. Además, son menos propensos a la obesidad que los que comenzaron a ingerir alimentos sólidos antes de los seis meses (Wilson, 1998; von Kries, 1999; Kalies, 2005).

Posponer la alimentación con sólidos puede ayudar a la salud de tu bebé en otras formas. En un estudio (Wilson, 1998), los bebés que recibieron alimentos sólidos antes de los seis meses tuvieron más resfríos y otras infecciones respiratorias, sibilancias e infecciones de oído que los bebés que no recibieron sólidos hasta esa misma edad. La ingesta temprana de sólidos también está asociada a las alergias alimentarias (Fiocchi et al., 2006).

Retrasar la incorporación de sólidos a la dieta también es beneficioso para las madres. Las mujeres que amamantan durante seis meses sin incluir otros alimentos tienen una mayor probabilidad de recuperar el peso que tenían antes del embarazo, comparadas con aquellas que dan sólidos a sus bebés de forma prematura. Además, las primeras tienen menor riesgo de desarrollar obesidad en el futuro.

Las madres que sólo amamantan también tienen menos probabilidades de que su menstruación se reanude en los primeros meses del posparto. Una ventaja de no tener la menstruación es la oportunidad de restablecer las reservas de hierro que suelen agotarse durante el embarazo y el parto.

Sabrás que tu bebé está fisiológicamente listo para ingerir alimentos sólidos cuando pueda sentarse con apoyo, controlar los movimientos de su cabeza y cuello e indicarte que tiene hambre (inclinándose hacia adelante con la boca abierta) o que está satisfecho (apartándose y girando su cabeza). Tal vez te haga saber que está listo para los sólidos al tomar comida de tu plato o de tu propia mano.

Para este entonces también comenzará a perder el reflejo de protrusión lingual, el cual hace que expulse con su lengua todo lo que hay en su boca. Esto significa que le será más fácil comer con una cuchara, llevar la comida hacia la parte posterior de su boca y tragar. En este momento, su sistema digestivo también habrá madurado lo suficiente para encargarse de los sólidos. Sus riñones serán capaces de excretar los productos de desecho originados por los alimentos sólidos. Sus reservas de hierro disminuirán; por tanto, el hierro que contienen los alimentos sólidos será beneficioso para él.

Aplazar la ingesta de alimentos sólidos también es práctico porque si empiezas a dárselos cerca de los seis meses, es más probable que puedas omitir la etapa de "comida para bebé" y comenzar con comidas caseras. Las pautas para ofrecer alimentos sólidos al bebé se presentan en el Capítulo 8.

GUÍA DE CUIDADOS

DE LOS DOS A LOS SEIS MESES

CUIDADOS CONTIGO MISMA

Recurrencia de conductos lactíferos
   obstruidos e infecciones de las
   mamas
Sobreabundancia de leche

CUIDADOS DEL BEBÉ

Aumento lento de peso
Cuando lacta de un solo lado
Cuando se niega repentinamente
   a lactar

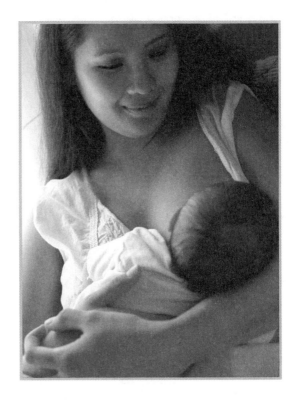

CUIDADOS CONTIGO MISMA

Recurrencia de conductos lactíferos obstruidos e infecciones de las mamas

Muchas madres lactantes sufren de casos recurrentes de conductos obstruidos o infecciones de las mamas. Si sufres de cualquiera de las dos en este momento, revisa con cuidado la información de la "Guía de cuidados: Los dos primeros meses", páginas 160 a 164. Si has padecido dos o más episodios, los siguientes consejos pueden servirte para prevenirlos en el futuro.

Medidas terapéuticas para la recurrencia de conductos lactíferos obstruidos e infecciones de las mamas

1. Asegúrate de estar amamantando al bebé con frecuencia, y de que por lo menos uno de tus pechos se vacíe por completo en cada toma.
2. Evita saltar o retrasar las tomas. Elige un lugar tranquilo para amamantar si tu bebé se distrae mientras lacta. Despierta a tu bebé por la noche si sientes tus pechos demasiado llenos. Si tu bebé normalmente duerme durante mucho tiempo por la noche, podrías usar un extractor de leche efectivo antes de ir a dormir, antes de la primera toma de la mañana o en ambas ocasiones. De esta forma, te asegurarás de que tus pechos estén completamente vacíos por lo menos una o dos veces al día.
3. Para estimular el vaciado completo de los conductos lactíferos, masajea tus senos con suavidad mientras estás amamantando.
4. Cambia los protectores mamarios cada vez que se humedezcan.
5. Descansa tanto como te sea posible. Toma una siesta cada vez que puedas y considera la idea de dormir con el bebé, si no lo estás haciendo.
6. Asegúrate de tomar suficientes líquidos todos los días.
7. Revisa que tu sostén y tu ropa no queden demasiado ceñidos.
8. Usa los escudos Pumpin' Pal Super Shields si estás utilizando un extractor de alguna de estas marcas: Medela, Ameda, Lansinoh, Avent o Nurture III. Estos escudos de forma elíptica se insertan en las copas de los extractores para extraer suavemente la leche del pecho en vez de comprimir sólo el pezón y la areola. Algunas madres han descubierto que estos escudos les ayudan a prevenir la obstrucción de los conductos lactíferos. Consulta el Apéndice A, página 299, para obtener más información.
9. Considera la posibilidad de tomar suplementos nutricionales. Muchos especialistas en lactancia creen que los suplementos de vitamina C pueden prevenir la reaparición de infecciones de la mamas. Algunos sugieren que tomar suplementos de lecitina (tres cápsulas diarias) puede prevenir la obstrucción de los conductos lactíferos. Si estás anémica, toma a diario un suplemento de hierro.

10. Si tu menstruación se ha reanudado, trata de limitar la ingesta de sal durante varios días antes de que te llegue. Un alto consumo de sal puede incrementar la susceptibilidad a infecciones de las mamas, y algunas mujeres parecen ser propensas a desarrollar infecciones antes de la menstruación. Probablemente se deba al hecho de que estas mujeres retienen agua justo antes de su menstruación.

11. Trata de reducir la cantidad de grasas saturadas en tu dieta. Algunos profesionales en lactancia piensan que evitar las grasas saturadas puede prevenir la obstrucción de los conductos lactíferos.

12. Consulta con un médico si la obstrucción de un conducto o una infección en las mamas dura más de tres días.

13. Si tu médico te prescribe antibióticos, sigue todo el tratamiento. Es posible que requieras un tratamiento de diez días; un tratamiento de cinco o siete días tal vez no sea suficiente para que sanes por completo.

14. Si la infección se repite en el mismo lugar de la mama poco después de un tratamiento con antibiótico, es probable que éste no sea efectivo. Algunos antibióticos no penetran el tejido mamario tan bien como otros. Discute esta posibilidad con tu médico o farmaceuta.

Sobreabundancia de leche

Algunas madres siguen teniendo la molestia de una producción excesiva de leche hasta dos meses después del parto. Sin embargo, si tus mamas gotean o se congestionan durante las largas siestas del bebé, esto no significa que estés produciendo demasiada leche. Debes tomar medidas para reducir tu producción de leche solamente cuando la incomodidad sea causada por una congestion constante de los pechos.

Medidas terapéuticas para la sobreabundancia de leche

1. Sigue tomando muchos líquidos. Disminuir la ingesta de líquidos no disminuye la producción de leche.

2. Haz que tu bebé lacte solamente de un pecho en cada toma. Deja que succione de un solo lado todo el tiempo que quiera. Si te sientes incómoda, extrae una pequeña cantidad de leche del otro pecho. Alterna los pechos cada vez que amamantes a tu bebé.

3. Si terminas en una rutina de extraer la leche a la vez que llevas una lactancia de tiempo completo, disminuye gradualmente la cantidad de leche que extraes hasta que ya no extraigas nada.

CUIDADOS DEL BEBÉ

Aumento lento de peso

Se considera que un bebé de dos a tres meses aumenta de peso lentamente si está ganando menos de 1 onza (28 g) al día. Un bebé de tres a seis meses tiene un aumento lento de peso si el incremento es de menos de ½ onza (14 g) por día.

Si un bebé gana peso de forma muy lenta, no aumenta de peso o lo está perdiendo, es probable que esté lactando con poca frecuencia; es decir, menos de siete veces en un período de 24 horas. Entre los tres y los cuatro meses de edad, la mayoría de los bebés se acostumbran a chuparse los dedos o un chupete. Algunos bebés dejan de avisar a sus madres cuando tienen hambre; en lugar de hacerlo, se chupan los dedos o su chupete, y terminan disminuyendo el número de tomas a menos de siete por día. Un bebé que duerme ocho horas o más por la noche tal vez no reciba suficiente leche si no lo amamantan por lo menos siete veces en su tiempo de vigilia. También es posible que el bebé empiece a subir de peso más lentamente porque ha perdido algo de interés en la lactancia; esto puede deberse a que se le han dado jugos o alimentos sólidos prematuramente, especialmente si se han usado para reemplazar las tomas.

Cuando la madre trabaja y no extrae su leche con la misma fecuencia con la que alimentaba al bebé, puede ocasionar una disminución general en su producción de leche, y hacer que el bebé comience a ganar peso más lentamente. Las píldoras anticonceptivas que contienen estrógenos, incluso las que tienen dosis pequeñas, suelen disminuir la producción de leche. En ocasiones, un bebé que nunca ha ganado peso normalmente se convierte de repente en una preocupación para su médico y sus padres. Esto sucede porque los profesionales en la salud no siempre identifican que un recién nacido que gana menos de 1 onza (28 g) diaria en las primeras semanas está subalimentado. Al final, la subalimentación de estos bebés se hace evidente. Esto es triste, pues un consumo bajo de leche se puede solucionar con mucha facilidad si el problema se detecta a tiempo. Por otra parte, es muy difícil incrementar una producción de leche que ha sido baja durante dos, tres o hasta cuatro meses.

Medidas terapéuticas para el aumento lento de peso

1. Dedica por lo menos dos o tres días para amamantar al bebé, sin muchas otras ocupaciones. Olvida el chupete y ofrécele el pecho a tu bebé cada vez que notes que comienza a chuparse el dedo. Es probable que termines amamantándolo casi cada hora, aunque aumentar la cantidad de tomas a ocho o más en un período de 24 horas normalmente es suficiente para incrementar tu producción de leche. Si tu bebé duerme toda la noche, trata de amamantarlo por lo menos una

vez antes de llevarlo a dormir. También puedes intentar despertarlo para que lacte después de que haya dormido unas cinco o seis horas.

2. Escucha si el bebé está tragando mientras lacta. En cuanto te des cuenta de que deja de tragar, cambia de lado. Continua intercambiando durante el tiempo que el bebé quiera seguir lactando, preferiblemente cada 10 minutos. Si el bebé se distrae con facilidad, amamántalo en una habitación silenciosa y con poca luz.

3. Si tu bebé se niega a lactar cada dos horas o no le gusta cambiar de lado, deberás extraer tu leche con un extractor o manualmente después de cada toma para estimular un aumento en la producción de leche. Tal vez lo más conveniente sea usar un extractor eléctrico. Después de dos o tres días de seguir este régimen, el patrón de lactancia del bebé y tu producción de leche deben mostrar una mejoría.

4. Si tu bebé ha estado perdiendo peso o nunca lo ha ganado como es debido, puedes pensar en usar leche de fórmula suplementaria mientras tratas de incrementar tu producción de leche. Consulta "Subalimentación", página 187, para obtener orientación sobre cómo calcular la cantidad de leche que estás produciendo y la cantidad que tu bebé necesita.

5. Piensa en tomar cápsulas de fenogreco o de cardo bendito, tintura Motherlove's More Milk Plus, o incluso algún medicamento farmacéutico que estimule tu producción de leche (consulta las págs. 65 y 96).

6. Si tu trabajo te mantiene alejada del bebé, intenta pasar dos o más días consecutivos en casa siguiendo las recomendaciones anteriores. Si no puedes permanecer en casa debido al trabajo, extrae tu leche con la mayor frecuencia posible.

7. Después de dos o tres días de lactancia intensiva, deberías notar que tus pechos se sienten más llenos y que el bebé traga durante períodos más largos en las tomas. Sigue amamantando con frecuencia, por lo menos ocho veces al día. Haz pesar al bebé después de una semana de lactancia frecuente y pésalo de nuevo una semana más tarde. Si aun así el bebé no está aumentando de peso, será necesario suplementar su alimentación con 1 ó 2 onzas (30 ó 60 ml) de leche de fórmula después de cada toma.

Agregar sólidos a la dieta del bebé *no es* una buena forma de manejar el aumento lento de peso. La mayoría de los alimentos sólidos son menos ricos en calorías que la leche materna, y podría darse que ésta sea reemplazada en la dieta del bebé por alimentos bajos en calorías. Por lo tanto, alimentarlo con sólidos tiende a empeorar más que a contrarrestar el aumento lento de peso.

Cuando lacta de un solo lado

Algunas veces, el bebé desarrolla mayor preferencia por un pecho que por el otro. Probablemente, el preferido produce más leche o permite que baje con mayor rapidez. Algunas veces no hay razón aparente; el bebé simplemente prefiere ese lado. Generalmente, los mellizos eligen lados opuestos.

Algunas veces, la madre amamanta al bebé en un lado más que en el otro sin darse cuenta, incrementando así la producción de leche en el lado favorecido. Algunas madres prefieren amamantar de un solo lado y en algunas culturas ésta es una práctica común.

Lactar solamente de un lado puede suplir las necesidades nutricionales del bebé. No obstante, si un bebé lacta mucho más de un pecho que del otro, el menos utilizado se vuelve notoriamente más pequeño. Después del destete, los senos volverán a tener el mismo tamaño.

Medidas terapéuticas si el bebé lacta sólo de un lado

1. Ofrécele primero al bebé el lado que menos le gusta. Después de que haya lactado de ambos lados, procura que lacte de nuevo en el primer lado.

2. Si el bebé se niega completamente a lactar de un lado, intenta cambiar de posición. Utiliza la posición de rugby o acuéstate de lado para amamantarlo. Es posible que el bebé esté más dispuesto cuando tenga sueño, cuando ya esté dormido o si lo amamantas en una habitación con poca luz.

3. Incrementa la producción de leche en el pecho menos utilizado extrayendo tu leche de forma manual o con un extractor después de cada toma, durante unos cuantos días.

4. Si no tienes éxito, simplemente acepta que tu bebé prefiere lactar de un solo lado.

Cuando se niega repentinamente a lactar

Algunas veces, un bebé de menos de seis meses de edad se niega a lactar de forma inesperada. Usualmente, esta "huelga de lactancia" dura unos días, pero algunas veces puede durar hasta dos semanas. Esta situación rara vez indica que el bebé esté listo para ser destetado; el destete casi nunca ocurre de manera tan repentina. Consulta "Huelga de lactancia", página 284, para conocer las razones de este problema y las sugerencias para manejarlo.

Algunos bebés que sufren de reflujo doloroso pueden negarse a lactar. Sin embargo, a menudo reciben la leche materna si se les da en un biberón. Consulta "Cólico y reflujo", páginas 177 a 187.

Si tu bebé rechaza repentinamente un pecho pero se siente cómodo con el otro, consulta "Cuando lacta de un solo lado", página 263.

8 AMAMANTAR AL BEBÉ MAYORCITO

Cómo cuidarte a ti misma

Amamantar al bebé que tiene entre seis y doce meses

Cómo manejar las interrupciones frecuentes del sueño

Cómo manejar la dentición

La transición a la comida casera

Evaluar el destete

Cuando han transcurrido seis meses de lactancia o más, la relación con tu bebé sigue cambiando. Aunque el bebé está ocupado explorando el mundo a su alrededor y probablemente ha reducido la mayoría de sus tomas, la leche materna sigue siendo su principal fuente de nutrientes hasta que se haya adecuado bien a la comida casera. La lactancia también sigue proporcionándole anticuerpos que lo protegen contra enfermedades.

La lactancia te brinda la oportunidad de sentarte por unos minutos y simplemente disfrutar de tu bebé. Además, también puede convertirse en tu herramienta principal para hacer que el bebé se quede dormido a la hora de la siesta y por la noche.

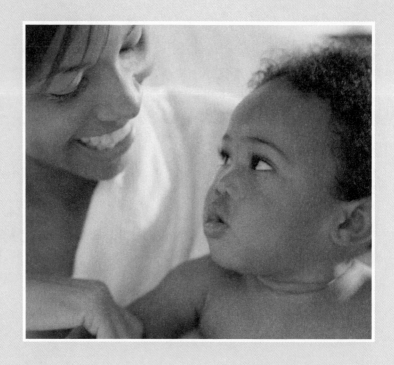

Cómo cuidarte a ti misma

Es posible que algunas veces te sientas cansada y sin energías durante la segunda mitad del primer año del bebé. Al parecer, volverse más activa hasta quedar exhausta es algo especialmente común en las madres alrededor de los seis meses del posparto. Desde luego, alimentarse mal y perder demasiado peso puede contribuir a una disminución de energía. Toma las cosas con calma; descansar tiempo extra y poner atención a tu dieta puede contribuir a mejorar tu bienestar. Ingerir levadura de cerveza o una preparación con complejo B también puede ser útil.

Cuando se reanuda tu menstruación

Si tu menstruación no se ha reanudado aún, es posible que lo haga durante la segunda mitad del primer año de tu bebé. Aunque el ciclo menstrual de algunas mujeres se reanuda seis semanas después del parto, a la mayoría no les sucede hasta cuando el bebé comienza a ingerir regularmente alimentos sólidos. Otras mujeres, especialmente aquellas que amamantan con frecuencia, no comienzan a menstruar hasta los 12 ó 24 meses del posparto. Al comienzo, tu menstruación puede ser más leve, más abundante o menos regular de lo normal.

En la mayoría de los casos, la mujer vuelve a ser fértil antes de la menstruación. Si no deseas volver a quedar embarazada pronto, debes usar algún método anticonceptivo aun si tu menstruación no se ha reanudado.

Tanto las madres lactantes como sus bebés pueden sentirse indispuestos por la época de la menstruación. Algunas madres reportan que cuando ésta se reanuda, su bebé se muestra inquieto por un par de días, o incluso se niega a lactar durante algún tiempo. Otras mujeres experimentan dolor en los pezones durante unos días o entre la ovulación y el comienzo de la menstruación.

A menudo, una madre lactante experimenta una disminución en la producción de leche unos días antes de que comience la menstruación. Aunque esta disminución tiende a ser mayor durante los primeros ciclos menstruales, algunas mujeres tienen una producción baja de leche justo antes de su menstruación durante todo el tiempo que siguen amamantando. Los suplementos de calcio y magnesio pueden ayudarte; intenta tomar diariamente 1.000 miligramos de calcio y 500 miligramos de magnesio justo antes de tu menstruación y durante la misma. Si tu menstruación es muy regular, también puedes tomar cápsulas de fenogreco u otras preparaciones herbarias durante los días previos a su comienzo (consulta "Subalimentación y pérdida de peso", pág. 92).

AMAMANTAR AL BEBÉ QUE
TIENE ENTRE SEIS Y DOCE MESES

Normalmente, el bebé de esta edad se siente más confiado y se hace notoriamente más independiente; sin embargo, a menudo extraña la seguridad y el consuelo que le brindan los brazos de su madre. De hecho, entre los ocho y diez meses es posible que no soporte perder a su mamá de vista por un instante. Esta etapa se conoce como ansiedad por separación. Hasta que el bebé aprende a confiar en que su madre regresará, el hecho de no verla significa que se ha ido para siempre.

Durante los cuatro primeros meses, tanto los bebés como sus madres tienden a quedar fascinados por la lactancia; concentran toda su atención en ella. Después de los primeros cuatro meses, los bebés se distraen con facilidad; si algo atrae su interés, es posible que suelten el pecho por un momento. A medida que transcurren los primeros seis meses del bebé, éste desarrolla más habilidades motrices; de alguna forma sigue distrayéndose y posiblemente se vuelva más activo durante las tomas. Esta es una etapa normal de su desarrollo y una parte saludable de la relación de lactancia. Probablemente tu bebé jugará con sus pies y te sonreirá mientras lo amamantas. Tal vez adopte algunos comportamientos muy molestos, como pellizcarte los senos, halar el pezón o jugar con él o hacer acrobacias mientras lacta. Puedes darle fin a estas travesuras sosteniendo su mano o dándole un objeto para que lo sostenga, como un collar de cuentas o una manta suave.

Cuando tu bebé tiene entre seis y doce meses, debes amamantarlo en promedio unas siete veces al día y ofrecerle alimentos sólidos sólo después de que haya lactado. Algunas personas tal vez te digan que cuatro o cinco tomas por día son suficientes; sin embargo, esta cantidad es normal sólo para bebés alimentados con leche de fórmula, quienes toman más en cada toma y tienden a comer más sólidos que los bebés lactantes de su misma edad. Es probable que también te digan que el lapso entre comidas diurnas se extenderá. De hecho, a medida que tu bebé comienza a dormir por períodos más largos durante la noche, es posible que quiera lactar con mayor frecuencia durante el día —cada dos horas— para obtener la leche materna que necesita.

Los bebés que gatean y empiezan a desplazarse pueden mantenerse tan entretenidos que tal vez no "pidan" ser amamantados tan seguido como deberían. Si tu bebé pasa más de tres horas durante el día sin mostrar deseos de lactar, llévalo a una habitación silenciosa y con poca luz, y ofrécele tu pecho, o ponte una bufanda de colores fuertes o un collar de cuentas antes de cargarlo. Algunas madres mantienen un juguete especial para las tomas.

Entre los siete y los nueve meses de edad, muchos bebés atraviesan una etapa en la que parecen perder el interés en la lactancia. Es posible que se les diga a los padres que sus bebés se están "auto-destetando". La verdad es que, antes del primer año, los bebés raras veces se destetan solos sin ningún motivo, y la mayoría lactan felices durante dos o cuatro años sin empezar el destete. En la mayoría de los casos de "auto-destete" en bebés entre siete y nueve meses, lo que realmente sucede es una huelga de lactancia (consulta las págs. 284 y 285). Generalmente, la distracción normal del bebé se traduce en una lactancia poco frecuente, y la consecuencia es una producción baja de leche. Si la madre toma medidas para normalizar su producción, el bebé reanudará la lactancia sin problemas. Aun si la producción de leche es abundante, es mejor asumir que cuando un bebé menor 12 meses pierde el interés en la lactancia, se debe a un problema que puede solucionarse. El dolor causado por la dentición, un dolor de garganta, la congestión nasal o una infección de oído son razones por las que un bebé mayorcito puede negarse temporalmente a lactar.

Muchas mujeres notan que en el segundo semestre de lactancia la leche tarda más tiempo en bajar. Esta puede ser una señal de que la producción de leche está disminuyendo. La demora para que la leche baje puede contribuir a que el bebé pierda interés en lactar, especialmente de los nueve a los diez meses.

Muchos padres y médicos se preocupan cuando el aumento de peso de un bebé saludable que ha sido amamantado disminuye de forma drástica en el segundo semestre después de nacer. Ten en cuenta que la mayoría de los bebés estadounidenses son destetados por completo a los seis meses de edad y empiezan a ser alimentados con leche de fórmula y sólidos, y que los bebés alimentados con leche de fórmula tienden a aumentar más de peso entre los seis y los doce meses que los bebés amamantados. Las gráficas que se usan en la mayoría de los consultorios reflejan este patrón poco natural de crecimiento. El aumento normal de peso para un bebé amamantado que tiene entre seis y doce meses de edad es entre 1 y 4 onzas (28 a 113 g) por semana. Los bebés que tienen padres de poca estatura están en el nivel más bajo de este rango.

Las nuevas curvas de crecimiento de la Organización Mundial de la Salud están basadas en un estudio realizado en diversos países sobre niños que fueron alimentados exclusivamente con leche materna durante seis meses. Al comparar estos datos con lo que indicaban las antiguas curvas, se halló que, en los meses siguientes, los bebés amamantados son un poco más delgados y altos. Consulta las nuevas gráficas en el Apéndice C, páginas 309 a 311.

CÓMO MANEJAR LAS INTERRUPCIONES FRECUENTES DEL SUEÑO

Aunque algunos bebés mayorcitos y niños de uno a tres años duermen bien por la noche, la mayoría interrumpen con frecuencia su sueño. De hecho, es posible que tu bebé se despierte más por la noche y haga menos siestas en el día de lo que acostumbraba en los meses iniciales. Tal vez llegaste a pensar que las interrupciones frecuentes del sueño disminuirían cuando tu bebé cumpliera seis meses y comenzara a comer alimentos sólidos. Es posible que hasta conozcas a alguien cuyo bebé "duerme toda la noche". No obstante, un bebé así es atípico. Cuando los profesionales en salud hablan sobre dormir toda la noche, se refieren a un período de seis horas seguidas. Aunque algunos bebés duermen estas horas, es normal que se despierten entre una y tres veces por la noche hasta que tengan dos años. Muchos bebés que solían dormir largos períodos durante los primeros meses comienzan a despertarse con más frecuencia en los meses siguientes.

Probablemente pienses que algo está mal si tu bebé no duerme toda la noche. Algunos familiares, con buenas intenciones, tal vez te digan que despertarse por la noche no es normal. Es posible que los pediatras digan que un bebé de esta edad no "necesita" lactar por la noche. Tal vez te preguntes si tu bebé se despierta por causa de la dentición, una enfermedad, problemas digestivos, un pañal mojado, mucho frío o calor, inteligencia superior, el inicio de una nueva etapa del desarrollo o ansiedad por separación. Aunque cualquiera de estas causas puede contribuir a que el bebé interrumpa su sueño, la razón principal puede ser simplemente que necesita que lo abracen, o quiere comer o tomar algo. De hecho, los bebés de seis a doce meses se despiertan por la noche porque tienen sed o hambre.

Como podrías sospechar, un bebé amamantado tiene menos probabilidades de dormir toda la noche que un bebé alimentado con leche de fórmula. Existe la posibilidad de que el bebé de tu amiga, el que "duerme toda la noche", esté completamente destetado o nunca haya sido amamantado. Un estudio reveló que mientras los bebés destetados dormían un promedio de nueve a diez horas seguidas después de los cuatro meses, los bebés amamantados dormían por períodos de cuatro a siete horas al final del segundo año de edad (Elias et al., 1986).

Los bebés amamantados no sólo tienen períodos más cortos de sueño que los bebés alimentados con biberón, sino que también duermen menos. En el estudio de Elias, los bebés destetados dormían en promedio entre 13 y 14 horas por día durante los primeros dos años; sin embargo, los bebés amamantados disminuían gradualmente sus horas totales de sueño de un promedio de 14 horas a uno de 11 horas.

¿Por qué los bebés alimentados con biberón duermen por períodos más largos que los bebés amamantados? Marsha Walker (1993), una especialista en lactancia, señala que un bebé alimentado desde el nacimiento con leche de fórmula tiene un "tono del nervio vago"; es decir, que su sistema nervioso autónomo está alterado significativamente. Esto los hace permanecer más somnolientos y menos alerta que los recién nacidos amamantados. Por cierto, un recién nacido con un tono vago deficiente está relacionado con un desarrollo motor y mental inferior por lo menos durante dos años después del nacimiento.

Los bebés que son destetados después de varios meses de lactancia pueden comenzar a dormir toda la noche por otras razones. Con certeza, se despiertan en algunos momentos, como le sucede a todo el mundo, pero vuelven a dormirse profundamente sin que sus padres intervengan. Probablemente muchos aprendieron a volverse a dormir solos succionando su pulgar, un chupete o un biberón sin que sus padres se percataran; o tal vez por medio de un método sofisticado, como despertarse de manera programada; es decir, cuando un padre despierta a su hijo a determinadas horas para prevenir que se despierte espontáneamente, e ir eliminando gradualmente tanto las interrupciones espontáneas como las programadas. En la mayoría de estos casos, el deseo de los padres de separarse un poco de su bebé ha superado el deseo natural del bebé de estar cerca de otros seres humanos.

Nadie sabe con seguridad por qué los niños que han sido destetados duermen más que los que siguen lactando. Al parecer, es frecuente que los bebés lacten durante el sueño ligero y luego sueltan el pezón cuando pasan al sueño profundo. Esta puede ser la razón por la que un niño que estaba visiblemente cansado no se duerme después de una larga toma, sino que suelta el pecho completamente reanimado. Si se tiene en cuenta el tiempo que se amamanta al bebé en estado de sueño ligero como tiempo de sueño, el promedio de horas totales de sueño de los niños lactantes y los destetados sería el mismo.

Las interrupciones frecuentes del sueño del bebé pueden tratarse de muchas formas diferentes. Algunas madres descubren que dormir con sus bebés hace su propio sueño menos interrumpido, mientras que otras prefieren levantarse, amamantar al bebé y regresarlo a su cuna. Si el bebé se despierta con frecuencia, es mejor averiguar cuál es el motivo. Algunas causas posibles son: la dentición, una infección de oído, ansiedad por separación, problemas estomacales, alergias, frío porque está descubierto o una producción baja de leche.

Para saber cómo lograr que tu bebé duerma más por la noche, consulta "Guía de cuidados: De los 6 a los 12 meses", página 279.

Cómo manejar la dentición

En la mayoría de los bebés, la dentición comienza a los seis meses de edad y puede afectar su ritmo de lactancia. Algunos bebés con encías sensibles están menos interesados en lactar, mientras que otros quieren hacerlo con más frecuencia, especialmente durante las noches. Para calmar el dolor de encías de tu bebé, ofrécele en el día algo que pueda morder, como una toallita húmeda o un anillo mordedor. Puedes congelar y luego descongelar un poco la toallita o el anillo antes de dárselo al bebé. Si tiene molestias durante las tomas, puedes frotar sus encías con una toallita fría o aplicarle un calmante de encías como Baby Orajel antes de amamantarlo. También puedes darle acetaminofén o ibuprofeno si se siente muy incómodo. Consulta con el médico de tu bebé antes de darle ibuprofeno o un antiinflamatorio, y pregúntale cuál es la dosis correcta.

Muchas madres se preocupan porque creen que la salida de los dientes significa el fin de la lactancia. Sin embargo, los bebés y los niños de uno a tres años que tienen dientes pueden lactar, y suelen hacerlo sin lastimar los pezones de la madre. Mientras el bebé está succionando, la lengua cubre los dientes inferiores y así protege el pecho. En otras palabras, mientras el bebé esté tragando, no podrá morderte. Si llega a hacerlo, puedes tomar las medidas necesarias para asegurarte de que no vuelva a suceder (consulta "Mordeduras", pág. 280).

Algunas madres sienten que los pezones les duelen durante la dentición del bebé, aun cuando sus bebés no las han mordido. Cuando empiezan a salirle los dientes, un bebé es capaz de regular la forma como se prende del pecho para hacer presión en las partes adoloridas de sus encías, lo cual puede causarte dolor en los pezones. Para evitar este problema, calma el dolor del bebé antes de amamantarlo con uno o más de los remedios que acabo de mencionar. Si sientes sensibilidad a la hora de lactar, cambia la posición del bebé en el pecho.

La transición a la comida casera

Cerca de los seis meses, tu bebé comenzará a mostrar interés por los alimentos sólidos. Sabrás que está listo porque ya puede sentarse con algo de apoyo, trata de alcanzar comida de la mesa, explora el mundo a su alrededor agarrando objetos y metiéndoselos en la boca y, en general, parece interesado en comer lo que el resto de la familia come.

A los seis meses de edad, el bebé comienza a requerir más nutrientes de los que hay en las reservas de su cuerpo y en la leche materna. Ahora necesita más proteínas y, especialmente, más hierro y zinc. Incluso en un bebé saludable nacido a término, a veces las reservas de hierro no duran más que unos cuantos meses y, cuando esto sucede, el bebé corre el riesgo de desarrollar anemia por deficiencia de hierro. Los bebés prematuros pueden necesitar hierro adicional incluso antes de los seis meses. La anemia por deficiencia de hierro es común en bebés entre los nueve y los doce meses de edad que no reciben alimentos ricos en hierro. Si la anemia continúa durante mucho tiempo y no mejora, puede dañar a largo plazo el funcionamiento mental, motor y conductual. Los alimentos ricos en zinc también son importantes para su crecimiento y desarrollo, al igual que para el correcto funcionamiento del sistema inmunológico.

> Los bebés que nacen antes de las 36 semanas de gestación posiblemente no están listos para alimentarse por sí solos cuando cumplan seis meses; aunque también necesitarán hierro adicional. Algunos profesionales de la salud recomiendan darles a estos bebés alimentos ricos en hierro, como la carne, en forma de puré, a partir de los seis meses. Otros recomiendan darles suplementos líquidos de hierro hasta que los bebés estén listos para alimentarse por sí solos.

Durante el siglo XX, los primeros alimentos que comúnmente se recomendaban para los bebés eran cereales comerciales y luego frutas y verduras en puré. La mayoría de los padres comenzaban a darle cereal a sus bebés entre los cuatro y seis meses de edad. Los cereales para bebés están elaborados a partir de granos refinados y carecen de algunos de los nutrientes de los cereales integrales; además, su cuerpo no absorbe bien el hierro y el zinc que le añaden al cereal. Debido a que el cereal llena mucho y se digiere lentamente, tiende a reemplazar la leche materna y otros sólidos en la dieta del bebé, especialmente si se le da con cuchara. Cuando la leche materna se reemplaza con cereal, la ingesta de proteínas del bebé disminuye.

Recientemente, los nutricionistas han desarrollado nuevas pautas para que los bebés amamantados empiecen a comer alimentos sólidos. Ahora recomiendan que a los seis meses de edad se les empiece a dar alimentos ricos en proteínas, hierro y zinc, así como frutas y verduras; y que un poco más tarde se incluyan cereales y panes integrales, en vez de cereal para bebés.

La leche materna seguirá siendo el alimento más importante de tu bebé hasta que coma alimentos caseros tres veces al día, alrededor de los nueve meses de edad. Hasta entonces, siempre deberás amamantarlo poco antes de ofrecerle cualquier alimento sólido.

Los primeros alimentos sólidos para el bebé no tienen que ser en puré. Los purés se deben dar con cuchara, lo que algunas veces ocasiona batallas con la comida. Además, los bebés que siempre se alimentan con purés en vez de alimentos más solidos no aprenden a masticar en la etapa adecuada de su desarrollo y pueden tener más dificultades para aprenderlo después.

Además, los bebés *pueden* masticar con sus encías. Comprar alimentos en puré para bebés es un gasto completamente innecesario.

Así como un bebé aprende a caminar con la práctica, también puede aprender a comer por sí solo como parte de su desarrollo natural. Para ayudarlo, sólo necesitas sentarlo en una silla alta o en tu regazo cuando estén a la mesa, poner una sábana o alfombrilla en el suelo para que la limpieza sea más fácil y ofrecerle los alimentos apropiados de la comida de la familia. Deja que tome puñados de comida, se los lleve a la boca y los mastique. Si tu bebé elige lo que come y la cantidad, para cuando tenga un año será capaz de comer por sí solo las comidas habituales.

Gill Rapley, asesora en lactancia y partera británica, hizo un maravilloso video sobre lo que ella llama "destete dirigido por el bebé". Puedes ver parte del video siguiendo el enlace que está en www.nursingmotherscompanion. com/resources. Para comprar el video completo o el libro *Baby-Led Weaning: Helping Your Baby to Love Good Food (Destete iniciado por el bebé: Cómo hacer que se acostumbre a la buena comida),* de Gill Rapley y Tracey Murkett, consulta el Apéndice A, página 297. Además, puedes visitar www.babybanana.biz, el sitio web de Rapley.

Al principio, tu bebé será algo torpe para comer. Un bebé de seis meses no es capaz de abrir el puño para llevarse la comida a la boca, así que deberás darle trozos grandes o tiras de frutas o verduras cocidas para que al cogerlos sobresalgan de su mano y pueda masticarlos. Es posible que al principio parezca que el bebé escupe mucha comida; esto se debe a que aún no es muy capaz de llevar lo que come hacia la parte posterior de la boca para tragar. Un bebé de esta edad también puede atragantarse mientras come. Esto no lo asfixiará, es algo normal que sucede cuando se aprende a comer.

Ten en cuenta que algunos alimentos sí podrían asfixiar al bebé; por ejemplo, verduras crudas, nueces, uvas enteras, pasas y frutas secas. Sin embargo, un bebé que es alimentado con cuchara de hecho tiene un mayor riesgo de asfixiarse que un bebé que come por sí solo, ya que el primero tiene menos control del proceso de llevar lo que come hacia la parte posterior de la boca y tragarlo. No obstante, nunca dejes solo a tu bebé mientras esté comiendo.

Ofrecerle una gran variedad de frutas y verduras le permitirá elegir lo que más le interese y le guste. Estos alimentos son más útiles para el proceso de aprender a alimentarse por sí mismos que por los nutrientes que aportan. La mayoría de los bebés disfrutan el sabor y la textura de frutas como manzanas, bananas, albaricoques, duraznos, nectarinas, peras, aguacates, mangos, ciruelas y melones. (Debido a que las frutas cítricas son muy ácidas y pueden causar erupciones y molestias estomacales, algunos expertos sugieren esperar hasta que el bebé tenga entre diez y doce meses). Las verduras cocidas como batatas, papas, zanahorias, calabaza, espárragos, brócoli, coliflor, habichuelas y remolachas también son buenas opciones para los bebés que están aprendiendo a alimentarse solos. (Las verduras verdes y anaranjadas en grandes cantidades pueden darle a la piel del bebé un tono amarillo, lo que es completamente inofensivo).

Es mejor darles a los bebés muy poca sal, o ninguna. Si la familia va a comer verduras cocidas, échales sal después de sacar la porción del bebé, porque los bebés pequeños son incapaces de procesar grandes cantidades de sodio.

En cuanto el bebé sea capaz de comer pequeñas cantidades de frutas y verduras, deberías ofrecerle carne u otros alimentos ricos en proteínas, hierro y zinc. La carne de res, cerdo y aves, especialmente la carne oscura de las aves, son una buena fuente de estos nutrientes. Aunque el bebé puede manipular fácilmente el pollo y el pescado (cuidadosamente deshuesados), las carnes rojas deben estar cocidas a fuego lento y se deben deshilachar, moler o picar. Evita las carnes enlatadas, las salchichas, los embutidos y el jamón, que contienen mucha sal y nitrato de sodio, y no son las mejores fuentes de proteínas.

Otros alimentos ricos en proteínas y hierro son los huevos revueltos, quesos semi duros como el cheddar y el Monterrey Jack, mantequilla de frutos secos (como las almendras), tofu, tempeh y tahini. La mantequilla de maní es económica y aporta proteínas, hierro, zinc y grasa; pero asegúrate de elegir una marca sin grasa ni azúcar agregada y preferiblemente sin sal. Los frijoles, el trigo integral y la avena también son fuentes ricas en zinc.

Sin embargo, si alguno de los parientes consanguíneos cercanos del bebé es alérgico a la clara de huevo, los derivados de la leche de vaca, nueces, soya, trigo, pescado o mariscos, es recomendable que todavía no le des estos alimentos. Las familias que son alérgicas a ciertos alimentos deben esperar a que el bebé tenga siete meses para darle trigo; se le puede dar soya después de los ocho meses; los derivados de la leche de vaca después del primer año; la clara de huevo después de los dos años y maní, nueces, pescado y mariscos después de los tres años.

Si los parientes consanguíneos cercanos de tu bebé no sufren de alergia a ningún alimento, no debes preocuparte por que él las desarrolle. La Academia Americana de Pediatría recientemente recomendó que no es necesario posponer los alimentos alergénicos, a menos que algún alimento específico le haya producido síntomas de alergia a un miembro de la familia.

Darle nuevos alimentos cada pocos días puede ayudarte a identificar cualquier alergia que tu bebé pueda tener. Los signos de alergia incluyen diarrea, gases, enrojecimiento alrededor del ano, vómito e incremento de regurgitaciones, erupciones (especialmente en la cara), respiración sibilante y goteo nasal.

Si prefieres que tu hijo siga una dieta vegetariana, puedes alimentarlo adecuadamente. Si la dieta no incluye queso ni huevos, puedes combinar tofu, tempeh y legumbres cocidas con cereales integrales para aportar proteínas, hierro y zinc. La calabaza, las batatas, el brócoli y las verduras de hojas oscuras, como las espinacas y las acelgas suizas son, en especial, buenas fuentes de hierro. La absorción de hierro se incrementa cuando al mismo tiempo se consumen alimentos que contengan vitamina C. Tómate el tiempo necesario para aprender todo lo posible sobre el vegetarianismo y las necesidades nutricionales de los bebés y los niños de uno a tres años. Es aconsejable que consultes con un nutricionista, especialmente si estás considerando una dieta vegana para tu bebé. Los niños pequeños que siguen este tipo de dietas tienen un gran riesgo de padecer deficiencia de vitamina B y deficiencias generales de crecimiento debido a la falta de proteínas. El programa federal WIC (Programa especial de nutrición suplementaria para mujeres, bebés y niños) en el departamento de salud pública de tu zona puede remitirte a un nutricionista que te dé más orientación.

En cuanto tu bebé esté comiendo alimentos con proteínas, frutas y verduras, también le podrás ofrecer panes y cereales integrales. Éstos le aportan vitaminas del complejo B, hierro, zinc y todos los demás nutrientes que contiene el grano en su forma original. Los granos refinados como el arroz blanco, panes blancos, pasta común y cereales secos que no están hechos a base de granos integrales son menos saludables. Los cereales integrales de arroz, maíz y cebada son muy buenas opciones, al igual que las tortillas de maíz y la pasta de trigo integral (he encontrado deliciosas marcas de pasta de trigo integral en tiendas de comida natural). La harina de trigo sarraceno contiene más proteína que cualquier otra harina de granos y con ella se pueden preparar panqueques nutritivos y deliciosos. Por último, pero no menos importante, debo decir que la mayoría de los bebés disfrutan las tortas de arroz, algunas de las cuales están hechas de arroz integral.

Cuando compres panes y cereales, revisa los ingredientes. El ingrediente principal debe ser trigo integral u otros granos integrales. No compres productos hechos a base de aceites parcialmente hidrogenados (o grasas trans). Busca panes y cereales que tengan poco o nada de azúcar.

A medida que tu bebé progresa con sus habilidades para comer por sí solo, comenzarás a ver gradualmente en su pañal que está consumiendo más alimentos sólidos. Sus heces comenzarán a lucir y oler más como las deposiciones de los adultos.

En algún momento después de los primeros seis meses de tu bebé, es posible que quieras darle una taza para que adquiera la destreza de tomar líquidos. La mayoría de los bebés están listos para empezar a aprender a beber de una taza cuando tienen seis o siete meses. Puedes comenzar con agua. Una taza también puede ser útil para darle alimentos semilíquidos como yogur. Muchos padres ofrecen jugos de fruta pero éstos no tienen ninguna ventaja nutricional sobre las frutas y a menudo disminuyen el deseo del bebé de tomar leche o comer alimentos sólidos. "Abusar de los jugos" es un error común en la alimentación de los bebés que puede producir diarrea, caries dental y, posiblemente, obesidad infantil.

Si le das jugo a tu bebé, dale sólo 3 onzas (85 ml) al día y ofréceselo sólo con una comida o un refrigerio. No permitas que lleve consigo jugo en un biberón, una taza o caja. Ten cuidado con los jugos de tomate, de piña y los cítricos, los cuales pueden causar reacciones en los bebés. Evita las "bebidas de fruta", ya que en su mayor parte están hechas de agua y azúcar o jarabe de maíz. Los jugos embotellados para bebés son costosos e innecesarios. Si compras jugos enlatados, envásalos en otro recipiente después de abrirlos.

Cuando tu bebé comience a beber de una taza, prepárate para que la voltee con el fin de ver qué pasa; todo es parte del proceso de aprendizaje. Puedes intentar con una taza para bebés, que viene con una tapa ajustada y una boquilla, por lo que el líquido no se derrama; sin embargo, algunos bebés succionan por la boquilla, de manera que siguen sin aprender a beber de una taza.

Más o menos entre los siete y los nueve meses, tu bebé será capaz de agarrar con los dedos alimentos grandes y pequeños. También será capaz de usar los dedos para comer arroz integral, carne cortada en cubos o pedazos pequeños de pasta, frutas y verduras.

En cuanto el bebé controle bien diferentes grupos de alimentos, puedes ofrecerle alimentos caseros más complejos como pasta, estofados y sándwiches. Sin embargo, trata de reducir al mínimo la sal en sus comidas hasta que tenga por lo menos un año.

El bebé comenzará a usar cubiertos, si se lo permites, entre los 10 y los 11 meses de edad. En ese momento será capaz de comer con cuchara yogur y cereales cocidos; y para cuando cumpla su primer año, seguramente será hábil con la cuchara y el tenedor.

Cuando tu bebé se haya acostumbrado a los alimentos caseros, puedes darle comidas y meriendas con regularidad. Ofrécele tres o cuatro porciones pequeñas de cereal o pan integral al día y al menos cuatro porciones diarias de frutas y verduras, de una o dos cucharadas cada una. El bebé también necesita por lo menos dos porciones diarias de alimentos ricos en proteínas. Una porción de carne, pollo, pescado o huevos es aproximadamente una cucharada o ½ onza (14 g). El bebé puede consumir un huevo tres o cuatro veces por semana. Si te preocupan las alergias, cocina el huevo hasta que esté duro y dale sólo la yema. Otras porciones ricas en proteínas para un bebé de esta edad son 1 onza (28 g) de queso semiduro, ¼ de taza de queso cottage o ½ taza de frijoles o lentejas. Descarta las "comidas para bebé" que se compran ya preparadas; éstas contienen muy pocas proteínas y consisten en su mayor parte de verduras y agua con sólo una pequeña porción de carne.

Aunque es posible que tu bebé no siempre ingiera las cantidades diarias sugeridas de granos, frutas, verduras y alimentos ricos en proteínas, darle un promedio cercano a estas cantidades durante la semana garantizará que esté bien alimentado. Sin embargo, si de los ocho a los diez meses tu bebé todavía come sólidos de forma esporádica en el mejor de los casos, podría ser el momento de darle algo más de estímulo. En este caso, intenta amamantarlo después de las comidas, no antes. Si está ansioso por el pecho, intenta amamantarlo brevemente y luego anímalo para que se interese por otros alimentos. Inclúyelo siempre en las comidas familiares, pero si en esos momentos se niega a comer, ofrécele comida a otras horas. Nunca asumas que porque un día escupe algo que le sabe mal, no lo comerá una semana más tarde.

Una de las últimas transiciones es posponer las tomas hasta después de las comidas; esto alentará al bebé a consumir más sólidos. Yo recomiendo hacer esta transición cuando el bebé tenga entre 10 y 12 meses.

Después de que el bebé se habitúe a la comida casera, la transición final es darle leche de vaca con las comidas. Lo ideal es que esto ocurra cuando el bebé tenga unos 12 meses (un bebé menor no puede digerir bien la leche de vaca). Usa leche entera; la leche baja en grasa no aporta la grasa que requiere un bebé mayorcito o un niño de uno a tres años. Si el resto de la familia toma leche baja en grasa, podrías darle una parte de leche entera evaporada diluida en otra parte de agua. Como la leche evaporada es tratada a altas temperaturas, es más digerible que la leche entera y no es más costosa. Si tu bebé es alérgico a la leche y aún no tiene un año, reemplázala con leche de fórmula a base de soya o hipoalergénica. Si a tu bebé no le gusta una leche diferente a la tuya, ofrécele bastante queso y yogur, y trata de que pruebe el tofu, que también es rico en calcio.

Después de que tu bebé cumpla un año, puedes darle leche de soya común en vez de leche de vaca o leche de fórmula, siempre y cuando la leche de soya sea entera y no baja en grasa o sin grasa, ya que la grasa es importante para el desarrollo del cerebro en los niños menores de dos años. La leche de soya que elijas también deberá estar fortificada con vitaminas A y D y calcio. También trata de darle suficientes alimentos ricos en calcio o fortificados con calcio, ya que la leche de soya contiene fitatos, los cuales pueden reducir la absorción de calcio y otros minerales.

Tal vez te preguntes si acabamos de destetar a tu bebé. De alguna forma, sí. El destete es el *proceso* de ampliar la dieta del bebé para incluir otros alimentos. Sin embargo, durante uno, dos o más años, la lactancia sigue siendo importante y conveniente para la primera comida de la mañana, las meriendas, las siestas y la hora de dormir, al igual que una forma de calmarlo y consolarlo.

EVALUAR EL DESTETE

Por alguna de muchas razones, es probable que estés pensando en dejar de amamantar. Si en verdad te molesta la lactancia, si necesitas dejarla debido a una enfermedad grave o si planeas quedar embarazada pronto, en esta etapa puedes destetar al bebé de una forma definitiva y sencilla.

Tal vez las razones por las que quieres dejar de amamantar sean menos convincentes. Quizá algunos meses atrás le pusiste una fecha límite a la lactancia y ahora sientes que debes continuar con el plan, o tal vez creas que tu bebé es simplemente muy mayor para lactar. Es probable que hayas escuchado algún mito, como que todos los bebés mayorcitos muerden o que destetar a un niño de uno a tres años es muy difícil.

También es posible que creas que dejar la lactancia resolverá varios problemas, como la forma de tu cuerpo, el cansancio, los problemas maritales o la rivalidad entre hermanos. Raras veces el destete completo resuelve problemas como estos. Muchas mujeres que terminan antes de tiempo la relación de lactancia con su hijo se arrepienten más tarde de haber renunciado a esta preciosa etapa sin haber obtenido ningún beneficio a cambio.

Es normal que tengas sentimientos encontrados sobre la lactancia. Unas veces desearías sentirte libre de esta relación intensa y otras veces te conmoverás al ver cómo se queda dormido en tu seno. Esta ambivalencia es parte natural de una relación íntima. El solo hecho de reconocerlo puede ayudar a que te sientas mejor.

Tal vez el problema sean tus amigos y familiares. Si han comenzado a preguntarte cuándo planeas destetar a tu bebé, puedes sentirte avergonzada y presionada para dejar la lactancia. Nuestra sociedad parece apresurar la independencia de los bebés y los niños de uno a tres años. Ten en cuenta que la lactancia aún le brinda a tu bebé anticuerpos protectores; incluso a los 12 meses, un bebé sólo tiene el 60% de la capacidad de un adulto de luchar contra las infecciones. Si el bebé de una amiga tuya se destetó rápida y fácilmente, recuerda que algunos bebés necesitan más tiempo que otros el consuelo que les brinda el pecho. Cuando se deja que sea el mismo bebé quien decida destetarse, éste lo hará en el momento en que sienta que su fuente de seguridad siempre estará allí cuando la necesite.

Aunque sepas todo esto, es posible que todavía tengas que lidiar con la desaprobación de tus amigos y familiares. Puedes hacerle frente a las críticas de los demás ignorando los comentarios, confrontando a las personas que los hacen o manteniendo tu lactancia en secreto para ellos.

Ya que tu bebé lactante pronto será un bebé lactante mayorcito que habla, deberás elegir una palabra que quieres que use en público para referirse a la lactancia y con la que te sientas cómoda. Palabras como *teta* pueden ser apropiadas en casa; sin embargo, si estás en otro lugar, es posible que te avergüencen. Puedes escoger términos como *mi, mi* o *leche,* o deja que utilice una palabra de su propia invención.

Por supuesto, no podrás ocultarle a tu pareja que sigues amamantando; sus comentarios serán los más difíciles de manejar. Si a él le molesta que amamantes, puedes explicarle los beneficios para la salud de tu bebé y las finanzas de la familia. Si tu bebé se despierta por la noche, puedes pedirle a tu pareja que te ayude a hacerte cargo de la situación.

Puedes encontrar apoyo para tu lactancia prolongada buscando un grupo de apoyo de madre a madre, como La Liga de La Leche. Consulta el Apéndice A, página 295, para saber cómo contactar a un grupo en tu zona.

GUÍA DE CUIDADOS

DE LOS SEIS A LOS DOCE MESES

Mordeduras
Interrupciones frecuentes del sueño
Huelga de lactancia
Destetar al bebé mayorcito

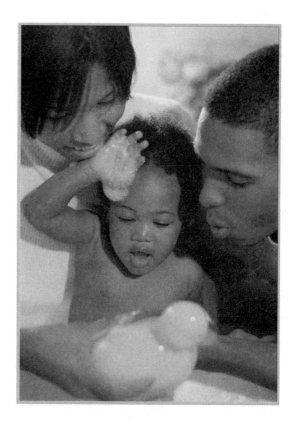

MORDEDURAS

Que el bebé te muerda mientras lo amamantas es una experiencia común, aunque inolvidable. Por lo general, el bebé muerde antes de que le salgan los dientes, y a menudo justo antes de que broten los dos dientes de arriba. Tal vez el bebé muerda tu pecho porque ha empezado a morder todo lo que le alivie el dolor de las encías.

Hay mayores probabilidades de que tu bebé te muerda al final de una toma o cuando sólo esté tomando una merienda; es posible que tenga una mirada traviesa y tal vez lleve el pezón hacia adelante de su boca antes de darte un mordisco. Este comportamiento puede continuar por unos días y comúnmente termina tan repentinamente como comenzó.

Algunas madres temen que su bebé comience a morderlas después de que le salga el primer diente. Aunque esto ocurre en algunas ocasiones, sucede más comúnmente porque le duelen otras áreas de las encías y no porque el bebé quiera estrenar sus incisivos. Cuando un bebé muerde, el consejo habitual es decirle "No" en voz alta y luego no amamantarlo por lo menos 30 minutos después de la mordida. Sin embargo, esto no funciona con todos los bebés; algunos se asustan tanto que hacen una huelga de lactancia. Otros disfrutan con la reacción y quieren continuar con el juego. Para que esto no suceda, recomiendo aplicar las siguientes medidas.

Medidas para manejar las mordidas

1. Evita que el bebé tome meriendas en el pecho durante el período de mordidas. Si el bebé lactó y quedó satisfecho en la última hora, intenta retrasar la próxima toma.

2. Poco antes de que tu bebé tenga que lactar, ofrécele una toallita fría y húmeda o un mordedor con agua helada.

3. Mientras estés amamantándolo, prepárate para finalizar la toma usando tu dedo. Observa cualquier cambio en el ritmo de lactancia de tu bebé; en cuanto deje de succionar en intervalos largos y regulares y comience a hacerlo con intervalos cortos y pausados, finaliza la toma. Hazlo igualmente si notas una mirada traviesa en su rostro.

4. Si tu bebé tiene el pezón entre sus dientes, acércalo un poco más a tu pecho para bloquear parcialmente su nariz; de esta forma, tendrá que soltar el pecho para respirar. Muchos bebés que muerden constantemente dejan de hacerlo cuando se dan cuenta de que morder causa esta incómoda posición.

5. Si reanudas la toma y el bebé intenta morderte otra vez, obviamente ya no tiene hambre. Finaliza la toma.

Interrupciones frecuentes del sueño

Sin importar si ya identificaste la razón de las interrupciones frecuentes del sueño de tu bebé o no, seguramente estás gastando mucha energía tratando de solucionar este asunto. Por lo general, resulta inefectivo aplicar medidas como controlar las siestas diurnas del bebé, ofrecerle alimentos sólidos tarde en la noche, darle analgésicos o remedios para el resfriado cuando no está enfermo o no tiene dolor, tratar de que no se duerma mientras lacta, consultar con profesionales de la salud o intentar diferentes tácticas durante la noche.

Esto no quiere decir que no debas hacer examinar a tu bebé si crees que tiene algún malestar físico. Podría tener dolor por una infección en el oído (especialmente si ha tenido goteo nasal en las últimas semanas) o porque sus dientes están saliendo. Además, algunos bebés que se distraen en las tomas diurnas pueden despertarse por la noche por hambre.

Si parece que tu bebé se despierta por un dolor severo debido a la dentición, puedes darle acetaminofén (como Tylenol para bebés) o ibuprofeno (como Advil para bebés). De los dos, el ibuprofeno parece ser más efectivo para ese tipo dolor. Si el efecto de alguno de estos medicamentos pasa antes de darle otra dosis, puedes "combinar" los dos analgésicos; es decir, darle el otro mientras llega la hora de la nueva dosis. Sin embargo, llama primero al médico para pedirle su consejo.

Lo más probable es que ofrecerle chupetes, biberones u otros objetos durante la noche no garantice que dormirás sin interrupciones. La mayoría de los padres que les dan estos objetos a sus hijos, tienen que levantarse por la noche para llevárselos cuando se despiertan llorando. Además, a menos que el biberón esté lleno de agua, el bebé podría sufrir de caries dental si se queda dormido tomando biberón por la noche.

Existen métodos sencillos para ayudar a tu bebé a dormir por períodos más largos durante la noche. Primero, déjalo solo si no te necesita de inmediato. Los bebés hacen muchos ruidos mientras duermen, pero no todos significan que necesitan alimento. Escucha antes de responder y

La salud dental del bebé se convierte en un asunto importante cuando le salen los dientes. Limpia sus dientes nuevos una o dos veces al día con una cantidad mínima de pasta dental con fluoruro y un paño suave o un cepillo de dientes muy suave. Aunque las investigaciones indican que la leche materna tiene un efecto protector contra la caries dental, al parecer parte de esa protección se pierde una vez el bebé comienza a comer sólidos, y la presencia de otros carbohidratos junto a la leche materna en la dieta puede producir caries. La Academia Americana de Odontología Pediátrica recomienda que la primera visita al odontólogo para saber si el bebé tiene caries debe hacerse alrededor de los 12 meses de edad.

aprende a distinguir cuáles sonidos indican hambre y cuáles no. La música suave puede ayudar a que tu bebé se relaje y se duerma, y que recupere el sueño cuando se despierta por la noche. El ruido blanco (sonidos de diferentes frecuencias combinados) son otra herramienta que puede arrullar al bebé para que se duerma. Puedes comprar un generador de ruido blanco o un CD de ruido blanco.

Una forma exitosa que los padres utilizan para hacer dormir a sus bebés durante la noche es dejarlos llorar por unas cuantas

Los CD de ruido blanco hechos para bebés tienen ventajas sobre los generadores de ruido blanco. Estos últimos no sólo son más caros, sino que también tienen poca variedad de sonidos y reproducen los mismos una y otra vez. El parlante pequeño del generador de ruido blanco no puede reproducir todo el espectro de sonidos de un CD de ruido blanco. Además, el generador no tiene el volumen suficiente para bloquear los ruidos exteriores. Consulta el Apéndice A, páginas 304 a 305, para obtener información sobre cómo obtener un CD de ruido blanco hecho para bebés.

noches o más. Algunos libros aconsejan esta técnica; tal vez el más conocido es *Cómo evitar el insomnio infantil,* de Richard Ferber (una edición revisada de la versión en inglés fue publicada en 2006). La idea es no cargar al bebé cuando se despierta por la noche y dejarlo llorar hasta que vuelva a dormirse, hasta que finalmente aprenda que su llanto es inútil y deje de llorar durante la noche. Muchos padres reportan que este método les ha funcionado.

Sin embargo, otros padres consideran que este método es demasiado drástico y algunos expertos en salud mental no lo recomiendan. Estos expertos dicen que ningún estudio ha demostrado que este método sea seguro y que ciertamente parece inconsistente con las necesidades emocionales de los bebés.

Si decides probar el método de dejarlo llorar, o "llanto controlado", elige con antelación un período de tres a cuatro días. Cuando tu bebé se despierte llorando, ve donde él cada cinco minutos. Acuéstalo, dile cariñosamente "Es hora de dormir" y vete. La mayoría de los bebés lloran durante una hora o más la primera noche y por períodos más cortos las dos o tres noches siguientes. Si esta técnica resuelve el problema de las interrupciones frecuentes del sueño, puedes seguir amamantándolo durante el día.

Elizabeth Pantley, madre de cuatro niños y autora del libro *El sueño del bebé sin lágrimas* recomienda una forma más amable de enseñar a los bebés a dormir toda la noche. El método sin llanto implica hacer siestas largas temprano en la mañana, rutinas antes de dormir y acostarse temprano. Las interrupciones frecuentes del sueño se manejan de la siguiente forma: tan pronto como el bebé llore, amamántalo hasta que se vuelva a dormir. Con el tiempo, reduce gradualmente el tiempo de estas tomas, con el fin de terminar la toma en cuanto deje de succionar activamente y antes de que se duerma por completo. (Por supuesto, tú debes permanecer despierta para controlar esto). Cuando el bebé pueda volverse a dormir sin succionar de forma prolongada, reconfórtalo cuando se vuelva a despertar dándole palmaditas en la espalda y repitiendo una palabra tranquilizadora. Al final, será capaz de volver a quedarse dormido por su cuenta sólo con decirle una palabra. Si duermes con él, puedes ayudarlo a quedarse dormido sosteniendo su mano contra tu seno. El libro de Pantley contiene tablas del sueño para registrar el progreso del bebé.

Después de desarrollar su método con sus propios hijos, Pantley lo probó con otras 200 parejas de madres y bebés. Según Pantley, más de la mitad de las madres lograron que sus bebés durmieran toda la noche en un lapso de tres semanas y el 92% lo lograron en dos meses.

Si los métodos de Pantley y de Ferber no te funcionan, deberías intentar el método que las madres lactantes alrededor del mundo han usado para que las interrupciones frecuentes del sueño sean menos problemáticas: duerme con tu bebé. A pesar de lo que dice la gente, tu bebé no se asfixiará con las cobijas, ni contigo o tu compañero. El bebé no te mantendrá despierta, puesto que los bebés que tienen fácil acceso al pecho de su madre rara vez lloran por la noche. Después de unas cuantas noches te acostumbrarás a dormir con tu bebé y su presencia no alterará tu sueño tanto como si te despertaras con su llanto, te levantaras de la cama, te ocuparas de él y regresaras a dormir. Ni tú ni tu bebé necesitarán estar completamente despiertos para la lactancia, y Papá no tendrá que despertarse para nada.

Si crees que llevar al bebé a la cama de sus padres apagará la actividad sexual, debes saber que las parejas que adoptan este método rara vez se quejan de falta de sexo. Los padres cuentan lo mucho que disfrutan viendo a su bebé mientras duerme, abrazar su cuerpecito tibio y despertarse con él por la mañana.

Algunas familias han inventado muchas formas ingeniosas para que la "cama familiar" sea más cómoda, segura y práctica. Podrías comprar un colchón más grande, construir una plataforma para poner dos colchones juntos o simplemente poner tu colchón en el suelo. Consigue un cubre colchón a prueba de agua para que el colchón y *tú* permanezcan secos, también puedes ponerle al bebé doble pañal o pañales desechables por la noche. Esto eliminará la mayoría de los cambios nocturnos de pañal; además, una lamparilla nocturna de bajo voltaje podría ser de utilidad cuando tu pareja y tú tengan que levantarse.

Si aún tienes dudas sobre dormir con tu bebé, puedes intentarlo por un par de semanas antes de desechar la idea. Puedes encontrar consejos más detallados sobre este tema en el libro *Dormir con tu bebé: Una guía para padres sobre el colecho,* del Dr. James McKenna (consulta "Lecturas complementarias recomendas", pág. 348).

Si aún te sientes agotada después de hallar una forma de dormir más por la noche, deberías revisar tu dieta. Algunas mujeres lactantes pueden ser vulnerables a la fatiga por deficiencias de vitamina B. Aunque en esos casos el bebé generalmente crece bien y obtiene los nutrientes que necesita de la leche materna, su madre puede tener niveles bajos de energía. Asegúrate de comer muchos granos integrales, ricos en vitaminas del complejo B.

También puedes considerar suplementar tu dieta con levadura de cerveza, una poderosa fuente de vitaminas del complejo B que se considera más efectiva y de acción más rápida que los suplementos de complejo B. La levadura de cerveza se encuentra en las tiendas naturistas y viene en tabletas o en polvo para mezclar con jugo o leche. Puedes comenzar con la dosis diaria recomendada en la etiqueta y luego aumentarla paulatinamente al doble o más (aumentar la cantidad muy rápido puede causarles diarrea a tu bebé y a ti).

Huelga de lactancia

Aunque las huelgas de lactancia pueden ocurrir en cualquier momento, usualmente ocurren en el segundo semestre del primer año del bebé. Una huelga de lactancia se diferencia del destete porque es repentina. Algunos bebés se destetan solos entre los ocho y los doce meses de edad y, generalmente, lo hacen de forma gradual.

Las huelgas de lactancia suceden por diferentes razones, por ejemplo, la dentición, un resfrío, una infección de oído, una dolorosa úlcera herpética en la boca o un cambio en el sabor de la leche. Algunas veces ocurren después de una separación prolongada de la madre y el bebé o después de que el bebé mordió a su madre y está asustado por la reacción de ella. A veces, cuando el bebé se acostumbra al biberón y al flujo rápido de la leche, se niega a lactar debido a la disminución de la producción de su madre. Algunos expertos creen que una huelga de lactancia puede anteceder una habilidad motriz mayor, como gatear, levantarse o caminar.

Aunque algunas madres deciden convertir una huelga de lactancia en el destete definitivo, en la mayoría de los casos es posible persuadir al bebé para que retome la lactancia. Generalmente las huelgas duran unos cuantos días, pero pueden durar hasta dos semanas.

Medidas terapéuticas para las huelgas de lactancia

1. Intenta cambiar la posición del bebé al amamantarlo o hazlo en una habitación silenciosa y con poca luz.
2. Mientras el bebé se niegue a lactar, extrae tu leche con un extractor o de forma manual varias veces al día. Luego, dale la leche en una taza y no en el biberón.

3. Intenta determinar la causa de la huelga de lactancia. Haz examinar a tu bebé para descartar una infección de oído u otro problema físico. Revisa tu producción de leche, especialmente si el bebé ha lactado con poca frecuencia o si se ha vuelto cada vez más dependiente del biberón. ¿Sientes los pechos vacíos la mayor parte del tiempo? ¿La leche baja con lentitud? ¿El bebé está tragando menos?

4. Mantén un contacto frecuente y de piel a piel con el bebé sin amamantarlo. Ofrécele el pecho cada vez que tenga sueño.

DESTETAR AL BEBÉ MAYORCITO

Destetar un bebé mayorcito no tiene que ser difícil, especialmente si está gateando y pasa mucho tiempo ocupado explorando lo que lo rodea, o si ha perdido el interés en algunas de sus tomas. Lo ideal es que el destete a cualquier edad ocurra de forma gradual y a lo largo de varias semanas por lo menos. Una buena forma de empezar es con la toma en la que el bebé parezca estar menos interesado; lo más probable es que sea una durante el día. La clave del éxito está en sustituir el pecho con algo interesante para el bebé. Esto implica darle no sólo algo más para comer o beber, sino también más de ti. Además del alimento, la lactancia brinda el amor y la atención de la madre. Deberás abrazarlo y mecerlo mucho y realizar actividades como leerle un libro o jugar juntos en el suelo.

Debes elegir si lo alimentarás con una taza o un biberón. Aunque el bebé mayorcito está fisiológicamente listo para la taza, si se le dificulta tomar de ella, el biberón puede ser mejor. Sin embargo, darle biberón puede traer otras dificultades. Si no se controla con cuidado, puede volverse excesivamente dependiente del biberón, perder el interés en los alimentos sólidos y desarrollar caries dental. Igualmente, si destetas al bebé con el biberón, probablemente más adelante tengas que destetarlo *del* biberón.

A menos que el bebé esté bien acostumbrado a la comida casera y esté comiendo tres veces al día, dale leche de fórmula antes de ofrecerle alimentos sólidos.

Aunque el destete puede ser más rápido en algunos bebés, finalizando en uno o dos meses, otros se tardan más, especialmente aquellos que están muy encariñados con la lactancia o que se rehúsan a renunciar a ciertas tomas. Normalmente, las tomas que más disfrutan los bebés mayorcitos son la primera de la mañana, las que anteceden a las siestas y la de antes de irse a dormir por la noche. Eliminar estas tomas por completo puede tomar más tiempo. Para obtener consejos útiles al respecto, lee *The Nursing Mother's Guide to Weaning (La guía de la madre lactante para el destete)* (consulta "Lecturas complementarias recomendadas", pág. 348).

9 AMAMANTAR A LOS NIÑOS DE UNO A TRES AÑOS DE EDAD

Lactancia durante el embarazo
Lactancia en tándem
La dieta del niño de uno a tres años de edad
Destetar al niño de uno a tres años de edad

El niño de uno a tres años de edad tiene la importante tarea de empezar a establecerse como individuo. Aunque ya no es un bebé, aún es muy dependiente; en un momento está explorando y metiéndose en todo, y al siguiente busca a su madre para que lo conforte y lo tranquilice.

Muchos niños de esta edad suelen lactar por períodos cortos. Algunos lactan sólo unas pocas veces durante el día, pero muchos desean hacerlo más frecuentemente. También es posible que un día lacten pocas veces y, al día siguiente, muchas más.

Aunque lacte pocas veces, la lactancia es importante para el niño de esta edad. La leche materna contiene anticuerpos que lo siguen protegiendo. El niño busca el pecho

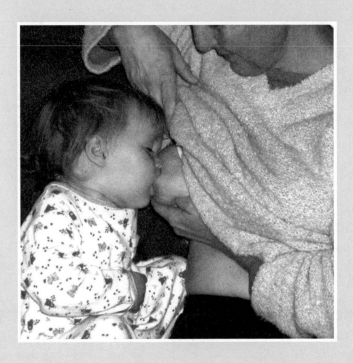

para comer un poco y como ayuda para quedarse dormido y a veces, para tranquilizarse y renovarse emocionalmente. Algunas veces, la lactancia es una de las pocas conexiones que el niño tiene con su madre, si ésta tiene muchas ocupaciones. Probablemente te des cuenta de que la lactancia en esta etapa no es sólo una forma conveniente de cuidarlo, sino que también es uno de los pocos momentos del día en que tu hijo permanece junto a ti lo suficiente para que lo abraces y le demuestres tu afecto.

Algunos niños que lactan a esta edad todavía se despiertan en las noches para que los amamanten. Consulta "Interrupciones frecuentes del sueño" (pág. 281) para obtener más información y sugerencias sobre cómo manejar esta situación.

El niño de uno a tres años de edad puede ser muy insistente cuando quiere lactar, sin importar la hora ni el lugar. Cuando sea mayorcito estará más dispuesto a esperar un poco más.

Aunque en muchas partes del mundo se amamanta a los niños hasta los dos, tres o cuatro años, en algunos sectores de la sociedad occidental amamantar a un niño que ya camina y habla se considera algo fuera de lo normal. Muchos niños de esta edad son dependientes del biberón, el chupete, el pulgar o una manta, lo cual es muy aceptado; sin embargo, si la madre todavía lo amamanta, es posible que tenga que lidiar con comentarios e insinuaciones veladas de que su niño está muy grande para lactar. Las preocupaciones de amamantar al niño de esta edad reflejan el temor de que se malcríe o se vuelva excesivamente dependiente. De hecho, cuando se satisface su necesidad de seguridad el niño se hace más independiente y seguro de sí mismo.

Las madres que amamantan a sus niños a esta edad normalmente disfrutan de socializar con otras que hacen lo mismo. La Liga de la Leche no sólo apoya a las mujeres que amamantan después del primer año, sino que también hace reuniones para las que amamantan a niños de uno, dos, tres y hasta cuatro años (consulta el Apéndice A, pág. 296, para obtener más información sobre la Liga). El libro *Mothering Your Nursing Toddler (Amamantar a tu niño lactante de uno a tres años)* de Norma Jane Bumgarner es un excelente recurso para aquellas madres que amamantan a niños de esta edad (consulta "Lecturas complementarias recomendadas" pág. 348).

LACTANCIA DURANTE EL EMBARAZO

Aunque a muchas personas les molesta la lactancia durante el embarazo, no existe una razón por la cual no puedas seguir amamantando a tu hijo cuando te enteres de que un nuevo bebé viene en camino, siempre y cuando te sientas cómoda haciéndolo. Los temores de que la lactancia pueda afectar al feto no tienen fundamentos, aún para aquellas madres que no pueden comer mucho por tener exceso de náuseas. A pesar de las advertencias de algunos médicos, ningún estudio ha demostrado que la lactancia durante el embarazo pueda causar un aborto o un crecimiento lento. Tú debes decidir cuándo dejar de amamantar, pero antes de dejar la lactancia por completo debes asegurarte de que tu hijo coma regularmente alimentos sólidos y sepa beber de una taza.

Aún amamantando con frecuencia, el embarazo a menudo origina una disminución en la producción de leche, especialmente en la mitad del embarazo. La leche se hace muy salada y la producción disminuye; además, para el inicio del tercer trimestre el calostro reemplaza la leche como preparación para el recién nacido. Si tu bebé aún no tiene un año cuando te das cuenta de que la producción de leche está disminuyendo, es posible que tengas que suplementar la leche materna con leche de fórmula. No obstante, después del primer año de edad puedes sustituirla por leche entera de vaca, servida en una taza (consulta "La dieta del niño de uno a tres años de edad", pág. 290).

Se cree que cerca de la mitad de los bebés y los niños mayores de un año que todavía lactan se destetan durante el embarazo de sus madres, unos por cuenta propia y otros con el estímulo de sus madres. La otra midad no parece preocuparse por los cambios en la leche y no muestra interés por dejar de lactar. Esta situación puede ser un problema ya que muchas mujeres lactantes experimentan pechos sensibles y pezones adoloridos durante el embarazo. Este dolor es causado por los cambios hormonales del embarazo y normalmente desaparece a medida que éste progresa; sin embargo, en este período el dolor puede ser tan fuerte que sientes que no puedes seguir amamantando. En tal caso, consulta "Destetar al niño de uno a tres años de edad", página 291.

Algunas madres sienten agitación cuando amamantan durante el embarazo. Aparentemente, ésta es una respuesta psicológica.

Muchas mujeres lactantes también se sienten muy cansadas tras quedar embarazadas nuevamente. Ésta es una respuesta normal al embarazo. Descansar mucho ayuda a combatir el agotamiento, especialmente en el tercer trimestre. De hecho, amamantar a tu bebé o a tu niño mayor de un año puede ayudarte a vencer la fatiga ya que la lactancia es una forma relajante de cuidar a un bebé cansado, con dolor o que demande tu atención.

Algunas mujeres embarazadas pueden sentir contracciones uterinas mientras amamantan. Ningún estudio ha demostrado que estas contracciones conlleven a un parto prematuro; no obstante, si antes has tenido un parto prematuro podrías discutir las probabilidades con tu médico.

Lactancia en tándem

Las madres que han amamantado durante todo o casi todo su embarazo pueden terminar amamantando al niño mayor de un año al mismo tiempo que al recién nacido. Esta situación puede ser abrumadora para algunas, especialmente si el niño mayor lacta con frecuencia; pero muchas otras la consideran generalmente una experiencia positiva.

Ya que los pechos se estimulan más con dos bebés que con uno, generalmente la cantidad de leche es abundante. Como regla, el bebé más pequeño debe alimentarse primero; sin embargo, es muy probable que la producción sea tan abundante que el orden de las tomas no sea importante. De hecho, las madres que amamantan a más de un niño al tiempo terminan con una sobreproducción de leche.

Es difícil prever la forma como reaccionará el niño mayor ante la llegada del bebé. Algunos de ellos quieren lactar más seguido después de que la madre da a luz, mientras que otros lactan menos o lo dejan por completo. Algunos hermanos establecen un dulce vínculo afectivo mientras lactan juntos; pero, normalmente, los niños mayores se vuelven posesivos con los pechos de su madre. Independientemente de que estén o no estén siendo amamantados, a los niños mayores les cuesta trabajo compartir a mamá con el nuevo bebé. Posiblemente sea necesario establecer límites si el niño mayor se comporta mal porque se siente celoso.

Si piensas destetar al niño mayor mientras amamantas al bebé, lo mejor sería hacerlo de forma gradual. Puede ser difícil hacer que tu hijo mayorcito deje de pensar en la lactancia si amamantas al bebé en su presencia. Reducir el número y la duración de las tomas y ofrecerle distracciones puede ayudar a destetarlo de forma gradual. Consulta "Destetar al niño de uno a tres años de edad", páginas 291 a 294.

El libro *Mothering Your Nursing Toddler (Amamantar a tu niño lactante de uno a tres años)* de Bumgarner incluye una sección detallada sobre la lactancia en tándem. Un libro dedicado completamente a este tema es el de Hilary Flower, *Adventures in Tandem Nursing: Breastfeeding During Pregnancy and Beyond (Aventuras en la lactancia en tándem: amamantar durante y después del embarazo)* (consulta "Lecturas complementarias recomendadas", pág. 348).

La dieta del niño de uno a tres años de edad

Se sabe que los niños de esta edad comen de forma esporádica. Su apetito disminuye en esta época, primero porque su crecimiento se reduce considerablemente en comparación con el primer año y, segundo, porque se mantienen demasiado ocupados para comer. A esta edad los niños crecen más, pero no aumentan tanto de peso. Generalmente, el aumento de peso no es mayor a 1 onza (28 g) cada dos meses. (En el Apéndice C, págs. 309 a 311 encontrarás las nuevas curvas de crecimiento de la Organización Mundial de la Salud, que incluyen el peso normal para bebés y niños de todo el mundo que fueron amamantados).

Las habilidades de alimentación del niño mayor de un año varían considerablemente. Algunas veces come los alimentos por sí solo y otras veces quiere que se los den. Los padres, preocupados por lo poco que comen, pueden intentar persuadir, engañar o, incluso, obligar a sus hijos a comer más. Esto convierte las comidas en batallas y puede ser el comienzo de problemas alimentarios a largo plazo. Como dice Ellyn Satter (2000) "Eres responsable de *qué* le ofreces a tu hijo y de *dónde* y *cuándo* se lo ofreces. Tu hijo es responsable de *cuánto* come".

La cantidad de comida mínima sugerida para el niño de uno a tres años es igual a la que se sugiere para el bebé mayorcito. Una regla general práctica es la siguiente: Dar una cucharada por año de edad o un cuarto de la porción de un adulto, lo que sea más fácil de medir según el alimento. Por lo tanto, a un niño de dos años, debes ofrecerle dos cucharadas de arvejas o un cuarto de manzana. La porción diaria mínima recomendada para cada grupo de alimentos es la siguiente:

- Frutas y verduras: 4 porciones

- Granos (pan, cereal, fideos, arroz): 4 porciones

- Alimentos ricos en proteínas: 2 porciones

- Leche entera: 2 ó 3 tazas

Ofrecerle una comida o una merienda nutritiva cada tres o cuatro horas es un buen método de alimentación para un niño a esta edad. No le ofrezcas siempre leche simplemente porque le gusta, si se toma más de tres tazas al día, ésta puede reemplazar otros alimentos nutritivos de su dieta. Es posible que tu niño disfrute algunos alimentos un día y los rehúse al día siguiente. Asegúrate de que esté presente en la mesa durante las comidas y de ofrecerle cualquier alimento que la familia esté comiendo. No satisfagas sus caprichos preparándole otra comida cuando se rehúse a comer la que se había preparado.

DESTETAR AL NIÑO DE UNO A TRES AÑOS DE EDAD

Lo ideal sería lograr que el destete total suceda cuando tanto el niño como la madre estén preparados para ello. Sin embargo, muchas veces la madre empieza a considerar el fin de la lactancia cuando su niño aún lacta con agrado. Ella puede sentir que el destete completo facilitará las cosas, que dará fin a las interrupciones frecuentes del sueño, hará que el bebé sea más independiente, o mejorará su propio nivel de energía. Algunas madres se imponen a sí mismas una fecha límite para dejar la lactancia y comienzan a sentirse presionadas cuando esta fecha se acerca. Otras, simplemente temen que sus hijos quieran lactar de por vida si se les permite. La mayoría de las veces, la madre decide destetar por completo cuando otros sugieren que el bebé ya no lo necesita. Las críticas por parte de amigos, familiares y profesionales de la salud pueden ser directas o sutiles; pero normalmente la motivan a terminar la relación de lactancia.

Todas las madres han tenido sentimientos encontrados sobre la lactancia alguna vez. Ten en cuenta que terminar la lactancia no ayudará a que tu bebé duerma toda la noche, a mejorar la relación con tu pareja, a hacerte sentir menos cansada o aburrida, o a hacer que tu hijo sea menos dependiente de ti. Los niños de uno a tres años, en especial, insisten en lactar cuando sus madres están más ocupadas y cuando sienten que sólo reciben atención cuando los están amamantando. Irónicamente, los momentos en los que los niños pequeños necesitan más atención son los mismos en los que la madre necesita un descanso. Dejar la lactancia durante una de estas épocas podría afectar terriblemente tanto al niño como al resto de la familia. Si llega la fecha arbitraria que habías establecido para destetar completamente a tu hijo, no hay necesidad de hacerlo si él y tú aún disfrutan de la lactancia.

Aún sabiendo todo esto, es posible que te cueste trabajo lidiar con la desaprobación de tus amigos y miembros de la familia. La familia específicamente puede ejercer una tremenda influencia en una relación de lactancia. Quizá puedas manejar las críticas de otros ignorándolas o confrontándolas. O puedes elegir alejarte de los que te critican y hacer nuevos amigos que estén de acuerdo con la lactancia de bebés mayorcitos; un grupo de apoyo mutuo para madres como La Liga de La Leche o el Concilio de Madres Lactantes (consulta el Apéndice A, pág. 295) son buenos lugares para hacerlo. En última instancia, simplemente puedes ocultárselo a quienes no lo aprueben. Eso sería más fácil de hacer si amamantaras sólo por las noches y temprano en las mañanas.

Cuando un bebé al final de su primer año aún lacta con regularidad y con entusiasmo, probablemente querrá seguir haciéndolo durante el segundo año o más. Algunos expertos dicen que un niño raras veces inicia el destete antes de los cuatro años. Por esta razón, tus amigos pueden decirte que destetes a tu bebé en su primer cumpleaños si no deseas esperar hasta que tenga tres años. Probablemente temas que si retardas el destete, tendrás mayores complicaciones para convencer a tu hijo de que deje de lactar en los meses siguientes. Si bien los niños mayorcitos en pocas ocasiones inician el destete, esto no significa que se nieguen a hacerlo. Si aún estás feliz amamantando a tu bebé cuando cumpla un año, puedes confiar en que habrá varias oportunidades de destetarlo y muchas técnicas para lograr el destete después del primer año y antes de los cuatro.

Si estás en contra de amamantar a un niño de esta edad o de amamantar mientras estás embarazada, tienes todo el derecho de dejarlo. Dejar de amamantar por completo o limitar el número de tomas al día también puede ser buena idea si comienzas a sentirte molesta con la lactancia. La decisión de dejar la lactancia debe tomarse con cuidado y no como la consecuencia de un mal día o un problema temporal.

Es muy importante llevar el control del tiempo de las tomas si has decidido destetar al niño. Ten en cuenta que el destete es un proceso y no un suceso inmediato. Lo ideal es que el destete iniciado por la madre sea gradual y que se haga con cariño durante el transcurso de varias semanas, como mínimo. Finalmente, cabe resaltar que hay momentos mejores que otros para iniciar el proceso. Si el niño está particularmente encariñado y necesita la lactancia, si recientemente ha tenido una experiencia estresante como una mudanza o comenzar a asistir a la guardería, o si tratas constantemente de hacerlo dormir toda la noche, aún no es el momento para destetarlo.

En general, el destete inducido por la madre implica sustituir la lactancia por algo que el niño disfrute de la misma forma. De esta manera, no se convierte en una serie de privaciones o negaciones. Si el ritmo del destete es demasiado rápido, la mayoría de los niños reaccionan con aparente tristeza o incrementando su dependencia del chupete, el pulgar o el biberón. De vez en cuando, el destete completo debe posponerse por algunas semanas debido a que el niño simplemente no puede arreglárselas sin la lactancia.

Desafortunadamente, no existe una técnica que funcione para todas las madres y sus niños. Las mejores recomendaciones incluyen sustituciones y distracciones que puedan complacer al niño y al mismo tiempo, puedan satisfacer sus necesidades de alimento, amor y atención. No obstante, es probable que ningún plan funcione a menos que la madre esté segura de su deseo de destetar. Su actitud es lo más importante a la hora de tener éxito.

Antes de comenzar, haz un control riguroso de tu rutina de lactancia y la de tu bebé. Llevar un registro por varios días, como el que se muestra a continuación, puede darte valiosa información para desarrollar un plan efectivo.

Hora	Lugar	Nivel de interés	Razón por la cual lacta
1:15 p.m.	sala	moderado	atención (estaba sentada en el sofá, hablando por teléfono)
5:30 p.m.	cocina	moderado	hambre
8 p.m.	sala	alto	sueño

Toma nota de cuándo y dónde amamantas al niño, su nivel de interés en la lactancia y lo que crees que provoca su deseo de amamantar. Desde el punto de vista del niño, puede ser que él quiera lactar cuando está aburrido, frustrado o cansado, o cuando quiere tu atención y consuelo, y también puede querer hacerlo porque tiene hambre.

Tus observaciones te pueden ayudar a identificar las tomas menos importantes para el niño y te pueden dar ideas sobre el tipo de sustitutos que quizá lo puedan satisfacer más. Algunas tomas pueden reemplazarse fácilmente con una merienda nutritiva o algo para beber. Los sustitutos para los niños de esta edad incluyen muchas actividades: jugar con un juguete especial, leer un libro, dar un paseo o visitar a otro niño. Los meses de clima cálido pueden ser una época adecuada para motivar el destete ya que la mayoría de los niños pequeños disfrutan explorando fuera de la casa.

Aunque puedas sustituir algunas tomas predecibles a través del día con otras actividades, si tu niño lacta de forma esporádica durante el día, es posible que algunas veces necesites convencerlo de que hay que posponer las tomas. Retrasar las tomas diurnas funciona bien para algunos niños, siempre y cuando se les dé alguna distracción. Éste puede ser un método efectivo para hacer que el niño deje de lactar de a pocos.

Es probable que algunas de las tomas estén asociadas con rutinas que ambos han establecido y con situaciones recurrentes en las cuales el niño lacta para llamar tu atención. Identifica estos momentos para que puedas cambiar el ritmo. Si lo amamantas en la cama temprano en las mañanas, levántate, vístete y ofrécele a tu hijo un desayuno servido en la mesa. Si tienes un lugar favorito para relajarte y amamantar, no vayas allí. Si el niño quiere lactar cada vez que hablas por teléfono, úsalo menos. Si te sientas en frente del televisor para amamantar, haz algo diferente o él querrá seguir lactando según el patrón acostumbrado. Piensa en formas creativas para que tu hijo aprenda nuevas rutinas.

También puedes aprovechar la habilidad del niño para entender tus palabras. Háblale de la lactancia, especialmente si estás intentando posponer las tomas. Es posible que acepte la idea de "guardar la leche para la hora de la siesta o de dormir". Quizá los niños mayorcitos accedan a dejar de lactar si se aproxima su cumpleaños u otro acontecimiento, como el comienzo del preescolar.

La toma de la noche puede seguir siendo la favorita del niño. Algunas madres piensan que éste también es un momento especial para ellas y siguen haciéndolo por semanas o meses después de haber suprimido otras tomas. Si deseas destetar por completo al niño, tal vez tu pareja u otro miembro de la familia pueda ayudar al niño a establecer una rutina de no lactancia para la hora de dormir.

Puedes encontrar más sugerencias para facilitar el destete en "Destetar al bebé mayorcito", página 285, y en el libro *The Nursing Mother's Guide to Weaning (La guía de la madre lactante para el destete)* (consulta "Lecturas complementarias recomendadas", pág. 348).

Cuando estés lactando con menos frecuencia, es posible que tus senos se vean más pequeños y se sientan menos firmes. Aun así podrás extraer tu leche por varios meses después de haber dejado la lactancia. Es probable que tus senos vuelvan a su tamaño y forma anteriores en los seis meses siguientes al destete.

Ya sea que tú hayas iniciado el destete o que éste haya sido un acuerdo mutuo, lo más seguro es que te sientas triste cuando lleguen los últimos días de lactancia, puesto que significa el fin de una hermosa etapa que tú y tu hijo disfrutaron y compartieron juntos. Espero que te sientas orgullosa de ti misma por el maravilloso regalo que le has dado a tu hijo al comienzo de su vida.

Apéndices

APÉNDICE A

RECURSOS PARA MADRES LACTANTES

Apoyo y educación para la lactancia

Nursing Mothers Counsel, Inc. (Concilio de Madres Lactantes)
P.O. Box 5024
San Mateo, CA 94402
650-327-6455 (Área de la bahía de San Francisco)
831-688-3954 (Condado de Santa Cruz)

www.nursingmothers.org

El Concilio de Madres Lactantes tiene oficinas en diversas ciudades del norte de California.

Boston Association for Childbirth Education (Asociación de Boston para la preparación para el parto, BACE)
Concilio de Madres Lactantes
P.O. Box 29
Newtonville, MA 02460
617-244-5102

www.bace-nmc.org

295

La Leche League International (La Liga de la Leche Internacional)
P.O. Box 4079
Schaumburg, IL 60168
800-525-3243
www.llli.org

Llama entre las 9:00 a.m y las 5:00 p.m. si necesitas ayuda con tu lactancia o que te remitan a un grupo de La Liga de La Leche en tu zona. La mayoría de las páginas blancas incluyen el número telefónico del presidente local de La Liga bajo el nombre de "La Liga de La Leche".

Servicios de remisión a un profesional en lactancia

International Lactation Consultant Association (Asociación Internacional de Especialistas en Lactancia)
2501 Aerial Center Parkway, Ste. 103
Morrisville, NC 27560
888-452-2478
www.ilca.org

Llama de lunes a viernes entre 9:00 a.m. y 5:00 p.m., hora del este, o en el sitio web de ILCA, haz clic en "Find an International Board-Certified Lactation Consultant in Your Area" (Encuentra a un asesor internacional en lactancia materna en tu zona).

Breastfeeding National Network (Medela, Inc.) (Red Nacional de Lactancia)
800-TELL-YOU
www.medela.com

Llama a cualquier hora para que te remitan a un profesional en lactancia en tu zona.

International Board of Lactation Consultant Examiners (Junta internacional de examinadores de especialistas en lactancia)
6402 Arlington Boulevard, Ste. 350
Falls Church, VA 22042
703-560-7330
www.iblce.org

Para comprobar la certificación de un especialista en lactancia, en el sitio web haz clic en el enlace que está en "IBLCE in the Americas" (IBLCE en América). Luego, en la pestaña "Resources" (Recursos) selecciona "Current IBLCE Registry" (Registro actual de IBLCE). Puedes buscar por apellido y ver los enlaces para los registros internacionales.

Sitios web con información útil

www.babycenter.com
Podrás encontrar miles de artículos originales y revisados por médicos sobre preconcepción, embarazo, bebés y niños de uno a tres años de edad; además de grupos de discusión en vivo con expertos, anuncios y boletines informativos.

www.kellymom.com
Un sitio popular con información para madres lactantes.

www.breastfeeding.com
Información, apoyo y recursos para madres lactantes.

www.breastfeedingonline.com
Información para madres lactantes.

www.normalfed.com

Información para madres lactantes y quienes las asisten, preparada por Diane Wiessinger, una asesora certificada en lactancia.

www.bfar.org

Información para mujeres que están amamantando tras una cirugía de reducción de mamas.

www.fourfriends.com/abrw

Información para mujeres que están o estarán amamantando bebés adoptivos.

www.pumpingmoms.org

Foros para usuarias de extractores de leche, ocasionales o de tiempo completo. Los temas incluyen problemas de lactancia y aumento de la producción de leche.

Videos a la venta

Breastfeeding, A Guide to Getting Started (Lactancia, una guía para el comienzo).

940 Commercial St.
Palo Alto, CA 94303
650-433-1000
www.breastmilksolutions.com

Este video de 30 minutos de la Dra. Jane Morton incluye: cómo hacer que el bebé se prenda del pecho, cómo evitar el dolor, el manejo de la congestión y la extracción manual y cómo usar un extractor de leche. Este video cuesta 65 dólares más gastos de envío.

I Can Feed Myself (Puedo alimentarme solito)

Platypus Media
725 8th Street SE
Washington, DC 20003
202-546-1674
1-877-752-8977
Correo electrónico: info@PlatypusMedia.com

Gill Rapley, una partera inglesa, muestra en este video cómo ayudar al bebé para que tenga una transición fácil a los alimentos sólidos. Puedes ver un corto avance en el sitio web de Platypus Media. Este video cuesta 79,95 dólares más gastos de envío; pero si tienes este libro obtienes un 20% de descuento (usa el código DS20 al pagar).

Programa especial de nutrición suplementaria para mujeres, bebés y niños (WIC)

WIC es un programa financiado federalmente que brinda información nutricional, orientación y alimento para las mujeres embarazadas y lactantes de ingresos bajos y moderados y para sus hijos pequeños. Algunos programas del WIC también ofrecen extractores de leche para las madres lactantes. La posibilidad de que una familia tenga derecho a los servicios del programa WIC depende de sus ingresos económicos. Para localizar una oficina del programa WIC en tu zona, busca en el directorio telefónico o contacta al departamento de salud de tu región o ciudad. Para saber más sobre el WIC, visita el sitio web www.fns.usda.gov/wic.

Bustiers y sostenes de lactancia

Aunque los sostenes de lactancia están a la venta en muchas tiendas de maternidad, la variedad de estilos y de tallas puede ser muy limitada para ti. Las compañías que se nombran a continuación venden sus productos vía correo electrónico o pedido telefónico. Llama o escribe para obtener un catálogo.

Motherwear
320 Riverside Drive
Northampton, MA 01062
800-950-2500

www.motherwear.com

Motherwear ofrece una gran variedad de estilos de sostenes en las tallas 32A a 48J.

Bravado! Designs
41 Hollinger Road
Toronto, Ontario M4B3G4
Canadá
800-590-7802

www.bravadodesigns.com

Bravado confecciona diversos sostenes de lactancia cómodos y populares que están a la venta en muchas tiendas de maternidad y para bebés, así como en el sitio web de la compañía. Algunos estilos vienen en tallas extra grandes.

Fancee Free Manufacturing Company
6609 Olive Boulevard
St. Louis, MO 63130
800-325-5088

www.fanceefreemfg.com

Fancee Free tiene muchos estilos de sostenes de lactancia, en las tallas 34C a 50K. Algunos modelos tienen relleno de espuma para dar apoyo adicional y realce. Los sostenes Fancee Free están a la venta en algunas tiendas de maternidad y también vía correo electrónico.

Simple Wishes
888-324-9474, extensión 0

www.simplewishes.com

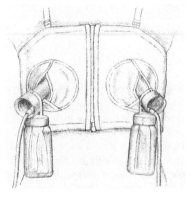

La compañía Simple Wishes confecciona un "bustier" que permite hacer la extracción con las manos libres. Las copas de succión se ajustan firmemente en unas aberturas pequeñas a la altura de los pezones, lo que permite moverse con libertad mientras se extrae la leche. El bustier se puede ajustar muy bien para adaptarse a los cambios del cuerpo; cubre el torso más que un sostén y deja muy poca piel expuesta. Llama para localizar al distribuidor más cercano o haz un pedido en línea. Los lectores de este libro reciben 10 dólares de descuento si hacen su pedido en el sitio web de Simple Wishes (usa el código NMCBRA al hacer la compra). El bustier tiene un costo de 35 dólares, o 25 con el descuento.

Copas especiales de succión

Pumpin' Pal

877-466-8283

www.pumpinpal.com

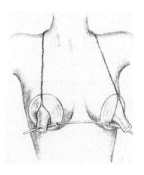

Los escudos mamarios Pumpin' Pal Super Shields, inclinados y elípticos, pueden insertarse en muchas otras copas de succión para que la extracción sea más cómoda. Si se usan con la correa de manos libres, las copas le permiten a la madre reclinarse mientras realiza la extracción. Los escudos vienen en tres tamaños determinados por la talla de la copa y del pezón de la madre. Un par cuesta 12,95 dólares; dos pares del mismo o diferente tamaño cuestan 19,95 y la correa de manos libres cuesta 9,95. Un juego de copas con los tres tamaños, la correa y la bolsa de malla cuesta 36,95 dólares. Visita el sitio web o llama a la línea gratuita para hacer el pedido o para encontrar un distribuidor local.

Alquiler de extractores eléctricos

Medela, Inc.

1101 Corporate Drive

McHenry, IL 60051

800-TELL-YOU

www.medela.com

La Red Nacional de Lactancia de Medela puede remitirte a un centro de alquiler local donde puedes alquilar un extractor Symphony de tamaño normal o el modelo Lactina, que es más portátil.

Ameda, Inc.

475 Half Day Road

Lincolnshire, IL 60069

877-992-6332

www.ameda.com

Llama en horario de oficina o visita el sitio web para localizar un centro de alquiler de Ameda, donde puedes alquilar un extractor de tamaño normal, el extractor liviano Lact-E o el extractor portátil Elite.

Hygeia II Medical Group

2713 Loker Avenue West

Carlsbad, CA 92010

888-786-7466

www.hygeiababy.com

Visita el sitio web para encontrar un centro de alquiler de los extractores Hygeia en tu zona.

Escudos mamarios

Los escudos mamarios se usan para corregir los pezones invertidos durante el embarazo o para evitar que los pezones lastimados hagan fricción con la ropa. Muchas mujeres encuentran que los SoftShells flexibles para pezones invertidos (15,99 dólares el par) son eficaces y cómodos para el tratamiento de los pezones invertidos. Los SoftShells for Sore Nipples (para pezones adoloridos) (15,99 dólares el par) y los TheraShells (13,49 el par) permiten la circulación del aire para proteger los pezones. Pídelos en línea a los distribuidores o vía telefónica a Medela.

Medela, Inc.
1101 Corporate Drive
McHenry, IL 60051
800-435-8316
www.medela.com

Protectores mamarios de silicona

Una alternativa a la tela convencional o a los protectores desechables son los LilyPadz (22,9 dólares el par). Estos protectores no absorben la leche sino que aplican una presión suave en el pezón para evitar que la leche gotee. Los protectores se adhieren a la piel, por lo que pueden utilizarse sin sostén. Llama o visita el sitio web para pedir un par o para encontrar al distribuidor más cercano.

Simply Lily
P.O. Box 5801
Cary, NC 27512
800-640-5459
www.simplylily.com

Apósitos de gel

Estos protectores húmedos calman los pezones adoloridos y lastimados y aceleran su sanación.

Lansinoh Laboratories
333 North Fairfax Street, Ste. 400
Alexandria, VA 22314
800-292-4794
Correo electrónico: customerservice@lansinoh.com

Puedes comprar los Soothies Gel Pads, hechos de glicerina, en muchas farmacias por un precio aproximado de 11,95 dólares el par. Llama a la compañía Lansinoh o escribe un correo electrónico para encontrar un distribuidor en tu zona.

Ameda, Inc.
475 Half Day Road
Lincolnshire, IL 60069
877-992-6332
www.ameda.com

Un paquete de cuatro protectores ComfortGel Hydrogel de Ameda cuesta 27,55 dólares. Llama para pedirlo o para encontrar un distribuidor.

Sistemas de nutrición suplementaria

Un sistema de nutrición suplementaria provee leche suplementaria o de fórmula mientras el bebé está lactando. Este sistema es utilizado principalmente cuando un bebé es adoptado o cuando una madre desea retomar la lactancia después de un período sin amamantar. Este sistema también puede ser útil cuando una madre desea tanto aumentar como suplementar una producción baja de leche, o cuando un bebé tiene una succión débil o poco eficaz.

Este dispositivo consiste en un recipiente de plástico que contiene la leche materna o la de fórmula y una sonda delgada y flexible que se coloca sobre el pecho y finaliza en el pezón. El bebé debe prenderse del pezón y de la sonda blanda al mismo tiempo. Mientras el bebé succiona, recibe el suplemento junto a la leche que su madre esté produciendo. Estos dispositivos deben utilizarse bajo la supervisión de un profesional en lactancia con experiencia, quien también posiblemente los venda. En Medela y Lact-Aid con gusto te remitirán a un distribuidor local o te los venderán directamente.

Medela, Inc.
1101 Corporate Drive
McHenry, IL 60051
800-435-8316

www.medela.com

El Sistema de nutrición suplementaria de Medela se puede conseguir directamente con la fábrica, en diferentes tiendas, clínicas y en línea por 56,99 dólares más gastos de envío.

Lact-Aid International
P.O. Box 1066
Athens, TN 37371
866-866-1239

www.lact-aid.com

El dispositivo de nutrición suplementaria de Lact-Aid se puede conseguir en la fábrica y con algunos profesionales en lactancia por 62,50 dólares más 5,95 por el envío.

Copa para extracción de leche

Esta es una copa práctica para recoger la leche durante la extracción. La copa se consigue donde se venden los extractores Hygeia y tiene un precio de 9,90 dólares. Visita el sitio web para hallar un distribuidor en tu zona.

Hygeia II Medical Group
2713 Loker Avenue West
Carlsbad, CA 92010
888-786-7466

www.hygeiababy.com

Domperidona (Motilium)

Este medicamento es utilizado comúnmente para tratar desórdenes del tracto gastrointestinal, pero se ha descubierto que también estimula la producción de leche de manera más segura que Reglan. Los efectos secundarios en la madre (dolor de cabeza, dolores abdominales, boca seca) son poco comunes con la domperidona y muy poca cantidad del medicamento llega al bebé.

Con prescripción médica, la domperidona se puede preparar en los Estados Unidos en farmacias formulistas, pero puedes conseguirla sin prescripción y por un precio mucho menor a través de InHouse Pharmacy en Vanuatu.

InHouse Pharmacy
877-271-6591, 800-868-9064
Fax: 866-571-0332
Correo electrónico: customerservices@inhousepharmacy.com

www.inhousepharmacy.com

Pídela a través del sitio web o por fax, correo electrónico o vía telefónica. El precio es de 30 a 40 centavos por cada tableta de 10 miligramos, dependiendo de la cantidad pedida (el pedido mínimo son 100 tabletas). El envío a Estados Unidos es gratuito y tarda entre 10 y 14 días.

Remedios herbarios para la producción baja de leche

Fenogreco

Se encuentra disponible en cápsulas en la mayoría de tiendas naturistas y algunas farmacias. Un frasco de 100 cápsulas cuesta entre 10 y 12 dólares. La dosis típica son tres cápsulas tres veces al día.

Cápsulas y extracto líquido More Milk Plus y More Milk Special Blend

Las cápsulas y el extracto More Milk Plus contienen semillas de fenogreco, cardo bendito, hoja de ortiga y semillas de hinojo, y están diseñados para aumentar rápidamente la producción de leche. Las cápsulas y el extracto More Milk Special Blend contienen galega o ruda cabruna así como las mismas hierbas de More Milk Plus, y están diseñados para estimular el desarrollo del tejido mamario e incrementar la producción de leche en madres que han tenido cirugía de mamas, que tienen el síndrome de ovarios poliquísticos (SOPQ) o que van adoptar un bebé. Las cápsulas no dejan sabor a regaliz en la boca, pero son más costosas; el extracto se absorbe más rápido. En ambas fórmulas, el frasco de 60 cápsulas cuesta 23,95 dólares y el de 120 cuesta 41,95. Los extractos de 2 onzas cuestan 19,95 dólares y los de 8 onzas cuestan 49,95. La dosis normal de las cápsulas es una cuatro veces al día. La dosis de los extractos depende del peso de la mujer.

Los productos Motherlove están disponibles en algunas tiendas naturistas, tiendas de artículos para bebés y en centros de lactancia. También puedes pedirlos directamente a Motherlove, vía telefónica, correo electrónico o a través del sitio web.

Motherlove Herbal Company
P. O. 101
Laporte, CO 80535
970-493-2892
www.motherlove.com

Almohadas para lactancia

Las almohadas para lactancia My Best Friend se ponen en la cintura y tienen un soporte acolchado para la espalda, permiten acomodar al bebé más fácilmente y sentarse para lactar con mayor comodidad. La almohada individual cuesta alrededor de 42 dólares y una para mellizos cuesta cerca de 76 dólares. Puedes llamar o visitar el sitio web para encontrar un distribuidor cercano.

My Brest Friend/Zenoff Products
177 Post St., Ste. 700
San Francisco, CA 94108
415-421-5300
www.mybrestfriend.com

Taburetes para lactancia

Estos taburetes te ayudan a mantener una posición cómoda para amamantar, ya que levantan el regazo y alivian el estrés de la espalda, los hombros y el cuello. Tienen un costo de 32 dólares y se pueden conseguir con el fabricante, en diferentes tiendas y clínicas y en Internet.

Medela, Inc.
1101 Corporate Drive
McHenry, IL 60051
800-435-8316
www.medela.com

Cremas para los pezones

Lansinoh Laboratories
333 North Fairfax St., Ste. 400
Alexandria, VA 22314
800800-292-4794 (de 8 a.m. a 5 p.m., hora del este).
www.lansinoh.com

El tubo de dos onzas de lanolina modificada de Lansinoh cuesta 9,99 dólares. Puedes conseguir esta crema en muchas farmacias y tiendas de descuento. Llama o visita el sitio web para encontrar un distribuidor local.

Motherlove Herbal Company
P. O. Box 101
Laporte, CO 80535
970-493-2892
www.motherlove.com

La crema para los pezones de Motherlove contiene hierbas cultivadas de forma orgánica que ayudan a sanar: raíz de malvavisco, caléndula, aceite de oliva, manteca de karité y cera de abejas. El frasco de 1 onza cuesta 9,95 dólares y el de 2 onzas cuesta 15,95.

Báscula electrónica para bebés

Estas básculas tienen un alto nivel de precisión y se consiguen en centros de alquiler locales y directamente en Medela por cerca de 35 dólares semanales.

Medela, Inc.
1101 Corporate Drive
McHenry, IL 60051
800-435-8316

Alimentador SpecialNeeds®

Este dispositivo, anteriormente llamado Alimentador Haberman está diseñado para bebés con paladares hendidos u otros problemas orales que dificultan mantener la succión. Una válvula especial y un pezón adaptable de silicona facilitan que el bebé extraiga la leche del alimentador, el cual se consigue en Medela y en línea por 30,89 dólares.

Medela, Inc.
1101 Corporate Drive
McHenry, IL 60051
800-435-8316
www.medela.com

Bolsas para almacenar leche materna

Muchas madres utilizan bolsas para biberón para almacenar la leche; sin embargo, estas bolsas son más resistentes. Te puedes extraer la leche directamente en las bolsas en lugar de usar biberones. Estas bolsas tienen cierre, por lo que no necesitas retorcerlas o anudarlas, y se pueden poner erguidas para su almacenamiento.

Hygeia II Medical Group
2713 Loker Ave. West
Carlsbad, CA 92010
888-786-7466
www.hygeiababy.com

Visita el sitio web para hallar el centro de alquiler Hygeia, que también vende bolsas Hygeia. Estas bolsas sólo pueden utilizarse con extractores Hygeia y pueden almacenar hasta 8 onzas (237 ml) de leche materna. Un paquete de 25 cuesta 9,95 dólares.

Medela
1101 Corporate Drive
McHenry, IL 60051
800-435-8316
www.medela.com

Las bolsas Pump&Save de Medela pueden utilizarse con la mayoría de los extractores Medela a excepción del Freestyle. Puedes encontrar las bolsas por medio de Medela y en tiendas en línea. Un paquete de 20 cuesta 8,99 dólares y uno de 50 cuesta 18,99 dólares.

Sistema de almacenamiento de leche

El sistema Mother's Milkmate incluye 10 biberones de polipropileno (libres de bisfenol A) y un porta biberones. Extrae la leche directamente en el biberón y luego ponlo en el porta biberones dentro del refrigerador o del congelador. La botella que se guarda primero se desliza hacia adelante cada vez que tomas una; de esta forma nunca tendrás que buscar la leche más antigua. El equipo se consigue por 28,95 dólares en el sitio web y en algunas tiendas de maternidad.

BTW Enterprises Inc.
329 West 18th Street, #308
Chicago, IL 60616
312-492-7860
www.mothersmilkmate.com

Bolsas para desinfectar extractores en el microondas

Las bolsas Quick Clean Micro-Steam Bags de Medela te permiten desinfectar las piezas de un extractor en un microondas en aproximadamente tres minutos. Cada bolsa puede usarse hasta 20 veces. Un paquete de cinco bolsas cuesta 4,99 dólares y puedes encontrarlas en Medela y en tiendas en línea.

Medela
1101 Corporate Drive
McHenry, IL 60051
800-435-8316
www.medela.com

CD de ruido blanco

Existen diferentes CD de ruido blanco para ayudar a dormir a bebés intranquilos. Estas grabaciones incluyen ruidos domésticos, como el sonido de una aspiradora o el de secador de cabello. Puedes comprarlos en línea a un precio aproximado de 13 dólares cada uno.

The Colic Shop
www.colicshop.com

Pure White Noise
www.purewhitenoise.com

Cunas conectables

El Arm's Reach Bedside Co-Sleeper es una cuna que se conecta a una cama de tamaño normal para permitirle a la madre y a su bebé dormir uno al lado del otro de forma segura y cómoda. Existen varios modelos disponibles cuyos precios oscilan entre 139 y 349 dólares. Cada una puede transformarse en un moisés, un corral, una mesa para cambiar al bebé o hasta en un sillón de dos plazas. Para las camas que miden más de 60 cm de alto, se vende por separado un juego de extensión de patas. Visita el sitio web de Arm's Reach para encontrar un distribuidor en tu zona.

Arm's Reach Concepts
2081 North Oxnard Boulevard, PMB #187
Oxnard, CA 93030
800-954-9353, 805-751-1632
www.armsreach.com

Bancos de leche

Si bien algunas mujeres son incapaces de producir suficiente leche, otras producen más de lo que sus bebés pueden tomar. En esto consiste la maravilla de los bancos de leche: sirven tanto las madres que necesitan leche como las que desean donarla.

Las mujeres que desean donar leche deben ser personas saludables, que no fumen ni tomen medicamentos (salvo algunas excepciones). La mayoría de los bancos de leche requieren un número mínimo de onzas de cada donante.

Las donantes congelan su leche antes de llevarla al banco de leche. Allí, la leche se descongela. Se mezcla con la de otras donantes, se trata con calor para matar cualquier tipo de bacterias o virus y se congela nuevamente (a través de este proceso sigue conservando sus propiedades inmunológicas). La leche se despacha sólo después de analizar una muestra cultivada que no muestre un crecimiento bacteriano. Luego se envía congelada a hospitales y destinatarios por medio de un servicio de mensajería urgente.

Debido a todo el trabajo que implica procesarla, la leche donada es costosa y el suministro es limitado. Los padres que quieran comprar leche donada deben presentar una prescripción médica. Algunas razones por las que los médicos prescriben leche donada incluyen el nacimiento prematuro, alergias, intolerancia a la leche de fórmula, deficiencias inmunológicas, enfermedades infecciosas y errores congénitos de metabolismo. Los médicos también pueden prescribir leche donada por períodos cortos para brindarle una mejor nutrición a un bebé que se está recuperando de una cirugía o para darle un buen comienzo a un bebé adoptivo.

Hasta el momento, la Asociación de bancos de leche humana de Norteamérica ha certificado 10 bancos de leche en los Estados Unidos y uno en Canadá, y algunos otros están en proceso de certificación. Visita el sitio web www.hmbana.org para saber si existe un banco de leche en tu zona.

COLUMBIA BRITÁNICA
BC Women's Milk Bank
C&W Lactation Services
4500 Oak Street, IU 30
Vancouver, BC V6H 3N1
604-875-2282

CALIFORNIA
Mothers' Milk Bank
751 South Bascom Avenue
San Jose, CA 95128
408-998-4550
www.milkbanksj.org

COLORADO
Mothers' Milk Bank
Presbyterian St. Luke's Medical
Center
1719 East 19th Avenue
Denver, CO 80218
303-869-1888

INDIANA
Indiana Mothers' Milk Bank, Inc.
4755 Kingsway Drive, Ste. 120
Indianapolis, IN 46205
317-536-1670
www.immilkbank.org

IOWA
Mother's Milk Bank of Iowa
Department of Food and Nutrition
Services
University of Iowa Hospitals and
Clinics
University of Iowa at Liberty Square
119 2nd Street, Ste. 400
Coralville, IA 52241
319-356-2652
www.uihealthcare.com/milkbank

MICHIGAN
Bronson Mothers' Milk Bank
601 John Street, Ste. N1300
Kalamazoo, MI 49007
269-341-8849

NUEVA INGLATERRA
Mothers' Milk Bank of New England
P.O. Box 60-0091
Newtonville, MA 02460
781-535-7594
www.milkbankne.org

CAROLINA DEL NORTE
**WakeMed Mothers' Milk Bank and
Lactation Center**
3000 New Bern Avenue
Raleigh, NC 27610
919-350-8599
www.wakemed.com/body.cfm?id=135

OHIO
Mothers' Milk Bank of Ohio
P.O. Box 310
Columbus, OH 43216
614-544-0810
www.ohiohealth.com/bodymaternity.
cfm?id=1049

TEXAS
Mothers' Milk Bank at Austin
2911 Medical Arts Street, #12
Austin, TX 78705
512-494-0800, 877-813-6455
www.mmbaustin.org

Mothers' Milk Bank of North Texas
1300 West Lancaster Avenue, Ste. 108
Ft. Worth, TX 76102
817-810-0071, 866-810-0071
www.mmbnt.org

APÉNDICE B

CÓMO DETERMINAR LA NECESIDAD DE LECHE DEL BEBÉ DURANTE LAS PRIMERAS SEIS SEMANAS

Pérdida del 10% del peso

Un recién nacido debería perder menos del 10% de su peso al nacer antes de comenzar a aumentar de peso. Primero mira la columna de la izquierda para encontrar el peso que tu bebé tenía al nacer. Luego, mira la cifra que está al lado en la columna de la derecha. Si tu bebé pesa lo que se indica allí o menos, es aconsejable que compares la cantidad de leche que necesita (consulta las secciones que siguen en este apéndice) con tu producción y que sigas los pasos para aumentar su ingesta de leche.

Peso al nacer (en libras - onzas)	10% menos	Peso al nacer (en libras - onzas)	10% menos	Peso al nacer (en libras - onzas)	10% menos
4-8	4-2	7-0	6-5	9-8	8-9
4-9	4-2.5	7-1	6-6	9-9	8-10
4-10	4-3	7-2	6-7	9-10	8-10.5
4-11	4-3.5	7-3	6-7.5	9-11	8-11.5
4-12	4-4	7-4	6-8	9-12	8-12
4-13	4-5	7-5	6-9	9-13	8-13
4-14	4-6	7-6	6-10	9-14	8-14
4-15	4-7	7-7	6-11	9-15	8-15
5-0	4-8	7-8	6-12	10-0	9-0
5-1	4-9	7-9	6-13	10-1	9-1
5-2	4-10	7-10	6-14	10-2	9-2
5-3	4-11	7-11	6-15	10-3	9-3
5-4	4-12	7-12	7-0	10-4	9-4
5-5	4-12.5	7-13	7-0.5	10-5	9-4.5
5-6	4-13	7-14	7-1	10-6	9-5
5-7	4-14	7-15	7-2	10-7	9-6
5-8	4-15	8-0	7-3	10-8	9-7
5-9	5-0	8-1	7-4	10-9	9-8
5-10	5-1	8-2	7-5	10-10	9-9
5-11	5-2	8-3	7-6	10-11	9-10
5-12	5-3	8-4	7-7	10-12	9-11
5-13	5-4	8-5	7-8	10-13	9-12
5-14	5-5	8-6	7-9	10-14	9-13
5-15	5-5.5	8-7	7-9.5	10-15	9-13.5
6-0	5-6	8-8	7-10	11-0	9-14.5
6-1	5-7	8-9	7-11	11-1	9-15
6-2	5-8	8-10	7-12	11-2	10-0
6-3	5-9	8-11	7-13	11-3	10-1
6-4	5-10	8-12	7-14	11-4	10-2
6-5	5-11	8-13	7-15	11-5	10-3
6-6	5-12	8-14	8-0	11-6	10-4
6-7	5-13	8-15	8-1	11-7	10-5
6-8	5-14	9-0	8-2	11-8	10-5.5
6-9	5-14.5	9-1	8-2.5	11-9	10-6.5
6-10	5-15	9-2	8-3	11-10	10-7.5
6-11	6-0	9-3	8-4	11-11	10-8
6-12	6-1	9-4	8-5	11-12	10-9
6-13	6-2	9-5	8-6	11-13	10-10
6-14	6-3	9-6	8-7	11-14	10-11
6-15	6-4	9-7	8-8	11-15	10-12

Ingesta idónea de leche durante los primeros cinco días

Localiza la edad de tu bebé en la columna de la izquierda. A la derecha podrás ver la cantidad de leche que necesita en cada una de las ocho tomas diarias.

	Cantidad de leche necesaria por toma	
Edad del bebé en horas	*en mililitros*	*en onzas*
24–48	15	½
48–72	20	⅔
72–96	30	1
96–120	45	1½

Ingesta idónea de leche desde el quinto día hasta las seis semanas de edad

Sigue estos pasos para determinar cuánta leche necesita tu bebé:

Paso 1. Pesa al bebé desnudo, en báscula de alta precisión, por lo menos una hora después de amamantarlo. Ubica el peso en kilogramos del bebé en la tabla de abajo. Por ejemplo, si el bebé pesa 7 libras y 5 onzas, busca el punto donde se intersectan la columna con el encabezado "7" y la fila con el encabezado "5". El peso en kilogramos del bebé es 3,317.

	Libras										
Onzas	**4**	**5**	**6**	**7**	**8**	**9**	**10**	**11**	**12**	**13**	**14**
0	1,814	2,268	2,722	3,175	3,629	4,082	4,536	4,990	5,443	5,897	6,350
1	1,843	2,296	2,750	3,203	3,657	4,111	4,564	5,018	5,471	5,925	6,379
2	1,871	2,325	2,778	3,232	3,685	4,139	4,593	5,046	5,500	5,953	6,407
3	1,899	2,353	2,807	3,260	3,714	4,167	4,621	5,075	5,528	5,982	6,435
4	1,928	2,381	2,835	3,289	3,742	4,196	4,649	5,103	5,557	6,010	6,464
5	1,956	2,410	2,863	3,317	3,770	4,224	4,678	5,131	5,585	6,038	6,492
6	1,984	2,438	2,892	3,345	3,799	4,252	4,706	5,160	5,613	6,067	6,520
7	2,013	2,466	2,920	3,374	3,827	4,281	4,734	5,188	5,642	6,095	6,549
8	2,041	2,495	2,948	3,402	3,856	4,309	4,763	5,216	5,670	6,123	6,577
9	2,070	2,523	2,977	3,430	3,884	4,337	4,791	5,245	5,698	6,152	6,605
10	2,098	2,551	3,005	3,459	3,912	4,366	4,819	5,273	5,727	6,180	6,634
11	2,126	2,580	3,033	3,487	3,941	4,394	4,848	5,301	5,755	6,209	6,662
12	2,155	2,608	3,062	3,515	3,969	4,423	4,876	5,330	5,783	6,237	6,690
13	2,183	2,637	3,090	3,544	3,997	4,451	4,904	5,358	5,812	6,265	6,719
14	2,211	2,665	3,118	3,572	4,026	4,479	4,933	5,386	5,840	6,294	6,747
15	2,240	2,693	3,147	3,600	4,054	4,508	4,961	5,415	5,868	6,322	6,776

Paso 2. Para determinar la cantidad aproximada de leche que necesita un bebé en un período de 24 horas, multiplica el peso en kilogramos del bebé por 6 y redondea el resultado al número entero más cercano.

Ejemplo: 3,317 kilogramos x 6 = 19,902 onzas

Si el bebé pesa 3,317 kilogramos, necesita aproximadamente 20 onzas (591 ml) de leche por día.

Paso 3. Calcula cuánta leche necesita el bebé en cada toma. Divide la cantidad del leche que el bebé necesita a diario por el número de veces que lacta en cada período de 24 horas.

Ejemplo: 20 onzas ÷ 8 = 2½ onzas

Si el bebé necesita 20 onzas de leche al día y lacta ocho veces por día, necesita 2½ onzas de leche en cada toma.

Sin embargo, si el bebé realiza ocho tomas por día, puedes saltarte el paso 2 y multiplicar el peso actual en kilogramos del bebé por 22,5. El resultado será la cantidad de leche en mililitros que el bebé necesita en cada toma.

Ejemplo: 3,317 kilogramos x 22,5 = 74,6325 mililitros

Un bebé que pesa 3,317 kilogramos necesita aproximadamente 75 mililitros de leche por toma. Para convertir esta cantidad a onzas, divídela por 30.

Ejemplo: 75 mililitros ÷ 30 = 2½ onzas

El bebé de nuestro ejemplo necesita 2½ onzas de leche en cada una de las ocho tomas diarias.

Si el bebé tiene nueve tomas en 24 horas, puedes saber cuánta leche necesita en cada toma multiplicando su peso en kilogramos por 20.

Ejemplo: 3,317 kilogramos x 20 = 66,34 mililitros

Un bebé que pesa 3,317 kilogramos y lacta nueve veces por día, necesita alrededor de 66 mililitros de leche en cada toma.

Ejemplo: 66 mililitros ÷ 30 = 2^1/$_5$ onzas

Dado que 30 mililitros equivalen a 1 onza, el bebé necesita 2^1/$_5$ onzas de leche nueve veces al día.

APÉNDICE C

Los patrones de crecimiento según la Organización Mundial de la Salud (OMS)

El estudio multicéntrico de la OMS sobre el patrón de crecimiento (EMPC) se llevó a cabo entre 1997 y 2003 para generar nuevas curvas de crecimiento y así calcular el crecimiento y el desarrollo motor de lactantes y niños pequeños de todo el mundo. La información sobre el crecimiento fue recolectada de 8.500 niños de diferentes antecedentes étnicos y entornos geográficos (Brasil, Ghana, India, Noruega, Omán y Estados Unidos). Las nuevas curvas de crecimiento dan un estándar único internacional que representa mejor el crecimiento fisiológico normal de los niños, desde el nacimiento hasta los cinco años, y establece al niño alimentado con leche materna como modelo del crecimiento normal. Las curvas difieren de las que utilizan la mayoría de los profesionales de la salud de Estados Unidos, las cuales se basan principalmente en el crecimiento de niños alimentados con leche de fórmula. Espero que, en un futuro cercano, las curvas de la OMS reemplacen a las que actualmente se utilizan en los consultorios médicos.

Las tablas originales de la OMS sólo presentan los datos en kilogramos, pero las versiones de las páginas 310 y 311 también muestran el peso del bebé en libras.

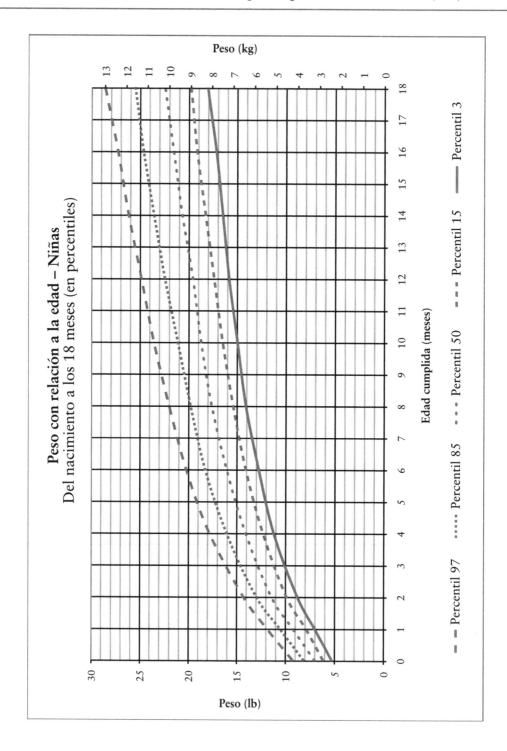

Peso con relación a la edad – Niñas
Del nacimiento a los 18 meses (en percentiles)

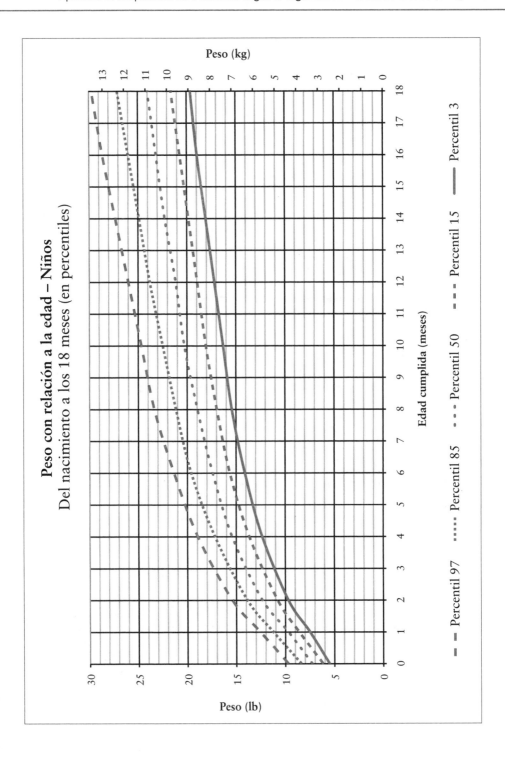

Peso con relación a la edad – Niños
Del nacimiento a los 18 meses (en percentiles)

APÉNDICE D

Uso seguro de medicamentos durante la lactancia

Por Philip O. Anderson, Doctor en farmacia, Miembro de la Sociedad Americana de Farmacéuticos del Sistema de Salud, Miembro de la Sociedad de Farmacéuticos del Sistema de Salud de California

Si estás pensando tomar un medicamento mientras amamantas, probablemente te preguntes qué efectos podría tener en tu bebé y en la producción de leche. Algunas veces es difícil conseguir indicaciones claras para estas situaciones. Este apéndice te explicará lo que debes considerar antes de tomar un medicamento en particular y, si lo tomas, cómo puedes reducir los efectos en tu hijo.

En la lista, los nombres de las marcas tienen mayúsculas iniciales; luego aparece el nombre genérico correspondiente. Todos los nombres genéricos que no aparecen como encabezado del texto tienen luego una referencia que indica las secciones relacionadas. Los nombres de los productos compuestos tienen a continuación el listado de sus ingredientes; consulta por separado la entrada de cada ingrediente. La lista no incluye todas las marcas; por tanto, si no puedes encontrar el nombre de un producto particular, búscalo por el nombre genérico de sus ingredientes.

El paso de los medicamentos a la leche

Una parte de casi todos los medicamentos que tomes llegará a la leche. Tú nunca querrás exponer a tu bebé a una sustancia química extraña de forma innecesaria. Sin embargo, la cantidad de un medicamento que pasa a la leche por lo general no es lo suficientemente significativa como para hacerle daño al bebé lactante. Un grupo de investigadores descubrió que el 87% de los medicamentos son transmitidos en cantidades iguales o menores al 10% de la dosis de la madre. Aproximadamente la mitad de éstos pasa en cantidades menores al 1% de la dosis. Sólo alrededor del 3% de los medicamentos llega al bebé en cantidades similares a la dosis de la madre. Si tomaste medicamentos durante el embarazo, la cantidad a la que tu bebé está expuesto por la leche materna es considerablemente menor a la del embarazo.

Al momento de decidir si tomas un medicamento o no, debes tener en cuenta varias consideraciones.

La edad y la madurez de tu bebé. Así como tu bebé adquiere mayor capacidad para moverse mientras crece, su capacidad para metabolizar y eliminar la toxicidad de sustancias químicas y medicamentos mejora con el tiempo. Los bebés prematuros tienen poca capacidad para metabolizar medicamentos; cuando necesitan tratamiento para una afección médica reciben dosis de medicamentos mucho más pequeñas que las que se darían a los bebés nacidos a término o a bebés mayores. La cantidad de medicamento en la leche de la madre que es segura para un bebé de un mes puede ser riesgosa para un bebé prematuro. De igual forma, un bebé de varios meses tiene una capacidad mucho mayor para procesar medicamentos en la leche materna que un bebé de un mes. Además cuando un bebé comienza a comer alimentos sólidos, consume la mitad de la leche materna y, por tanto, menos de cualquier medicamento que ésta pueda contener. La mayoría de los efectos no deseados de medicamentos en bebés lactantes suceden en bebés menores de dos meses.

Persistencia del medicamento en el cuerpo. Algunos medicamentos son eliminados del cuerpo sólo unas horas después, mientras que otros permanecen por más tiempo y se acumulan. La acumulación potencial se mide por la "vida media" de un fármaco; para que un medicamento sea eliminado del cuerpo se tarda de cuatro a cinco vidas medias. Es más probable que los medicamentos con vidas medias largas pasen a la leche que aquellos con vidas medias cortas. También es más probable que los medicamentos con vidas medias largas se acumulen en el bebé y lo afecten. Un medicamento puede tener una vida media más larga en un recién nacido que en un bebé de dos meses por las razones mencionadas anteriormente.

Tus necesidades. Quizá padezcas de una afección médica grave que amenaza tu salud y tu capacidad para cuidar a tu bebé y por eso tengas que tomar medicamentos. O tal vez sufras de sólo una molestia menor y puedas sobrellevarla sin medicamentos. Sin importar cuál es tu afección, debes evaluar su gravedad y las consecuencias de no tomar un medicamento en particular. Luego, evalúa las consecuencias y las ventajas para la lactancia desde tu propio punto de vista. Puedes extraer la leche y desecharla mientras tomas el medicamento o, si es necesario, abandonar completamente la lactancia para no exponer a tu bebé a un medicamento potencialmente peligroso. Sin embargo, es muy poco frecuente que el medicamento de una madre la obligue a dejar por completo la lactancia. Algunos investigadores en Canadá hallaron que muchas madres a las que se les prescribió un antibiótico para una infección dejaron de tomarlo por temor a hacerle daño a sus bebés lactantes, aún después de que se les dijera que era seguro usar el medicamento durante la lactancia. Dejar el antibiótico podría ocasionar fácilmente la reaparición de la infección y la necesidad de prescribir un antibiótico más potente.

La duración del tratamiento. Si tienes un problema de salud crónico, como hipertensión, es posible que tengas que tomar un medicamento por un largo período. Sin embargo, tal vez necesites tomar un medicamento por unos cuantos días, como sucede con muchos antibióticos, o incluso sólo una vez, como sucede con un anestésico para un procedimiento dental o un medio diagnóstico para tomar una placa de rayos X. Si sólo se requiere un tratamiento breve con medicamentos, generalmente puedes evitar exponer a tu bebé a cantidades peligrosas del fármaco sin alterar mucho tu ritmo normal de lactancia.

La historia del medicamento. Si un medicamento ha sido usado por muchos años, especialmente si se le ha suministrado frecuentemente a bebés o madres lactantes, los riesgos que representa para el bebé lactante son bastante predecibles. Sin embargo, esto no se aplica a medicamentos nuevos en el mercado, a la mayoría de los remedios herbales y a medicamentos que nunca han sido utilizados en bebés. Ya que los profesionales de la salud no disponen de un registro para verificar la seguridad de los fármacos, pueden diferir al momento de evaluar los riesgos que tu bebé enfrenta al ingerir pequeñas cantidades del medicamento en tu leche. Las muestras que te regala tu médico generalmente son de medicamentos muy nuevos y es poco probable haya información sobre su uso durante la lactancia. Pídele a tu médico si puede prescribirte un medicamento que lleve más tiempo en el mercado y que sea tan efectivo como la muestra del nuevo medicamento. Tu tranquilidad vale el precio que pagues por la prescripción.

También es probable que distintos médicos te den consejos diferentes, por ejemplo tu obstetra y el pediatra del bebé. A menudo se genera preocupación y confusión por afirmaciones relacionadas con la lactancia que el fabricante del medicamento presenta en el *Manual de referencia para médicos (PDR)* o en el prospecto. Generalmente estas afirmaciones no se escriben para ayudar a la madre lactante sino para proteger al fabricante de toda responsabilidad legal. Infortunadamente, muchos profesionales de la salud utilizan el *PDR* como su fuente principal de información para el uso de medicamentos durante la lactancia. Muchas madres dejan de amamantar después de recibir estos confusos e imprecisos consejos. Si tienes dudas sobre un medicamento que estés tomando, es importante que consultes con un profesional en salud con experiencia específica en asesorar madres lactantes sobre el uso de medicamentos.

Coordinar las tomas y los medicamentos. Si un medicamento se elimina rápidamente debido a una vida media corta, es recomendable que programes las dosis para que la cantidad de medicamento en la leche sea menor al momento de lactar. Podrías tomar una dosis poco después de amamantar; así la cantidad de fármaco en la leche alcanza su punto más alto entre las tomas. Si debes tomar el medicamento una vez por día, puedes tomarlo después de la última toma de la noche. Para la mañana la cantidad del medicamento en tu leche habrá llegado a un nivel aceptablemente bajo. Estas estrategias funcionan mejor con bebés mayorcitos que lactan a intervalos irregulares.

Una de las razones por las que se limita la exposición del bebé a medicamentos es que los fármacos pasan del torrente sanguíneo a la leche y viceversa. Cuando los niveles del medicamento de tu torrente sanguíneo disminuyen, el fármaco en la leche regresa a la sangre. Cuando la lactancia se debe aplazar por un tratamiento con un medicamento que puede hacerle daño al bebé, algunas veces se recomienda extraer y desechar la leche ("extracción y desecho") con la falsa creencia de que así el medicamento se eliminará de la leche más rápido. Debido al paso inverso de fármacos de la leche al torrente sanguíneo y a que sólo una fracción muy pequeña del medicamento en tu cuerpo se encuentra en la leche, extraerla y desecharla tiene muy poco efecto en la cantidad del medicamento que llega finalmente a tu bebé en la leche. Sin embargo, extraerte leche de tus pechos puede ser de gran ayuda para conservar tu producción de leche y disminuir el dolor que provoca la congestión por haber dejado de amamantar.

Vía de administración. La forma en la que tomas un medicamento determina en cierta medida qué cantidad de éste irá a tu torrente sanguíneo y a tu bebé. Los medicamentos inyectables van directamente a tu torrente sanguíneo y pueden llegar a la leche; pero algunos de estos medicamentos no serán absorbidos por el tracto gastrointestinal del bebé y no llegarán a su torrente sanguíneo. Los medicamentos orales comúnmente aparecen en tu torrente sanguíneo, a excepción de algunos que actúan de forma local en el estómago o los intestinos. Cantidades significativas de medicamentos se pueden absorber de las gotas y los ungüentos para los ojos. Los productos vaginales y rectales también pueden ser absorbidos y pasar al torrente sanguíneo. Generalmente, los medicamentos administrados por inhalación llegan al torrente sanguíneo en cantidades más pequeñas que los medicamentos orales.

Ya que las cremas y los ungüentos generalmente se aplican en la piel, la mayor parte del fármaco no llega al torrente sanguíneo, por lo tanto son seguras de usar durante la lactancia. No obstante, ten cuidado de que la piel de tu bebé no tenga contacto con la crema medicada ni permitas que llegue a su boca. Si estás aplicando algún medicamento en tus pezones, límpialos antes de la toma y aplícalo nuevamente al terminar. Es mejor utilizar en los pechos cremas lavables en lugar de ungüentos hechos a base del grasoso petrolato (Vaselina) ya que el bebé puede ingerir y absorber algunos aceites a base de petróleo presentes en el petrolato.

Los efectos de los medicamentos durante la lactancia Los medicamentos que tomas no sólo pueden afectar a tu bebé de forma directa, sino que algunos pueden influir en la producción de leche. Esto puede suceder de varias formas ya que muchas hormonas trabajan en conjunto para controlar la lactancia. Algunos medicamentos se usan de forma deliberada para estimular o detener el flujo de leche; sin embargo, ciertos fármacos usados para otros fines pueden afectar la lactancia. En este apéndice se especifican estos medicamentos.

Efectos secundarios en el bebé Sólo en raras ocasiones la lactancia debe interrumpirse por una posible intoxicación por un medicamento. La preocupación surge cuando se trata de un recién nacido o cuando la madre debe tomar uno de los medicamentos más tóxicos o una combinación de medicamentos potencialmente tóxicos. No obstante, hasta los medicamentos que usualmente son seguros para los bebés lactantes pueden, en algunas ocasiones, causar reacciones alérgicas leves pero impredecibles, como erupciones en la piel. Algunas veces se presentan efectos secundarios menores como incomodidad, somnolencia y diarrea, pero generalmente no requieren atención médica. Los efectos secundarios más severos son poco comunes.

No dudes en buscar ayuda si los efectos secundarios o las posibles alergias se convierten en un problema para tu bebé mientras estás tomando un medicamento.

Medicamentos comunes y su seguridad

La siguiente lista presenta los medicamentos comunes agrupados en categorías y subcategorías según su uso. De igual forma, se indican los posibles efectos para el bebé lactante y para la lactancia, si corresponde. Los nombres de medicamentos que comienzan con minúscula son los nombres genéricos y los que comienzan con mayúsculas son los nombres de marca. Una lista más completa de nombres de marcas aparece en el "Índice de medicamentos comunes" al final de este apéndice. Si no puedes encontrar el medicamento que buscas o si necesitas información detallada, podrás encontrarla en el sitio web LactMed de la Biblioteca Nacional de Medicina de los Estados Unidos: http://lactmed.nlm.nih.gov. Aunque la información que aparece en este sitio está principalmente dirigida a profesionales de la salud, los resúmenes son fáciles de entender. Puedes imprimir la información detallada para discutirla con tu profesional de la salud.

Agentes de diagnóstico radiológico. En el diagnóstico con rayos X de diversas condiciones se utilizan diferentes compuestos, los cuales se dividen en tres categorías: medios de contraste para su uso en imágenes por resonancia magnética (IRM), medios de contraste radiopacos y medios radioactivos. Generalmente, el radiólogo que lleva a cabo estos procedimientos tiene pautas para manejar estos medios específicos en mujeres lactantes. Los rayos X de los dientes, huesos y tórax no representan ningún riesgo para el bebé lactante.

Medios de contraste para IRM. Estos medicamentos (gadodiamida, gadopentetato, gadoteridol y gadoversetamida) contienen gadolinio en vez de yodo, son relativamente seguros y se eliminan rápidamente. No es necesario dejar de amamantar al bebé por ningún tiempo determinado después de recibir alguno de estos medios.

Medios radioactivos. La mayoría de estos medios requieren que se detenga la lactancia durante un tiempo después de su administración. Dicho tiempo varía dependiendo del medio y la dosis suministrada. Algunos siguen en la leche por tanto tiempo que se debe destetar completamente al bebé. Tras la exposición a alguno de estos medios tu cuerpo podría emitir radiación, particularmente a distancias cortas. Esto no sólo significa que debes dejar temporalmente la lactancia, sino que además debes dejar de cargar a tu bebé por algún tiempo, ya que, si lo haces, podrías exponerlo a la radiación. Antes de recibir alguno de estos medios, asegúrate de decirle al radiólogo que estás amamantando.

De estos medios, el que se prescribe más comúnmente a las madres lactantes que tienen glándula tiroides hiperactiva es el yodo 123 (para el diagnóstico) y yodo 131 (para el tratamiento). Aunque el yodo 123 se elimina en dos o tres días, deja en el cuerpo yodo 124, un subproducto de duración larga. Los expertos difieren sobre la seguridad del yodo 123; por lo tanto, después de usarlo es prudente destetar por completo al bebé (en el futuro podrías lactar con seguridad a otro bebé). El tecnecio (pertecnetato) es una alternativa adecuada para el diagnóstico.

Medios radiopacos. En general, estos compuestos contienen yodo, pero como éste está fuertemente ligado al compuesto, no pasa a la leche materna. Con ninguno de estos medios es necesario que se termine o se retrase la lactancia.

Agentes psicotrópicos. Se sabe muy poco sobre estos medicamentos, su paso a la leche o los efectos que tienen en los bebés amamantados. Ten cuidado durante la lactancia si estás usando uno de estos medicamentos. Es posible que la combinación de dos o más de estos medicamentos sea más perjudicial para el bebé que el uso de uno solo.

Antidepresivos. La depresión posparto se presenta en una de cada ocho mujeres. La depresión no tratada puede ocasionar consecuencias graves y duraderas en el crecimiento y desarrollo del bebé; por tanto, es esencial tratarla. Ninguno de los medicamentos utilizados para tratar la depresión disminuye la producción de leche.

Las cantidades pequeñas de antidepresivos tricíclicos (como amitriptilina, imipramina, nortriptilina y desipramina) que llegan a la leche no parecen afectar el crecimiento y desarrollo del bebé amamantado. Debe evitarse el consumo de algunos de los sedantes más fuertes, como la doxepina, pues pueden causar somnolencia. Al parecer, la nortriptilina es el antidepresivo tricíclico más seguro y estudiado. Sólo pequeñas cantidades pasan a la leche materna y muy poco o nada llega al torrente sanguíneo del bebé. De ser posible usa el antidepresivo tricíclico al caer la noche, después de la última toma del día, para reducir la dosis que recibe el bebé.

Si durante el embarazo tomaste alguno de los medicamentos que se mencionan a continuación, es mejor que sigas tomando el mismo medicamento durante la lactancia.

La cantidad de fluoxetina que pasa a la leche es mayor que la de otros antidepresivos, su efecto es de larga duración y durante su uso se han reportado efectos secundarios en el bebé (cólico, incomodidad y somnolencia); aunque es posible que los bebés de más de un mes puedan tolerarla mejor que los más pequeños. No obstante, si el tratamiento con fluoxetina sigue después del embarazo o si se debe usar por otra razón, las ventajas de usar este medicamento durante la lactancia generalmente son mayores a los riesgos que representa para el bebé. Aun así, es importante estar muy atento a la aparición de efectos secundarios en el bebé. El citalopram también se encuentra en cantidades relativamente grandes en la leche. Puede causar somnolencia en el bebé, especialmente cuando es un recién nacido. El escitalopram es una forma de citalopram en una dosis menor y su uso es preferible al del citalopram. Otros medicamentos del mismo tipo (fluvoxamina, paroxetina y sertralina) se encuentran en pequeñas cantidades en la leche y son de acción más corta que la fluoxetina. La sertralina y la paroxetina han sido las más estudiadas y no parecen afectar a los bebés lactantes a corto o largo plazo. Ambos medicamentos son una buena opción cuando se requiere un antidepresivo durante la lactancia, pero es más frecuente el uso de sertralina.

El bupropión se ha estudiado en un pequeño número de parejas madre-bebé. Al parecer, no tiene un efecto adverso en los bebés lactantes. La poca información existente indica que el uso de trazodona probablemente también sea seguro; sin embargo, si estás amamantando a un recién nacido es necesario vigilar si presenta somnolencia excesiva.

La nefazodona tampoco ha sido muy estudiada, pero a un bebé recién nacido le causó somnolencia y falta de interés en la lactancia; por tanto, es mejor evitarla si estás amamantando a un recién nacido.

Se han encontrado cantidades relativamente altas de venlafaxina en la leche materna y en el torrente sanguíneo del bebé lactante. La experiencia con este medicamento durante la lactancia es limitada; sin embargo, no se han observado efectos secundarios en los bebés. Si estás amamantando a un recién nacido es recomendable no usar venlafaxina.

Los antidepresivos como amoxapina y matropilina se han estudiado muy poco; por tanto, no es posible dar una opinión sobre su seguridad.

La fenelcina y tranilcipromina, inhibidores de la monoaminooxidasa, son medicamentos muy potentes y no se deben usar durante la lactancia.

Litio. Este medicamento llega a la leche en cantidades relativamente altas. El litio se puede acumular en el torrente sanguíneo del bebé y tener efectos secundarios en un bebé prematuro o recién nacido que está deshidratado debido a diarrea o una enfermedad viral. Es posible amamantar a un bebé saludable durante un tratamiento con litio, pero sólo bajo un control cuidadoso que, en algunos casos, incluya exámenes de sangre para medir la cantidad de litio. Si por alguna razón tu bebé se enferma durante un tratamiento con litio, deja de amamantarlo y contacta a tu médico.

Tranquilizantes principales. Dentro de estos medicamentos se incluyen las fenotiazinas, como clorpromacina, tioridazina, trifluoperazina, perfenacina y flufenazina; los tioxantenos (que se les parecen mucho), como tiotixeno; las butirofenonas, como haloperidol; y los más recientes y "atípicos" como clozapina, olanzapina, quetiapina, risperidona y ziprasidona. En la leche materna aparecen pequeñas cantidades de estos medicamentos y, ocasionalmente, causan somnolencia en los bebés lactantes. No se conocen muy bien los efectos a largo plazo en los bebés. Un estudio no halló ninguna alteración en el desarrollo de los bebés expuestos a uno de estos medicamentos a través de la leche materna; sin embargo, el uso de dos o más de estos medicamentos juntos sí podrían afectarlos. No se recomienda lactar mientras se esté en tratamiento con clozapina, pues podría ocasionarle al bebé efectos secundarios perjudiciales.

Alcaloides de cornezuelo de centeno

La bromocriptina se ha usado para suprimir la lactancia después del parto, pero su uso ya no es aprobado porque puede resultar fuertemente tóxico para la madre. En una madre con niveles altos de prolactina, una dosis apropiada de bromocriptina podría permitirle continuar la lactancia.

Cabergolina. Este medicamento potente y de acción prolongada puede detener la lactancia luego de una sola dosis. No debes usarlo si planeas amamantar a tu bebé.

Ergonovina y metilergonovina. A menudo, estos medicamentos se administran a la madre después del parto para disminuir el sangrado uterino. Es preferible el uso de metilergonovina, ya que la ergonovina puede suprimir la lactancia. Con las dosis usuales y un tratamiento de duración normal, estos medicamentos no afectan al recién nacido lactante. No obstante, en grandes cantidades puede causarle náusea, vómito y diarrea. En ocasiones, estos efectos se presentan cuando los medicamentos se usan después del período posparto inmediato.

Ver también "Ergotamina," página 327.

Anestésicos

Anestésicos generales. El óxido nitroso se usa algunas veces en procedimientos dentales y en procedimientos ambulatorios y se elimina rápidamente de la leche. Los anestésicos inyectables como el midazolam, el propofol y el tiopental, utilizados en muchos procedimientos ambulatorios, tienen muy poco o ningún efecto en bebés lactantes. Los anestésicos generales inhalados como el desfluorano, el enfluorano, el isofluorano y el sevofluorano, utilizados en hospitales en cirugías mayores, no han sido estudiados en madres lactantes y sus bebés. Estos medicamentos permanecen por más tiempo en el cuerpo que el óxido nitroso, pero las pequeñas cantidades que un bebé puede absorber a través de la leche posiblemente no tengan ningún efecto. Generalmente, es seguro reanudar la lactancia en el momento en que una madre se siente suficientemente recuperada de la anestesia.

Anestésicos locales. Estos medicamentos se administran por inyección y se usan para procedimientos dentales u otros procedimientos cortos. Aunque muchas personas se refieren a estos medicamentos como "Novocaína" (el nombre comercial de la pocaína), este antiguo medicamento rara vez se utiliza actualmente. Sólo hay información sobre los efectos secundarios durante la lactancia de tres anestésicos locales: la ropivacaína, la lidocaína y la bupivacaína, y los tres son seguros para usar en la lactancia. Pregúntale a tu médico o dentista si puede usar uno de éstos. Aunque es poco probable que otros anestésicos locales afecten al bebé lactante, la lactancia puede interrumpirse como precaución por cuatro horas después de administrar uno de estos medicamentos.

Antibacterianos. La mayoría de los medicamentos que se toman para las infecciones sólo llegan a la leche en pequeñas cantidades, cantidades que serían minúsculas para tratar las mismas infecciones en tu bebé. Sin embargo, en ocasiones estas pequeñas cantidades pueden alterar el balance normal de microorganismos en la boca y los intestinos del bebé. Esto podría resultar en diarrea o dermatitis del pañal, causadas por el crecimiento excesivo de hongos levaduriformes u otros organismos en las deposiciones, o con menor frecuencia, candidiasis bucal, un crecimiento excesivo de hongos levaduriformes en la boca (consulta "Candidiasis del pezón" en "Guía de cuidados: La primera semana" e "Incomodidad, cólico y reflujo" en "Guía de cuidados: Los dos primeros meses"). Aunque estas condiciones en general no son graves y pueden tratarse fácilmente, es importante estar pendiente de los síntomas mientras estás tomando un medicamento antibacteriano, especialmente si necesitas más de un ciclo de tratamiento para una infección que es persistente.

La probabilidad de diarrea o candidiasis bucal depende del medicamento específico que estés tomando. Algunos antibacterianos también pueden ocasionar otros problemas. En el improbable caso de que aparezca sangre en las heces del bebé, deja de amamantarlo y llama al médico de inmediato.

Aminoglucósidos. Estos medicamentos (gentamicina, tobramicina, amikacina) principalmente se administran en los hospitales vía inyección. Las cantidades que llegan a la leche son muy pequeñas y no representan ningún peligro para el bebé lactante porque no las absorbe.

Cefalosporinas. Son similares a las penicilinas y se debe tener la misma precaución. Estos medicamentos pueden causar alergias ocasionales, así que está atenta a cualquier signo de erupción. Las cefalosporinas, especialmente las más potentes que son inyectables, también pueden causar diarrea y candidiasis bucal. La cefalexina es una cefalosporina que se prescribe comúnmente a madres lactantes.

Clindamicina. Es mejor evitar la clindamicina si es posible; no obstante, unos días de tratamiento probablemente no sean malos siempre y cuando se controle de cerca el bebé para ver si aparece diarrea o sangre en las heces. La clindamicina presenta menos riesgo para el bebé si se suministra de forma vaginal en vez de forma oral o intravenosa. *Consulta también* "Productos para el acné".

Fármacos antituberculosos. Combinaciones de medicamentos como isoniacida, rifampicina y pirazinamida se utilizan para tratar la tuberculosis. La isoniazida también se utiliza sola para prevenir la tuberculosis en personas que han estado expuestas a la enfermedad. En general, tratar a la madre lactante con estos medicamentos es más seguro que exponer al bebé a una tuberculosis no tratada, aunque la isoniazida y la pirazinamida representan un leve riesgo de dañar el hígado del bebé. Observa si el bebé presenta algún síntoma de ictericia (coloración amarilla en la piel y en los ojos) y si esto sucede contacta al médico.

Furazolidona. Este medicamento es mal absorbido por el torrente sanguíneo cuando se lo toma por vía oral. Es una alternativa segura para el metronidazol para la giardiasis si tu bebé tiene más de un mes.

Linezolid. La información sobre este antibiótico usado para las infecciones resistentes por estafilococo es limitada; sin embargo, al parecer la dosis en la leche es mucho menor a la dosis que se da directamente a los recién nacidos.

Macrólidos. Generalmente, la eritromicina es un medicamento seguro que se suministra directamente a los bebés. La azitromicina y la claritromicina son medicamentos muy similares que al parecer son igualmente seguros. *Consulta también* "Productos para el acné".

Metronidazol. Durante el uso de este medicamento se debe detener temporalmente la lactancia; pero se puede retomar 24 horas después de la última dosis. En el tratamiento de infecciones por tricomonas, se puede suministrar metronidazol en una sola dosis. Una mejor alternativa para la giardiasis es la furazolidona, siempre y cuando el bebé tenga más de un mes. Para infecciones posoperatorias (incluyendo la cesárea) se debe considerar como alternativa el uso de cefalosporina o clindamicina.

Nitrofurantoína. Este medicamento aparece en pequeñas cantidades en la leche materna. Generalmente, estas cantidades no son dañinas para bebés mayores de un mes; sin embargo este medicamento debe evitarse en bebés menores, especialmente en los prematuros.

Penicilinas. Estos medicamentos son muy seguros y a menudo se administran a bebés para el tratamiento de infecciones. De vez en cuando se desarrollan alergias a las penicilinas, por tanto se debe observar si el bebé presenta erupciones. Si observas signos de erupción, diarrea o candidiasis bucal, llama al profesional de la salud.

Quinolonas. La ciprofloxacina, levofloxacino, moxifloxacina y muchos otros más, no han sido bien estudiados en bebés lactantes ya que comúnmente no se dan de forma directa a bebés o niños. Experiencias recientes indican que probablemente no representan un peligro particular durante la lactancia. El norfloxacino es una quinolona que llega a la leche en cantidades menores que las demás y es mal absorbida por el bebé. Algunas veces el norfloxacino representa una buena alternativa para las infecciones del tracto urinario durante la lactancia.

Sulfonamidas (sulfas). Septra y Bactrim son medicamentos comunes que contienen trimetoprima y la sulfonamida sulfametoxazol. El sulfisoxazol es otra sulfa. Administrar dosis altas de sulfas directamente a recién nacidos pueden incrementar el riesgo de ictericia (coloración amarillenta de la piel y los ojos). Generalmente se utilizan otros medicamentos cuando el bebé es prematuro o menor de dos meses.

Tetraciclinas. Generalmente, este tipo de medicamento no se administra a bebés o mujeres embarazadas debido a que pueden causar manchas permanentes en los dientes del niño. Sin embargo, las cantidades que aparecen en la leche son muy pequeñas y se inactivan de forma parcial por el calcio de la leche. De hecho, nunca se han reportado manchas en los dientes causadas por una tetraciclina en la leche materna. Las tetraciclinas pueden usarse de forma segura por la madre lactante por más de dos semanas; no obstante, sólo deben utilizarse si ningún otro medicamento ha funcionado. Una tetraciclina, la minociclina puede hacer que la leche se vuelva negra. *Consulta también* "Productos para el acné".

Vancomicina. La vancomicina y el medicamento relacionado, la daptomicina, llegan a la leche sólo en cantidades pequeñas y no son absorbidos por el torrente sanguíneo del bebé. Estos medicamentos son adecuados durante la lactancia.

Anticoagulantes. Algunos anticoagulantes como la heparina, la enoxaparina y la dalteparina son inyectables; otros, como la warfarina, se toman de forma oral. Los anticoagulantes inyectables se pueden utilizar de forma segura durante la lactancia porque no pasan bien a la leche y el bebé tampoco los absorbe de la leche. La warfarina es igualmente aceptable ya que sólo se han encontrado pequeñas cantidades en la leche materna.La ticlopidina y el clopidogrel actúan de diferentes formas al disminuir la función de las plaquetas en la sangre. Ninguno de los dos ha sido estudiado durante la lactancia, por lo que deben evitarse.

Anticonvulsivos. Los anticonvulsivos se usan para tratar la epilepsia, los trastornos del humor y la neuralgia. Ya que estos medicamentos son utilizados constantemente y a menudo actúan por largo tiempo no deberían tomarse sin precaución durante la lactancia. Debes estar alerta pues es posible que tu bebé sólo muestre pequeños cambios de comportamiento. Los bebés de madres que toman anticonvulsivos tienden a tener más dificultades que otros bebés para lactar y para ser destetados. Quizá necesites hacer que le tomen a tu bebé una muestra de sangre para determinar si el medicamento lo está afectando. Los bebés de madres que toman otros medicamentos junto con los anticonvulsivos tienen menos posibilidades de tener problemas de somnolencia, dificultades para lactar y para crecer.

Ácido valproico y divalproex. Sólo muy pocas cantidades de este medicamento pasan a la leche y muchas madres lactantes lo han utilizado sin ningún riesgo. En raras ocasiones, puede causar daño en el hígado o interferir con la función plaquetaria. Se debe observar al bebé por si aparecen hematomas anormales y señales de ictericia (coloración amarillente de la piel y los ojos).

Carbamazepina. Se sabe que este medicamento pasa a la leche en cantidades relativamente grandes. Aunque la mayoría de bebés de madres lactantes que usan el medicamento no presentan efectos secundarios de este fármaco, tres bebés han tenido problemas hepáticos. Miestras tomes carbamazepina, vigila si se presentan signos de ictericia (coloración amarillenta de la piel y los ojos). Así mismo, asegúrate de que tu bebé esté lactando y creciendo bien.

Clonazepam. No existe mucha información sobre el uso de la benzodiazepina durante la lactancia; sin embargo, podría causar somnolencia al bebé.

Felbamato. No hay información disponible sobre este medicamento durante la lactancia.

Fenitoína. Este medicamento ha sido utilizado durante muchos años por mujeres lactantes. Muy pocas cantidades pasan a la leche y no ha habido reportes de problemas en bebés lactantes causados por el medicamento.

Fenobarbital. Durante muchos años este medicamento se ha administrado en forma directa a bebés. En general no presenta ningún efecto adverso. Es probable que sea seguro usarlo durante la lactancia, aunque puede hacer que el bebé se sienta somnoliento y menos interesado en lactar. Si sientes preocupación al respecto, se recomienda llevar un control del comportamiento del bebé, sus niveles de sangre y su aumento de peso. Algunas veces, las mujeres que toman fenobarbital dejan de lactar por el efecto sedante que tiene en sus bebés.

Gabapentina. Sólo pequeñas cantidades de gabapentina se encuentran en la leche materna. Observa si el bebé presenta somnolencia, aumento de peso y etapas de desarrollo adecuados.

Lamotrigina. Muchos bebés han sido amamantados sin ningún riesgo durante el tratamiento de la madre; no obstante, han presentado niveles perceptibles del medicamento en la sangre. Puede ocasionar reacciones severas en la piel; por tanto sé precavida hasta que haya más información. Si tu bebé presenta erupciones, detén la lactancia y haz que tu profesional de la salud lo revise.

Levetiracetam. Existe muy poca información disponible sobre este medicamento; sin embargo, su uso parece ser aceptable durante la lactancia.

Oxcarbazepina. Pocos bebés han sido amamantados mientras sus madres usaban oxcarbazepina. Ningún bebé ha tenido problemas; pero sé cuidadosa hasta que haya más información disponible.

Primidona. Este medicamento es similar al fenobarbital y se deben tener las mismas precauciones.

Tiagabina. La información sobre este fármaco es muy limitada. Úsalo con precaución y está atenta por si tu bebé presenta somnolencia y dificultades para alimentarse, especialmente si es recién nacido.

Topiramato. Pocos bebés han sido amamantados mientras sus madres usaban este medicamento y no se han reportado efectos adversos. A la mayoría de los bebés no se les ha detectado topiramato en el torrente sanguíneo. Sin embargo, úsalo con precaución hasta que haya más información.

Zonisamida. La información sobre la seguridad de este medicamento durante la lactancia viene de unas pocas parejas de madre y bebé. Aunque a algunos bebés se les detectó zonisamida en la sangre, no se reportaron efectos adversos. Sin embargo, utilízalo con precaución hasta que haya más información.

Antieméticos. La mayoría de los medicamentos utilizados para las náuseas y el vómito son derivados de la fenotiazina (consulta "Medicamentos psicotrópicos"), como proclorperazina, prometazina y tietilperazina utilizados en dosis bajas. Otro medicamento comúnmente utilizado es la trimetobenzamida. Estos medicamentos pueden causar somnolencia pasajera o, raras veces, movimientos anormales en bebés; sin embargo, son seguros si se utilizan durante poco tiempo. Los antieméticos más recientes como dolasetrón, ondasetrón y granisetrón son utilizados en náuseas más severas causadas por la quimioterapia para el cáncer o la anestesia general. Aunque estos medicamentos no han sido estudiados en mujeres lactantes, son mal absorbidos por el torrente sanguíneo del bebé si pasan a la leche de la madre; por tanto el riesgo que representan para el bebé es mínimo.

Antifúngicos

Clotrimazol (disuelto de una pastilla) y miconazol se han usado sin riesgo y de forma exitosa para tratar a bebés con candidiasis bucal después de un tratamiento infructuoso con nistatina. Estos dos primeros medicamentos también son seguros para tratar infecciones vaginales. Numerosos medicamentos relacionados como butoconazol, econazol, oxiconazole y terconazol también están disponibles para uso vaginal. Dado que se sabe poco sobre el paso de éstos al torrente sanguíneo de un bebé lactante, es preferible utilizar clotrimazol o miconazol cuando se necesita un antifúngico vaginal.

Fluconazol. El fluconazol es un antifúngico oral, potente y de bajo riesgo. Una sola dosis para una infección vaginal no representa ningún riesgo durante la lactancia. El fluconazol también puede usarse de forma simultánea en la madre y el bebé para tratar infecciones de las mamas y candidiasis bucal cuando otros medicamentos han fallado. Para esta situación se requieren por lo menos dos semanas de tratamiento.

Ketoconazol. No es remendable tomar ketoconazol oral o aplicarlo en forma de crema en tus pezones ya que puede pasar al torrente sanguíneo del bebé y puede ser tóxico. No es nocivo si aplicas esta crema en otro lugar de tu cuerpo.

Poliénicos. Ya que la anfotericina B y la nistatina no pasan al torrente sanguíneo del bebé, puedes utilizarlas sin ningún problema en la boca de tu bebé o en tus pezones para tratar la candidiasis bucal (infecciones por Cándida). También es seguro tomarlas de forma oral.

Antiparasitarios. Se utilizan insecticidas para tratar la sarna, una condición de la piel originada por ácaros, y la pediculosis, o infestación de piojos. Un antiguo medicamento, el lindano, es un insecticida soluble en grasas que puede pesistir en la leche y en el cuerpo del bebé durante mucho tiempo. Aunque no se ha reportado daño en bebés lactantes debido al lindano, éste persiste en el cuerpo del bebé, por lo que es mejor evitar su uso. Los medicamentos alternativos más seguros incluyen las piretrinas (por ejemplo, Rid y A-200) o la permetrina (Nix) para los piojos y una permetrina de mayor potencia (Elimite) para la sarna.

Mebendazol. El mebendazol es utilizado en la infección de gusanos (parásitos). Es poco probable que este medicamento cause efectos adversos en los bebés lactantes ya que es de baja absorción por el tracto gastrointestinal. A diferencia de antiguos informes, éste no inhibe la lactancia.

Antivirales

Aciclovir. Este medicamento antiviral, utilizado en el tratamiento de recién nacidos, es bien tolerado por el bebé lactante.

Amantadina y rimantadina. Estos medicamentos antivirales para la influenza pueden disminuir la lactancia y causar efectos secundarios en el bebé lactante. Por tanto, se deben evitar durante la lactancia.

Famciclovir. El famciclovir y su derivado, el penciclovir, disponible como crema de uso sobre la piel, no se ha estudiado en bebés o durante la lactancia. El aciclovir o el valaciclovir son alternativas seguras para las infecciones de herpes.

Oseltamivir. Este medicamento antiviral para la influenza ingresa a la leche en niveles muy bajos y su uso es aceptado durante la lactancia. El medicamento similar, el zanamivir, no ha sido estudiado; sin embargo, ya que es inhalado y muy poca cantidad llega al torrente sanguíneo de la madre, su uso también es aceptado.

Valaciclovir. El valaciclovir se descompone en aciclovir en el cuerpo de la madre, así que también es seguro usarlo durante la lactancia.

Bifosfonatos. Estos medicamentos se usan para prevenir la osteoporosis y para disminuir la pérdida ósea durante el tratamiento de cáncer con quimioterapia. Los medicamentos de este tipo incluyen alendronato, etidronato, pamidronato, risedronato, tiludronato y ácido zoledrónico. La única información disponible sobre estos medicamentos se relaciona con el pamidronato. Se descubrió que este medicamento se excreta en la leche materna sólo en pequeñas cantidades.

Diuréticos. Dosis grandes de diuréticos, en especial los más potentes y de acción prolongada, pueden disminuir la producción de leche; de hecho, los diuréticos se utilizan con este fin. No se ha estudiado profundamente el paso de éstos a la leche, pero la cantidad que el bebé consume probablemente es poca. En raras ocasiones, estas pequeñas cantidades podrían causar erupciones u otras reacciones alérgicas.

Clortalidona. Este diurético de acción muy prolongada no se debe usar mientras se esté amamantando, pues suprime la lactancia. También podría acumularse en el cuerpo del bebé.

Espironolactona. Este medicamento aparece en la leche en cantidades insignificantes.

Furosemida. Este potente medicamento se ha usado para suprimir la lactancia. Se debe usar con precaución y en pequeñas dósis durante la lactancia.

Hidroclorotiazida. Este medicamento parece ser seguro si se administra una vez al día en las dosis usuales. Se usan dosis mayores, administradas varias veces al día, para suprimir la lactancia.

Otras tiacidas. Durante la lactancia se deben evitar las tiacidas de acción prolongada.

Hierbas. Existe una tendencia errada a pensar que como los medicamentos herbarios son "naturales", nunca son tóxicos. Sin embargo, esto no es cierto. Cada producto herbario debe ser evaluado individualmente para saber cuáles son sus propiedades y riesgos. Desafortunadamente, casi ninguno de estos productos ha sido estudiado durante la lactancia, y muy pocos se han analizado en bebés. Debido a que en los Estados Unidos no existen muchas regulaciones para estos medicamentos, la calidad y la cantidad de los componentes (y los componentes mismos) pueden variar mucho de un lote a otro y de un fabricante a otro. Además, dado que los productos provenientes de plantas pueden contener docenas de químicos que pueden causar alergias, tienen más probabilidades que los medicamentos convencionales de causar problemas como asma y erupciones cutáneas en los bebés, o hacer que se vuelvan alérgicos a algunas plantas en el futuro. Por todo esto, el uso de productos herbarios durante la lactancia es, de cierta manera, un riesgo. A continuación, se presenta información sobre algunas de las hierbas más usadas.

Cardo bendito. Algunas veces, esta hierba se usa para estimular la lactancia, pero no hay estudios científicos que confirmen su efectividad. De hecho, no hay ninguno sobre los efectos de esta hierba durante la lactancia. Al parecer, su uso es bastante seguro, pero existen reportes de alergias.

Dong quai. No existen estudios sobre el uso de esta hierba durante la lactancia. Contiene dos componentes potencialmente tóxicos: Uno es un conocido químico cancerígeno (causante de cáncer) y el otro puede causar reacciones alérgicas en la piel con la exposición a la luz. Debido a los riesgos que presenta, este producto es inaceptable durante la lactancia.

Equinácea. No existen estudios sobre el uso de esta hierba durante la lactancia. Aunque suele usarse para prevenir los resfriados, estudios científicos han demostrado que no es efectivo.

Fenogreco. Aunque se usa comúnmente como una especia, a menudo las semillas de fenogreco se usan para estimular la lactancia e incrementar la producción de leche. A pesar de que no hay estudios científicos para fundamentar este uso, se considera que el fenogreco es una sustancia comestible segura y se usa como saborizante en el jarabe artificial de arce. Puede disminuir el nivel de azúcar en la sangre, por lo cual las mujeres diabéticas no deben usarlo sin consultar con un médico. También se han reportado reacciones alérgicas a esta hierba.

Ginkgo biloba. No se han realizado estudios sobre el uso del ginkgo durante la lactancia. Generalmente, los efectos secundarios son leves, pero se han presentado reacciones alérgicas en la piel, las cuales pueden darse tanto en la madre como en el bebé.

Hierba de San Juan. Los bebés cuyas madres tomaron hierba de San Juan han sufrido de cólico, somnolencia y letargo. De igual forma, se han hallado compuestos de la planta en el torrente sanguíneo de los bebés amamantados. En personas de piel clara, este medicamento puede causar reacciones alérgicas en la piel con la exposición al sol. La hierba de San Juan no es muy eficaz contra la depresión; de todos modos, la automedicación para una condición tan seria como la depresión es dudosa. Esta hierba debe evitarse durante la lactancia.

Kava kava. No se han realizado estudios sobre el uso de la kava kava durante la lactancia. Su uso crónico puede causar piel seca, decolorada y escamosa, además de debilidad muscular. La kava kava también ha causado daño hepático a algunas personas que la usan. Se desconoce si a través de la leche materna se transmite suficiente cantidad como para causar estos efectos al bebé. No obstante, es mejor evitar su uso durante la lactancia.

Ma huang. También conocida como efedra, este componente herbal común en productos dietéticos contiene un estimulante similar a las anfetaminas que puede suprimir la lactancia y afectar al bebé lactante. Estos productos dietéticos, muchos de los cuales también contienen otros estimulantes, deben evitarse completamente durante la lactancia. *Consulta también* "Productos para bajar de peso".

Picolinato de cromo. Probablemente sea seguro si no se excede una dosis de 200 microgramos diarios.

Pycnogenol. No se han realizado estudios sobre el uso de este producto durante la lactancia. Al parecer, los compuestos del pycnogenol no tienen efectos secundarios.

Hormonas. Diversos tipos de medicamentos están incluidos dentro de la categoría de hormonas y cada uno debe considerarse de forma individual. Ya que las hormonas son potentes agentes que pueden afectar el desarrollo del bebé, es de suma importancia considerar tanto la dosis como la duración del tratamiento.

Agentes antitiroideos. Lactar durante un tratamiento con propiltiouracilo no conlleva ningún riesgo. Las dosis de hasta 20 miligramos de metimazol por día también son seguras; pero no se ha estudiado el uso de dosis más altas y es posible que puedan afectar al bebé. Un control de la sangre del bebé para determinar si hay una función adecuada de la tiroides puede volverse necesario.

Anticonceptivos. La anticoncepción hormonal es la segunda alternativa después de los métodos de barrera para el control natal durante la lactancia. Los anticonceptivos hormonales pueden dividirse en dos categorías: los combinados y los que sólo contienen progestina. Los productos combinados contienen estrógeno, disminuyen la lactancia y aceleran su fin, aunque no se han hallado efectos a largo plazo en el crecimiento y el desarrollo. Dentro de los anticonceptivos combinados se incluye el anillo vaginal (NuvaRing), el parche anticonceptivo (Ortho Evra) y un producto inyectable (Lunelle). No es recomendable utilizar un anticonceptivo combinado durante la lactancia, a menos que desees dejarla pronto.

La corta duración de la exposición al anticonceptivo que se usa al día siguiente, como Plan B, no tiene ningún efecto adverso en el bebé lactante y sólo tiene un efecto mínimo y temporal en la lactancia.

Si planeas usar anticonceptivos hormonales, es preferible usar un producto oral que sólo contenga progestina, como noretindrona (Micronor o Nor-QD) o noretinodrel (Ovrette), o usar progestina inyectable (Depo-Provera). Algunos dispositivos intrauterinos (DIU) liberan pequeñas cantidades de progesterona o progestina (por ejemplo, Progestasert y Mirena) y son considerados tan seguros como los anticonceptivos que sólo contienen progestina.

Algunas veces, pocos días después del parto se aplican inyecciones o implantes anticonceptivos que sólo contienen progestina; no obstante, hay poca información sobre los efectos de esta práctica en la lactancia y el bebé lactante. Generalmente es mejor esperar de cuatro a seis semanas después del parto antes de comenzar a usar un anticonceptivo hormonal, ya que éstos pueden interferir con el establecimiento de la lactancia o afectar al recién nacido.

Antidiabéticos. La acarbosa no se absorbe en el tracto gastrointestinal de la madre, así que su uso durante la lactancia es seguro. El tratamiento con insulina para la diabetes mellitus restaura la ausencia o la escasez de insulina a sus niveles normales. Las madres diabéticas que usan insulina pueden amamantar a sus bebés; sin embargo, es posible que tengan que reducir la dosis por debajo de la que tenían en el embarazo. Ya que la insulina se inactiva en el estómago del bebé, la que le llegue a través de la leche materna no pasará a su torrente sanguíneo.

Clomifeno. Este medicamento sintético de tipo hormonal afecta la actividad del estrógeno en el cuerpo y estimula la ovulación. No existe información sobre el uso del medicamento durante la lactancia; sin embargo, se sabe que la suprime. Si la usas, debes dejar de amamantar a tu bebé ya que puede tener serias consecuencias adversas en su madurez sexual y porque puede permanecer en tu cuerpo y en tu leche semanas después de haber tomado el medicamento.

Corticosteroides. Entre los medicamentos de esta categoría se encuentran cortisona, metilprednisolona, prednisona y triamcinolona. Al parecer, las dosis bajas y los ciclos cortos de tratamiento (hasta dos semanas) no representan ningún riesgo para el bebé lactante. Sin embargo, los ciclos largos de tratamiento (varias semanas o meses) con dosis moderadas o altas sí son de cuidado. Aunque sólo una pequeña fracción de cada dosis pasa a la leche materna, nadie sabe lo que estas cantidades podrían causarle al bebé en desarrollo.

Estimulantes de la médula ósea. La epoetina alfa es una inyección que estimula la producción de glóbulos rojos. Aunque pequeñas cantidades pasan a la leche materna, este medicamento no es absorbido en el tracto gastrointestinal del bebé y, por lo tanto, no lo afecta negativamente. El filgrastim y el sargramostim son similares a la epoetina alfa; no obstante, estimulan la producción de glóbulos blancos y no de glóbulos rojos. Estos medicamentos tampoco pasan a la leche materna y su uso durante la lactancia es seguro.

Estrógenos. Los estrógenos se han utilizado después del parto para suprimir la lactancia; no obstante, ya no se usan con este propósito, pues algunas veces son tóxicos para la madre. Los productos con estrógenos de uso oral o vaginal, como Premarin y Estrace, posiblemente interfieran con la lactancia.

Metformina. El uso de metformina ha sido muy estudiado durante la lactancia y ningún efecto adverso se ha reportado en bebés lactantes, así que es una buena opción para las madres lactantes.

Progesterona. Algunas veces, esta hormona natural se administra en supositorios para el síndrome premenstrual. La progesterona también se encuentra en un tipo de dispositivo intrauterino de anticoncepción o DIU (Progestasert). Las cantidades de progesterona que aparecen en la leche materna son pequeñas y no son absorbidas por el bebé.

Sulfonilureas. La poca información que existe sobre la tolbutamida y la clorpropamida indica que ambos medicamentos pueden utilizarse durante la lactancia. Sin embargo, otras sulfonilureas de uso oral, como tiazolidinedionas (pioglitazona, rosiglitazona), exenatida, pramlintida y sitagliptina no han sido estudiadas durante la lactancia.

Tiroides. Los productos para la tiroides tienen un uso principal: reemplazar la hormona tiroidea faltante en el torrente sanguíneo. Cuando una mujer toma la dosis correcta, sus niveles de tiroides llegan a ser casi normales; por ello, el reemplazo tiroideo no representa ningún riesgo para el bebé lactante. Sin embargo, si todos los días se toman dosis altas de hormona tiroidea (más de 100 microgramos diarios de levotiroxina) el bebé puede verse afectado.

Inmunosupresores e inmunomoduladores

Azatioprina. Numerosas madres han lactado sin riesgo alguno a sus bebés mientras toman azatioprina después de haber tenido un transplante de órgano.

Ciclosporina. Algunas madres han amamantado mientras toman este medicamento sin afectar al bebé; sin embargo, se debe seguir un control cuidadoso del bebé lactante que incluya, en lo posible, exámenes de sangre.

Glatiramer. No existe información sobre el uso de este medicamento durante la lactancia. Es poco probable que se presenten efectos perjudiciales en el bebé ya que hay muy poca probabilidad de que éste absorba el medicamento de la leche materna.

Interferones. Se puede encontrar gran variedad de medicamentos interferones en el mercado. Estos medicamentos están compuestos de grandes moléculas que difícilmente podrían pasar a la leche y afectar al bebé, como se descubrió en el estudio de tres casos de mujeres lactantes que tomaban interferón alfa. De igual forma, estos medicamentos son activos sólo cuando son inyectados, así que cualquier interferón que pudiera entrar a la leche materna tendría muy poco o ningún efecto en el bebé. No existe información sobre la lactancia y el interferón beta; no obstante, la mayoría de expertos piensan que el comportamiento de este medicamento es similar al interferón alfa y por tanto puede usarse durante la lactancia.

Metotrexato. No debe utilizarse durante la lactancia en las dosis requeridas en la quimioterapia para el cáncer; no obstante, puede ser aceptable en dosis bajas como las utilizadas para tratar la artritis. *Consulta* "Medicamentos para la artritis, la migraña y el dolor".

Tacrolimo. La experiencia con el tacrolimo durante la lactancia es mínima. Las cantidades en la leche parecen ser pequeñas; aún así, se debe seguir un control cuidadoso del bebé lactante que incluya, en lo posible, exámenes de sangre. El tacrolimo puede usarse en la piel durante la lactancia, siempre y cuando no se aplique en el pecho o en otro lugar con el que el bebé pueda tener contacto directo.

Medicamentos gastrointestinales. Muchos de los medicamentos de este tipo actúan en el estómago y en el intestino, y no los absorbe el torrente sanguíneo; por lo tanto, no pueden aparecer en la leche. Otros medicamentos gastrointestinales se absorben y pueden afectar al bebé a través de la leche materna. Si existe una alternativa, elige un medicamento que no sea absorbible.

Antagonista de Histamina H2. Durante la lactancia, es preferible el uso de famotidina y nizatidina dentro de este grupo, en especial si el bebé tiene pocas semanas, ya que llega en cantidades muy bajas a la leche materna. En este aspecto, la ranitidina es menos aconsejable, pero probablemente su uso es seguro; la cimetidina es la menos recomendable de este grupo. Si tu bebé es mayorcito y ya no lacta por la noche, puedes tomar una sola dosis diaria de alguno de estos medicamentos después de haber amamantado por última vez al irte a dormir.

Antiácidos. Estos medicamentos casi no se absorben y su uso durante la lactancia es seguro.

Antidiarreicos. La loperamida y el difenoxilato no han sido estudiados a profundidad, pero una o dos dosis diarias no deberían representar mayor riesgo para el bebé lactante. Es mejor evitar el subsalicilato de bismuto debido a la gran cantidad de salicilato absorbible que contiene. El salicilato en grandes cantidades puede ser tóxico para el bebé.

Derivados de la mesalamina. Raras veces, los bebés de madres que usan derivados de la mesalamina como mesalamina, olsalazina o sulfasalazina han presentado diarrea y heces sanguinolentas. Estos medicamentos se pueden usar durante la lactancia, pero se debe estar atento a los efectos secundarios en el bebé.

Domperidona. Este medicamento se usa para estimular el movimiento intestinal. Al igual que la metoclopramida, se ha usado para incrementar la producción de leche. Al parecer, es menos probable que tenga efectos secundarios graves en comparación con la metoclopramida. Sin embargo, en los Estados Unidos el uso de la domperidona no ha sido autorizado, por lo cual su disponibilidad y calidad pueden ser un problema.

Inhibidores de bombeo de protón. El omeprazol es el único medicamento de este tipo cuyos efectos en la lactancia han sido estudiados y no hay mucha información al respecto. No obstante, al parecer sus niveles en la leche son muy bajos, y nunca ha afectado a los bebés lactantes. Este medicamento también se usa en otros bebés. El esomeprazol es una forma de omeprazol y su uso debería ser igualmente seguro. No se han estudiado los efectos de otros medicamentos de este tipo (lansoprazole, pantoprazol y rabeprazol) durante la lactancia, por lo que se recomienda optar por el omeprazol.

Laxantes. Muchos de los laxantes más potentes se absorben por el torrente sanguíneo e incrementan la frecuencia de las heces en los bebés lactantes. El áloe, la cáscara sagrada y la senna pueden afectar al bebé lactante si se consume en dosis altas, pero es segura si se usa ocasionalmente y en pequeñas cantidades.

Los laxantes formadores de masa, como el salvado y otras fibras (Metamucil, Fibercon) no los absorbe el torrente sanguíneo y por lo tanto su uso es seguro. Del mismo modo, los medicamentos laxantes como el docusato sódico no son absorbibles. El bisacodilo es un laxante más fuerte que tampoco se absorbe por el torrente sanguíneo. Los catárticos salinos, como la fosfo-soda y la leche de magnesia son poco absorbibles y no afectan la composición de la leche. El uso de supositorios de glicerina es seguro.

Metoclopramida. Este medicamento se usa principalmente para estimular el movimiento intestinal. También se ha usado para incrementar la producción de leche en mujeres que la producen en poca cantidad, como las madres de bebés prematuros o enfermos y madres adoptivas. Al parecer, la metoclopramida no afecta al bebé si se usa durante dos semanas o menos. Sin embargo, debido a que este medicamento puede causar o empeorar la depresión, no lo deben usar las mujeres con antecedentes de depresión, ni repetidamente durante períodos largos, pues puede causar trastornos del movimiento.

Sucralfato. Este medicamento actúa localmente en el tracto gastrointestinal de la madre, y no implica ningún riesgo para el bebé que es amamantado.

Medicamentos para el corazón y la presión arterial. Estos medicamentos no suelen ser usados por mujeres en edad de amamantar, por lo cual la información que existe sobre ellos no es mucha. En particular, es muy poco lo que se sabe sobre los más recientes.

Amiodarona. Este medicamento ha causado niveles bajos de tiroides y retrasado el crecimiento de los bebés amamantados. No obstante, ha habido algunos bebés que han sido amamantados sin sufrir ningún daño. El uso de este medicamento durante la lactancia requiere que se lleve un control estricto de la salud del bebé, incluyendo pruebas de la función tiroidea.

Bloqueadores beta. El medicamento más antiguo de este grupo, el propranolol, es también el que más se ha estudiado y el más seguro. El uso de metoprolol y labetalol es igualmente seguro, ya que estos medicamentos llegan a la leche en cantidades insignificantes.

Los bloqueadores beta de acción prolongada, como acebutolol, atenolol, nadolol, sotalol y timolol, llegan a la leche en cantidades mayores y tienen mayores probabilidades de acumularse en el torrente sanguíneo del bebé. Se deben evitar durante la lactancia del recién nacido.

Bloqueadores de canales de calcio. No hay mucha información sobre el diltiazem, el nitrendipino y el verapamilo, pero no se presentan en la leche en cantidades suficientemente grandes que afecten a los bebés lactantes. La nifedipina ha sido estudiada a profundidad y su uso es seguro; a veces se utiliza para tratar un vasoespasmo del pezón adolorido (enfermedad de Raynaud) que puede presentarse ocasionalmente durante la lactancia.

Bloqueadores de la angiotensina 2. No hay información sobre el uso de medicamentos de este tipo (como losartan, irbesartán y valsartán) durante la lactancia o en bebés. Es mejor evitar su uso hasta que se tenga más información al respecto.

Clonidina. La clonidina y la guanfacina, un medicamento relacionado, pueden aumentar o reducir la producción de leche. La clonidina llega a la leche en niveles altos y la concentración del medicamento en la sangre del bebé lactante es similar a la de la madre. Aunque es preferible usar otros medicamentos para la presión arterial, si no se puede evitar el uso de estos medicamentos se deben utilizar con precaución durante la lactancia.

Digoxina. Este medicamento se excreta en la leche sólo en pequeñas cantidades. Su uso es seguro durante la lactancia.

Hidralacina. Las cantidades de este medicamento que llegan a la leche son pequeñas. El uso de la hidralacina es seguro durante la lactancia.

Inhibidores de la ECA. El uso de benazepril, captopril, enalapril y quinapril es seguro durante la lactancia. No se ha estudiado ningún otro medicamento de este tipo durante la lactancia.

Metildopa. Las cantidades de este medicamento que llegan a la leche son pequeñas. La metildopa se ha usado durante muchos años sin presentar problemas para la lactancia.

Procainamida. Las cantidades que llegan a la leche son pequeñas. Al parecer, el uso de este medicamento es seguro durante la lactancia.

Reserpina. Se debe evitar durante la lactancia ya que causa congestión nasal en los bebés.

Medicamentos para la artritis, la migraña y el dolor

Acetaminofén. Este medicamento se usa regularmente para bebés y es seguro utilizarlo durante la lactancia.

Aspirina. Cuando se toman dosis grandes diariamente, como en los casos de artritis, algunas veces pueden surgir problemas. En general es mejor evitar el uso de la aspirina; el ibuprofeno es una mejor opción. Si tomas una aspirina ocasionalmente, no amamantes a tu bebé por lo menos hasta una hora después.

Ergotamina. Es el componente de diversos productos usados para tratar la migraña, como el Cafergot. Algunos alcaloides de cornezuelo de centeno causan vómito en bebés lactantes cuyas madres han tomado el medicamento. Aunque la ergotamina misma no ha sido estudiada, parece que lo más apropiado es evitarla durante la lactancia.

Fármacos antiinflamatorios no esteroideos (AINE). Ibuprofeno, diclofenaco y flurbiprofeno sólo aparecen en la leche en cantidades diminutas; al parecer, no hay ningún riesgo en usarlos mientras se amamanta a un bebé de cualquier edad. Si tu bebé tiene más de un mes, también puedes usar fenoprofeno, ketoprofeno, naproxeno, tolmetina, celecoxib, indometacina y medicamentos de acción prolongada como diflunisal, piroxicam y sulindac. Se deben evitar durante la lactancia medicamentos que son más tóxicos, como el ketorolaco y el ácido mefenámico. Mientras no haya más información disponible, el ibuprofeno es la mejor opción entre los AINE.

Medicamentos antirreumáticos. Muchos medicamentos son utilizados para la artritis reumatoide severa. La hidroxicloroquina ha sido muy estudiada y su uso es aceptado durante la lactancia. También parece ser aceptable el metotrexato en pequeñas dosis

semanales (*consulta también* "Inmunosupresores e inmunomoduladores"). La penici-
lamina fue utilizada sin ningún peligro en las madres de tres bebés lactantes. Los medicamentos biotecnológicos más recientes, como eternacept, infliximab y adalimuma, sólo
llegan a la leche en cantidades muy pequeñas y probablemente el bebé no los absorbe.
Sin embargo, únicamente el infliximab tiene información disponible relacionada con la
lactancia y se refiere solamente a unos pocos bebés. La leflunomida no se ha estudiado
en bebés lactantes y en la actualidad se considera incompatible con la lactancia.

Narcóticos. La somnolencia que sienten los bebés por los narcóticos en la leche es más
común de lo que se pensaba anteriormente, afecta aproximadamente al 20% de los
bebés lactantes de madres que los usan. El grado de somnolencia varía con la dosis y los
bebés de menos de un mes son especialmente susceptibles. Se recomienda limitar la dosis
a una tableta (por ejemplo, 30 miligramos de codeína, 5 miligramos de hidrocodona
u oxicodona ó 65 miligramos de propoxifeno) cada cuatro horas; además se puede
tomar acetaminofén o ibuprofeno. Usar cantidades mayores de narcóticos ha causado
sedación y disminución de la respiración en algunos bebés, así como interferencia en la
lactancia. Generalmente, una sola inyección de narcóticos durante la lactancia no causa
problemas; sin embargo, los narcóticos intravenosos administrados durante el trabajo
de parto algunas veces pueden interferir con el establecimiento de la lactancia. En este
aspecto, la peor es la meperidina; la morfina causa pocos problemas y el fentanilo casi
ninguno. La administración de la epidural causa muy pocos problemas de lactancia.
Sólo una pequeña cantidad de tramadol aparece en la leche y esta cantidad no afecta a
los bebés en forma negativa, así que el tramadol puede usarse durante la lactancia. La
metadona, utilizada en el tratamiento de adictos a los narcóticos, parece no afectar en
forma desfavorable a los bebés lactantes, especialmente si la madre la ha usado durante
el embarazo. La metadona en la leche materna reduce el síndrome de abstinencia de la
metadona en los recién nacidos.

"Triptanos." En la leche aparece muy poco sumatriptán, aun cuando es inyectado, y
la pequeña cantidad que llega al bebé se absorbe muy poco. Se ha descubierto que el
eletriptán también pasa a la leche en cantidades muy pequeñas. Otros medicamentos
similares para la migraña (almotriptán, frovatriptán, naratriptán, rizatriptán, zolmitrip-
tán) no han sido estudiados; por lo tanto, se recomienda usar sumatriptán y eletriptán.

Medicamentos para la tos, el resfrío, la alergia y el asma. A menudo, los diversos medicamentos que se usan para este tipo de afecciones respiratorias se toman
en combinación con otros productos. En general, se debe evitar la combinación de
medicamentos durante la lactancia. Usualmente, sólo uno o dos de los síntomas son
realmente molestos y se pueden combatir con un medicamento de un solo ingrediente. Por ejemplo, la rinitis alérgica o fiebre del heno y otros tipos de alergias
pueden ser tratadas simplemente con un antihistamínico; por otra parte, la tos puede
ser tratada con un jarabe que solo tenga uno o dos ingredientes activos. Deben evitarse los productos de liberación sostenida de uso oral. Es seguro el uso de pastillas
comunes para el dolor de garganta (como Sucrets, Chloraseptic y Halls). Los medicamentos en forma de aerosoles nasales o inhaladores llegan a la leche en cantidades
menores que los orales, y representan poco riesgo para el bebé lactante.

Antihistamínicos. Los antihistamínicos se utilizan en muchos productos para alergias,
resfríos, tos y para inducir el sueño; en caso de un resfrío no se justifica su uso. Estos
medicamentos pueden llegar al bebé a través de la leche materna en cantidades lo suficientemente grandes como para causarles somnolencia o incomodidad. El uso de dosis
altas de antihistamínicos, especialmente cuando se combinan con un descongestionante,
puede disminuir el flujo de la leche. Utiliza sólo la cantidad necesaria para controlar los
síntomas; por lo general, es suficiente tomar una sola dosis antes de dormir. Si planeas
utilizar un producto de uso oral, elige uno con 2 miligramos o menos de clorfeniramina
o bromfeniramina por dosis, 25 miligramos o menos de difenhidramina por dosis, ó 5
miligramos o menos de cetirizina por dosis y evita los productos de liberación sostenida.

Los bebés toleran bien la loratadina, la desloratadina y la fexofenadina; es preferible su uso al de los antihistamínicos sedantes más antiguos. La cetirizina, que puede causar somnolencia y posiblemente afecta la lactancia, no es una buena elección para las mujeres lactantes.

La mayoría de los medicamentos para el mareo que no necesitan prescripción médica, como el dimenhidrinato y la meclizina, también son antihistamínicos. Una o dos dosis de estos medicamentos no deberían causar un efecto en el bebé diferente a una somnolencia temporal. Su uso es preferible al de la escopolamina en presentación de parche, la cual tiene más probabilidades de suprimir la lactancia.

Descongestionantes. El uso de *sprays* nasales (Afrin, Nostrilla) es preferible al de medicamentos de uso oral, en especial si el bebé es recién nacido. El uso de un enjuague o un *spray* de agua salada (como Ocean) es seguro durante la lactancia. Los descongestionantes de uso oral pueden causar agitación o incomodidad en el bebé. Aún más importante, pueden hacer disminuir la producción de leche y hacerla secar con el paso del tiempo. Si estás pensando en usar un producto oral, elige uno que tenga 30 miligramos de pseudoefedrina o fenilefrina por dosis o menos. Evita los productos de liberación sostenida y los de combinación.

Inhaladores nasales e inhaladores para asma. Éstos pueden contener un broncodilatador (como albuterol, salmeterol o ipratropio) o un corticosteroide (como beclometasona, fluticasona, flunisolida o triamcinolona). Todos ellos llegan hasta el torrente sanguíneo de la madre en niveles muy bajos, y a la leche en niveles aún inferiores. Evita tragar un exceso de medicamento luego de usar un inhalador, ya que el medicamento ingerido puede pasar a la sangre desde el tracto gastrointestinal y llegar a la leche. Enjuágate la boca y la garganta, y escupe el exceso del medicamento.

Medicamentos para la tos. Los dos principales medicamentos comunes son la guaifenesina y el dextrometorfano, cuyo uso durante la lactancia está permitido.

Teofilina. Ya se han estudiado en la leche materna la aminofilina y otros productos con teofilina. En ocasiones, pueden causarle nerviosismo o incomodidad al bebé, usualmente en recién nacidos. Sin embargo, generalmente su uso es aceptable.

Medicamentos reductores de lípidos. Ninguno de los medicamentos para reducir el colesterol durante la lactancia se ha estudiado. Ya que el colesterol es esencial para el correcto desarrollo del cerebro y del sistema nervioso del bebé, los medicamentos que puedan pasar a la leche no deben usarse durante la lactancia. Los más potentes y de uso más común son las "estatinas", entre las que se incluyen atorvastatina, fluvastatina, lovastatina, pravastatina, rosuvastatina y simvastatina. Otros medicamentos que pueden pasar a la leche se denominan "fibratos" e incluyen fenofibrato y gemfibrozil. Todos estos medicamentos deben evitarse durante la lactancia. El ezetimibe no ha sido estudiado durante la lactancia. Colestiramina, colestipol y colesevelam son resinas que sólo funcionan en el tracto gastrointestinal de la madre y pueden ser utilizadas durante la lactancia. Aún no es claro si las dosis altas de niacina pueden afectar al bebé lactante.

Productos para bajar de peso. Se debe evitar una pérdida excesiva de peso durante la lactancia, ya que muchos contaminantes ambientales que son solubles en grasas (como algunos insecticidas) se almacenan en la grasa corporal. Si hay una pérdida acelerada de grasa en el cuerpo, estos contaminantes son liberados en el torrente sanguíneo y llegan a la grasa de la leche materna en cantidades mayores de lo normal. Además, algunos medicamentos para la pérdida de peso pueden afectar al bebé o la producción de leche de la madre. Muchos productos para bajar de peso contienen vitaminas que también pueden estar presentes en los productos multivitamínicos que tu médico te ha prescrito. Si consumes ambos productos, tu ingesta de vitaminas podría ser excesiva.

Productos para el acné. Aunque el fabricante hace una advertencia sobre este medicamento, la tretinoína puede utilizarse durante la lactancia sin ningún riesgo si se aplica sólo en el rostro ya que su absorción por el torrente sanguíneo es mínima.

Evita que la piel del bebé toque las zonas tratadas de tu piel sin importar si estás amamantándolo o no. Otros productos tópicos como el peróxido de benzoílo, la clindamicina y la eritromicina también son inofensivos. La isotretinoína, un medicamento oral, no debe tomarse durante la lactancia. No se recomienda el uso diario y prolongado de la tetraciclina para el acné durante la lactancia.

Quimioterapia para el cáncer. Ya que estos medicamentos se encuentran entre los más tóxicos utilizados en medicina, muy pocas mujeres han amamantado mientras los usan. Se sabe muy poco sobre el paso de estos medicamentos a la leche; sin embargo, una cantidad muy pequeña podría ser nociva para el bebé. Puesto que estos medicamentos se utilizan sólo cuando las condiciones son muy graves, generalmente es más importante para la madre tomar el medicamento que amamantar al bebé. Por lo tanto, generalmente se debe evitar amamantarlo; sin embargo, algunas madres a las que se les han administrado intermitentemente medicamentos de acción corta para la quimioterapia pueden reanudar la lactancia después de haber suspendido temporalmente su uso. En este grupo también se incluyen algunos medicamentos para tratar la artritis severa y ciertas enfermedades de la piel, así como otros que se utilizan tras un transplante de órgano. Algunos de estos últimos son menos tóxicos que los que se utilizan para el cáncer, y en ciertos casos se acepta su uso en madres lactantes.

Relajantes musculares. La mayoría de estos medicamentos no han sido estudiados durante la lactancia. Los relajantes musculares de uso oral, como carisoprodol, clorzoxazona, diazepam y metocarbamol son sedantes y pueden causar somnolencia en los bebés amamantados. Probablemente la ciclobenzaprina no alcanza altos niveles en la leche, pero no se ha estudiado durante la lactancia. En general, y de ser posible, es preferible evitar estos medicamentos en este período. Tomar ibuprofeno o acetaminofén y hacer ejercicio leve o moderado, por lo general es igual de efectivo que un relajante muscular para aliviar los espasmos musculares y el dolor.

Sedantes y somníferos. En esta categoría están incluidas varias clases de medicamentos. Aunque todos pueden provocar somnolencia en el bebé, algunos tienen más probabilidades de hacerlo que otros. Estos medicamentos también se diferencian en el tiempo que permanecen en el cuerpo del bebé, lo cual afecta su tendencia a acumularse.

Barbitúricos. Los medicamentos de este tipo incluyen: amobarbital, butalbital, pentobarbital, fenobarbital y secobarbital, entre otros. Todos ellos, en especial el fenobarbital, pueden causar somnolencia en un bebé lactante, pero ninguno es particularmente peligroso, excepto en casos en que el bebé empiece a lactar menos por estar tan somnoliento.

Benzodiazepinas. De todos los medicamentos sedantes, éstos son los que más se usan. Este grupo incluye alprazolam, clordiacepóxido, diazepam, flurazepam, lorazepam, oxazepam, triazolam, entre otros. Aunque estos medicamentos son seguros para los adultos, un bebé recién nacido no los metaboliza con facilidad; los medicamentos de acción prolongada de este grupo tienden a acumularse en su cuerpo. Esto puede causarle somnolencia y, en algunos casos, llega a interferir con la fijación de la bilirrubina en el torrente sanguíneo. Estos problemas son más graves en bebés prematuros y recién nacidos. Es preferible el uso de benzodiazepinas, las cuales son de acción corta y llegan a la leche en cantidades menores y que, por lo tanto, tienen menos probabilidades de causar somnolencia. Entre éstas se incluyen oxazepam, lorazepam y triazolam.

Dos somníferos similares a las benzodiazepinas son zaleplón y zolpidem. Éstos son de muy corta acción y llegan a la leche en cantidades muy pequeñas, por lo cual pueden ser usados durante la lactancia sin problema.

No hay estudios sobre el uso de eszopiclone durante la lactancia y su acción es más prolongada que la de los otros somníferos; por lo tanto, es preferible usar alguno de los otros medicamentos.

Buspirona. La información sobre el uso de este medicamento durante la lactancia es limitada en extremo y por eso es mejor evitar su uso durante este período.

Hidrato de cloral. Es un medicamento antiguo, pero todavía se usa en algunas ocasiones. Aunque causa somnolencia en el bebé, es probable que su uso ocasional sea seguro. *La* dicloralfenazona, presente en Midrin, libera hidrato de cloral en el cuerpo de la madre y puede causarle somnolencia al bebé lactante.

Somníferos disponibles sin prescripción médica. Estos medicamentos generalmente contienen difenhidramina; por lo tanto, se deben tener las mismas precauciones que con los sedantes antihistamínicos. (Consulta "Medicamentos para la tos, el resfrío, la alergia y el asma").

Sustancias de uso no médico. Ya que los medicamentos utilizados con propósitos no terapéuticos no son esenciales para el bienestar de la madre y sus efectos en el bebé lactante son desconocidos, generalmente no se recomienda su uso. Además, incluso pequeñas cantidades pueden hacer que el resultado de un examen toxicológico de la orina de tu bebé dé positivo, lo que podría ocasionar problemas legales dependiendo de la droga.

Alcohol. El alcohol pasa fácilmente a la leche. Grandes cantidades de bebidas alcohólicas consumidas en poco tiempo pueden embriagar al bebé e inhibir el reflejo de bajada de la leche. Incluso ingerir cantidades pequeñas de alcohol justo antes de amamantar puede alterar el comportamiento de la lactancia y la interacción entre la madre y el bebé. Justo después de que ingieras una bebida alcohólica, tu bebé puede succionar más pero consumir hasta un 25% menos de leche (el bebé puede compensar esta cantidad durante el día si no ingieres más alcohol). Tomar grandes cantidades de alcohol a diario puede ocasionar desequilibrios hormonales en el bebé amamantado. Además, parece ser que ingerir a diario o casi a diario cantidades pequeñas o moderadas de alcohol durante la lactancia puede causar un retardo en la coordinación y el desarrollo muscular de los bebés. La severidad de este problema depende de la cantidad de alcohol que se consuma. Probablemente el consumo esporádico de bebidas alcohólicas no represente ningún peligro serio para el bebé; sin embargo, es prudente esperar por lo menos dos horas antes de amamantar y abstenerse del consumo diario o casi diario de alcohol.

Alucinógenos. Hace falta información sobre los efectos de estas drogas durante la lactancia; sin embargo, se sabe que los niveles en la leche ya han disminuido para cuando la madre deja de sentir sus efectos.

Anfetaminas. Las anfetaminas y las metanfetaminas ("cristal", "metanfetamina de cristal") no han sido estudiadas formalmente durante la lactancia, pero se sabe que son estimulantes muy fuertes. Las madres lactantes que toman estos fármacos pueden tener bebés con molestias que lloran mucho, no se calman fácilmente y no duermen bien. Las anfetaminas también pueden inhibir la producción de leche. Estos medicamentos no deben usarse durante la lactancia; de hacerlo, la madre debe dejar de amamantar por un período de 24 a 48 horas después de consumirlas. Al parecer, ingerir dosis bajas de anfetaminas o metilfenidato para tratar afecciones médicas no afecta a los bebés lactantes.

Cafeína. Es poco probable que el consumo bajo o moderado de bebidas con cafeína le cause problemas al bebé, pues la cantidad que llega a la leche generalmente es muy poca. Sin embargo, el alto consumo de cafeína (más de 10 tazas de café o bebidas de cola diarias, por ejemplo) pueden hacer que el bebé se ponga nervioso y agitado.

Cocaína. La cocaína es extremadamente tóxica para los bebés ya que la metabolizan muy lentamente. Los bebés de madres que la consumen se agitan y lloran mucho. Por otra parte, la cocaína que se aplica en los pezones para aliviar el dolor puede causarle convulsiones al bebé. La cocaína no debe consumirse durante la lactancia. Si la madre sí lo hace, debe dejar de lactar por un período mínimo de 24 horas después de hacerlo.

Fenciclidina (PCP). Se han encontrado grandes cantidades de esta droga en la leche de quienes la usan, por lo cual debe evitarse completamente durante la lactancia.

Marihuana. Existen pocos reportes sobre los efectos de la marihuana en bebés amamantados. Después de una sola dosis, los niveles de marihuana en la leche son aparentemente bajos; no obstante, con el uso diario o casi diario, el componente activo de esta droga puede acumularse en el cuerpo. Los niveles de marihuana en la leche son probablemente altos en los consumidores crónicos. También debes tener en cuenta que un bebé que comparte la misma habitación con un fumador, inhalará cantidades significativas de marihuana. Algunas veces, los bebés amamantados cuyas madres son adictas a la marihuana muestran retardo en el desarrollo muscular y en la coordinación. La marihuana y sus metabolitos se pueden detectar en la orina de los bebés amamantados cuyas madres usan esta droga.

Narcóticos. Las dosis altas pueden causar efectos narcóticos y adicción en los bebé amamantados. Las madres adictas a los narcóticos no deben lactar; sin embargo, a menudo las que están bajo tratamiento con metadona pueden amamantar a sus bebés sin ningún riesgo. Consulta también "Medicamentos para la artritis, la migraña y el dolor".

Tabaco. La nicotina del tabaco y otras sustancias tóxicas presentes en el humo llegan a la leche materna. Fumar interfiere con la lactancia, lo cual hace que las madres que fuman comiencen a suplementar la leche materna y dejen de amamantar más pronto que las que no fuman. Los bebés de mujeres fumadoras son más propensos que otros a tener síntomas de cólicos e infecciones respiratorias. Además, aunque la lactancia reduce el riesgo del síndrome de muerte súbita del lactante (SMSL), el cigarrillo hace que se pierda esta ventaja. Si no puedes dejar el cigarrillo mientras estás lactando, deberías (1) disminuir la cantidad tanto como te sea posible, (2) evitar amamantar al bebé justo después de haber fumado, (3) evitar fumar en la habitación donde él esté y (4) cubrir tu ropa mientras fumas y antes de amamantarlo remover la prenda con la que te cubriste. Si bien al usar un parche de nicotina las cantidades de nicotina en la leche materna parecen ser las mismas que las de la leche de fumadoras, durante la lactancia es preferible usar ese tipo de métodos en lugar de fumar.

Vacunas y pruebas cutáneas. No hay reportes de que alguna vacuna o prueba cutánea (como la que se aplica contra la tuberculosis [PPD]) represente un riesgo para el bebé lactante. Las vacunas inactivadas como: vacunas contra la difteria y las hepatitis A y B, vacuna inyectable contra la gripe, vacuna inyectable contra la polio y la vacuna contra el tétanos son inactivas en la leche materna. Aunque a veces las vacunas vivas atenuadas se transmiten a través de la leche, no representan un riesgo para el bebé. Entre las vacunas vivas atenuadas se incluyen la vacuna inhalada contra la gripe, las vacunas contra sarampión, paperas, rubéola, fiebre tifoidea y varicela y la vacuna antipoliomelítica oral. A excepción de las vacunas contra la viruela y la fiebre amarilla, los Centros para el Control y Prevención de Enfermedades (CDC) de Estados Unidos estipulan que no se deben dejar de administrar ni retrasar las vacunas a una mujer por el hecho de estar amamantando.

Yodo y yoduro. El uso de povidona yodada, especialmente en forma de ducha vaginal, pero incluso en la piel, puede ocasionar un aumento en los niveles de yodo en la sangre de la madre. El yodo se concentra en la leche y posteriormente en la glándula tiroides del bebé, lo que podría causar una función tiroidea anormal. También se han presentado yododermas en bebés amamantados. Los yoduros no deben utilizarse durante la lactancia. *Consulta también* "Medios radiopacos".

ÍNDICE DE MEDICAMENTOS COMUNES

Los nombres de las marcas tienen mayúsculas iniciales; luego aparece el nombre genérico correspondiente. Todos los nombres genéricos que no aparecen como encabezado del texto tienen luego una referencia que indica las secciones relacionadas. Los nombres de los productos compuestos tienen a continuación el listado de sus ingredientes; consulta por separado la entrada de cada ingrediente. La lista no incluye todas las marcas; por tanto, si no puedes encontrar el nombre de un producto particular, búscalo por el nombre genérico de sus ingredientes.

BIBLIOGRAFÍA

American Academy of Pediatrics. "Policy Statement: Breastfeeding and the Use of Human Milk." *Pediatrics* 100 (1997): 1035–39.

———. "Prevention of Pediatric Overweight and Obesity." *Pediatrics* 112 (2003) 424–30.

———. "Report on the Assessment of Scientific Evidence Relating to Infant-Feeding Practices and Infant Health." *Pediatrics* 74 (1984): 191–97.

Anderson, A. M. "Disruption of Lactogenesis by Retained Placental Fragments."*Journal of Human Lactation* 17 (2001): 142–44.

Arenz, S., et al. "Breast-feeding and Childhood Obesity—A Systematic Review." *International Journal of Obesity and Related Metabolic Disorders* 28 (2004) 1247–56.

Auerbach, Kathleen G. "Employed Breastfeeding Mothers: Problems They Encounter." *Birth* 11 (1984): 17–20.

Auerbach, Kathleen G., y E. Guss. "Maternal Employment and Breastfeeding: A Study of 567 Women's Experiences." *American Journal of Disease in Childhood* 138 (1984): 958–60.

Auerbach, Kathleen G., y Laurence Gartner. "Breastfeeding and Human Milk: Their Association with Jaundice in the Neonate." *Clinics in Perinatology* 14 (1987): 89–107.

Bachrach, V. R., et al. "Breastfeeding and the Risk of Hospitalization for Respiratory Disease in Infancy: A Meta-Analysis." *Archives of Pediatrics and Adolescent Medicine* 157 (2003): 237–43.

Ballard, Jeanne L., et al. "Ankyloglossia: Assessment, Incidence, and Effect of Frenuloplasty on the Breastfeeding Dyad." *Pediatrics* 110 (2002): 62–68.

Bauer, G., et al. "Breastfeeding and Cognitive Development of Three Year Old Children." *Psychology Report* 68 (1991): 1218.

Bener, A., et al. "Longer Breast-feeding and Protection against Childhood Leukaemia and Lymphomas." *European Journal of Cancer* 37 (2001) 234–38.

Bier, J. A., et al. "Human Milk Improves Cognitive and Motor Development of Premature Infants during Infancy." *Journal of Human Lactation* 18 (2002): 361–67.

Bishara, R., "Volume of Foremilk, Hindmilk, and Total Milk Produced by Mothers of Very Preterm Infants Born at Less Than 28 Weeks of Gestation." *Journal of Human Lactation* 25 (2009): 272–79.

Bishop, N., M. McGraw, y N. Ward. "Aluminum in Infant Formulas." *Lancet* 1 (1989): 490.

Bloom, S. L., et al. "Lack of Effective Walking." *The New England Journal of Medicine* 339 (1998): 117–18.

Bowen, A. B., y C. R. Braden. "Invasive *Enterbacter sakazakii* Disease in Infants." *Emerging Infectious Diseases Journal* 12 (2006): 1185–89.

Brazelton, T. Berry. *Infants and Mothers: Differences in Development,* rev. ed. New York: Delta/Seymour Lawrence, 1983.

Brent, N., et al. "Sore Nipples in Breast-Feeding Women: A Clinical Trial of Wound Dressings vs. Conventional Care." *Archives of Pediatric and Adolescent Medicine* 152 (1998): 1072–82.

Brewster, Dorothy Patricia. *You Can Breastfeed Your Baby . . . Even in Special Situations*. Emmaus, Penn.: Rodale Press, 1979.

Brown, Marie Scott, y Joan T. Hurlock. "Preparation of the Breast for Breastfeeding." *Nursing Research* 24 (1975): 448–51.

Byers, T., et al. "Lactation and Breast Cancer: Evidence for a Negative Association in Pre-Menopausal Women." *American Journal of Epidemiology* 121 (1985): 664–74.

Bystrova, K., et al. "Skin to Skin Contact May Reduce Negative Consequences of 'the Stress of Being Born': A Study on Temperature in Newborn Infants, Subjected to Different Ward Routines in St. Petersburg." *Acta Pediatrica* 3 (2003): 320–26.

Christensson, K. "Temperature, Metabolic Adaptation and Crying in Healthy, Full-Term Newborns Cared for Skin-to-Skin or in a Cot." *Acta Paediatrica Scandinavica* 81 (2009): 488–93.

Coles, J. "Qualitative Study of Breastfeeding After and Childhood Sexual Assault." *Journal of Human Lactation* 25 (2009): 317–24.

Collaborative Group on Hormonal Factors in Breast Cancer. "Breast Cancer and Breastfeeding: Collaborative Reanalysis of Individual Data from 47 Epidemiological Studies in 30 Countries, Including 50,302 Women with Breast Cancer and 96,973 Women without the Disease." *Lancet* 360 (2002): 187–95.

Colson, S. D., et al. "Optimal Positions for the Release of Primitive Neonatal Reflexes Stimulating Breastfeeding." *Early Human Development* 84 (2008): 441–49.

Cotterman, K. J. "Reverse Pressure Softening: A Simple Tool to Prepare Areola for Easier Latching During Engorgement." *Journal of Human Lactation* 20 (2004): 227–37.

Courtney, K. "Maternal Anesthesia: What are the Effects on Neonates?" *Nursing for Women's Health* 11 (2007): 499–502.

Cumming, R. G., y R. J. Klineberg. "Breastfeeding and Other Reproductive Factors and the Risk of Hip Fractures in Elderly Women." *International Journal of Epidemiology* 22 (1993): 684–69.

Davis, M. K., D. A. Savitz, y B. I. Graubard. "Infant Feeding and Childhood Cancer." *Lancet* 2 (1988): 365–68.

DeCarvalho, M., M. Hall, y D. Harvey. "Effects of Water Supplementation on Physiological Jaundice in Breast-fed Babies." *Archives of Disease in Childhood* 56 (1981): 568–69.

Dewey, K. G., et al. "Breast-fed Infants are Leaner than Formula-fed Infants at 1 Year of Age: The DARLING Study." *American Journal of Clinical Nutrition* 57 (1993): 140–45.

———. "Maternal Weight-Loss Patterns during Prolonged Lactation." *American Journal of Clinical Nutrition* 58 (1993): 162–66.

Dowling, D. A., et al. "Cup-Feeding for Preterm Infants: Mechanics and Safety." *Journal of Human Lactation* 18 (2002): 13–20.

Eglash, A., et al. "History, Physical and Laboratory Findings, and Clinical Outcomes of Lactating Women Treated With Antibiotics for Chronic Breast and/or Nipple Pain." *Journal of Human Lactation* 22 (2006): 429–33.

Ehrenkranz, R., y B. Ackerman. "Metoclopramide Effect on Faltering Milk Production by Mothers of Premature Infants." *Pediatrics* 78 (1986): 614–20.

Elias, Marjorie F., et al. "Sleep/Wake Patterns of Breastfed Infants in the First Two Years of Life." *Pediatrics* 77 (1986): 322–29.

Ferber, Richard. *Solve Your Child's Sleep Problems: The Complete Practical Guide for Parents.* New York: Simon and Schuster, 1985.

Frantz, Kittie B., Paul M. Fleiss, y Ruth A. Lawrence. "Management of the Slow-Gaining Breastfed Baby." *Keeping Abreast Journal* 3 (1978): 287–308.

Friedland, G., y R. Klein. "Transmission of the Human Immunodeficiency Virus." *New England Journal of Medicine* 317 (1987): 1125–35.

Gardiner, D. T., et al. "Breast-feeding Increases Sleep Duration of New Parents." *Journal of Perinatal and Neonatal Nursing* 21 (2007): 200–206.

Gillman, M. W., et al. "Risk of Overweight among Adolescents Who Were Breastfed as Infants." *Journal of the American Medical Association* 285 (2001): 2461–67.

Gordan, C. M., et al. "Prevalence of Vitamin D Deficiency Among Healthy Infants and Toddlers." *Archives of Paediatric Medicine* 162 (2008): 505–12.

Gupta, J. K., y V. C. Nikoderm. "Position for Women during Second Stage of Labor." *Cochrane Library* 3. Oxford: Update Software, 2003.

Gwinn, M. L., et al. "Pregnancy, Breastfeeding, and Oral Contraceptives and the Risk of Epithelial Ovarian Cancer." *Journal of Clinical Epidemiology* 43 (1990): 559–68.

Hahn-Zoric, M., et al. "Antibody Responses to Parenteral and Oral Vaccines Are Impaired by Conventional and Low Protein Formulas as Compared to Breastfeeding." *Acta Paediatrica Scandanavica* 79 (1990): 1137–42.

Hill, P. D., et al. "Comparison of Milk Output Between Mothers of Preterm and Term Infants: The First 6 Weeks After Birth." *Journal of Human Lactation* 21 (2005): 22–30.

————. "Initiation and Frequency of Pumping and Milk Production in Mothers of Non-Nursing Preterm Infants." *Journal of Human Lactation* 17 (2001): 9–13.

Horne, R. S., et al. "Comparison of Evoked Arousability in Breast and Formula Fed Infants." *Archives of Disease in Childhood* 89 (2004): 22–25.

Horwood, L. J., et al. "Breast Milk Feeding and Cognitive Ability at 7–8 Years." *Archives of Disease in Childhood—Fetal and Neonatal Edition* 84 (2001): 23–27.

Huggins, Kathleen, et al. "Markers of Lactation Insufficiency: A Study of 34 Mothers." *Current Issues in Clinical Lactation* 1 (2000): 25–35.

Huggins, Kathleen, y Sharon Billon. "Twenty Cases of Persistent Sore Nipples: Collaboration Between Lactation Consultant and Dermatologist." *Journal of Human Lactation* 9 (1993): 155–60.

Hurst, N. M., et al. "Mothers Performing In-Home Measurement of Milk Intake During Breastfeeding of their Preterm Infants: Maternal Reactions and Feeding Outcomes." *Journal of Human Lactation* 20 (2004): 178–87.

Jain, L. "Morbidity and Mortality in Late-Preterm Infants: More than Just Transient Tachypnea!" *Journal of Pediatrics* 151 (2007): 445–46.

Jensen, Rima. "Fenugreek—Overlooked But Not Forgotten." *UCLA Lactation Alumni Association Newsletter* 1 (1992): 2–3.

Jernstrom, H., et al. "Breast-feeding and the Risk of Breast Cancer in BRCA1 and BRCA2 Mutation Carriers." *Journal of the National Cancer Institute* 96 (2004): 1094–98.

Karp, Harvey. "The 'Fourth Trimester': A Framework and Strategy for Understanding and Resolving Colic." *Contemporary Pediatrics* 21 (2004): 94–114.

Kassing, D. "Bottle-Feeding as a Tool to Reinforce Breastfeeding." *Journal of Human Lactation* 18 (2002): 56–60.

Kavanaugh, Karen, et al. "Getting Enough: Mothers' Concerns about Breastfeeding a Preterm Infant after Discharge." *Journal of Obstetric, Gynecologic, and Neonatal Nursing* 24 (1995): 23–32.

Keating, J. P., G. J. Schears, y P. R. Dodge. "Oral Water Intoxication in Infants: An American Epidemic." *American Journal of Disease in Childhood* 145 (1991): 985–90.

Kennedy, K. I., et al. "Lactational Amenorrhea Method for Family Planning." *International Journal of Gynaecology and Obstetrics* 54 (1996): 55–57.

Klingelhafer, S. K., "Sexual Abuse and Breastfeeding." *Journal of Human Lactation* 23 (2007): 194–97.

Koetting, C. A., y G. M. Wardlaw. "Wrist, Spine, and Hip Bone Density in Women with Variable Histories of Lactation." *American Journal of Clinical Nutrition* 48 (1988): 1479–81.

Kotaska, A., et al. "Epidural Analgesia Associated with Low-Dose Oxytocin Augmentation Increases Cesarean Births: A Critical Look at the External Validity of Randomized Trials." *American Journal of Obstetrics and Gynecology* 194 (2006): 809–14.

Kowalchik, Claire, y William H. Hylton, eds. *Rodale's Illustrated Encyclopedia of Herbs.* Emmaus, Penn.: Rodale Press, 1987.

Kramer, M. S., et al. "Breastfeeding and Child Cognitive Development: New Evidence From a Large Randomized Trial." *Archives of General Psychiatry* 65 (2008): 578–84.

Labbok, M. H., y G. E. Hendershot. "Does Breastfeeding Protect Against Malocclusion? Analysis of the 1981 Child Health Supplement to the National Health Interview Survey." *American Journal of Preventative Medicine* 3 (1987): 227–32.

La Leche League International. *The Womanly Art of Breastfeeding,* 7th rev. ed. Franklin Park, Ill.: La Leche League International, 2004.

Lawrence, Ruth A. *Breastfeeding: A Guide for the Medical Profession.* St. Louis: C. V. Mosby, 1994.

————. *A Review of the Medical Benefits and Contraindications to Breastfeeding in the United States.* Arlington, Virginia: National Center for Education in Maternal and Child Health, 1997.

Layde, P. M., et al. "The Independent Associations of Parity, Age of First Full-Term Pregnancy, and Duration of Breastfeeding with the Risk of Breast Cancer." *Journal of Clinical Epidemiology* 42 (1989): 963–93.

Lee, S. Y., et al. "Effect of Lifetime Lactation on Breast Cancer Risk: A Korean Women's Cohort Study." *International Journal of Cancer* 105 (2003): 390–93.

Lieberman, E., y C. O'Donoghue. "Unintended Effects of Epidural Anesthesia: A Systematic Review." *American Journal of Obstetrics and Gynecology Supplement* 186 (2002): s31–68.

Lindenberg, C. S., et al. "The Effect of Early Post Partum Mother-Infant Contact and Breastfeeding Promotion on the Incidence and Continuation of Breastfeeding." *International Journal of Nursing Studies* 27 (1990): 179–86.

Livingstone, Varity, y L. Judy Stringer. "The Treatment of *Staphyloccus aureus* Sore Nipples: A Randomized Comparative Study." *Journal of Human Lactation* 15, no. 3 (1999): 241–46.

Lopez, J. M., et al. "Bone Turnover and Density in Healthy Women during Breastfeeding and after Weaning." *Osteoporosis International* 6 (1996): 153–59.

Lucas, A., et al. "Breastmilk and Subsequent Intelligence Quotient in Children Born Preterm." *Lancet* 339 (1992): 261–64.

Main, E. K., et al. "Is There a Useful Cesarean Birth Measure? Assessment of the Nulliparous Term Singleton Vertex Cesarean Birth Rate as a Tool for Obstetric Quality Improvement." *American Journal of Obstetrics and Gynecology* 194 (2006): 1644–52.

Marasco, L., et al. "Polycystic Ovary Syndrome: A Connection to Insufficient Milk Supply?" *Journal of Human Lactation* 16 (2000): 143–48.

Mayer, E. J., et al. "Reduced Risk of IDDM among Breastfed Children." *Diabetes* 37 (1988): 1625–32.

McJunkin, J. E., W. G. Bithoney, y M. C. McCormick. "Errors in Formula Concentration in an Outpatient Population." *Journal of Pediatrics* 111 (1987): 848–50.

McTiernan, A., y D. B. Thomas. "Evidence for a Protective Effect of Lactation on Risk of Breast Cancer in Young Women." *American Journal of Epidemiology* 124 (1986): 353–58.

McVea, K. L., et al. "The Role of Breastfeeding in Sudden Infant Death Syndrome." *Journal of Human Lactation* 16 (2000): 13–20.

Meier, Paula. "A Program to Support Breastfeeding in the High-Risk Nursery." *Perinatology/Neonatology* 4 (1980): 43–48.

————. *Professional Guide to Breastfeeding Premature Infants*. Columbus, Ohio: Abbott Laboratories, 1997.

Meier, Paula, y G. Anderson. "Responses of Small Preterm Infants to Bottle- and Breast-feeding." *Maternal-Child Nursing* 12 (1987): 97–105.

Meier, Paula, et al. "Nipple Shields for Preterm Infants: Effect on Milk Transfer and Duration of Breastfeeding." *Journal of Human Lactation* 16 (2000): 106–14.

Merchant, J. R., et al. "Respiratory Instability of Term and Near-Term Healthy Newborn Infants in Car Safety Seats." *Pediatrics* 108 (2001): 647–52.

Merrett, T. G., et al. "Infant Feeding and Allergy: Twelve Month Prospective Study of 500 Babies Born in Allergic Families." *Annals of Allergy* 61 (1988): 13–20.

Mikiel-Kostyra, K., et al. "Effect of Skin to Skin Contact after Delivery on Duration of Breastfeeding: A Prospective Cohort Study." *Acta Paediatrica* 91 (2002): 1301–6.

Minutes of the Panel on Recommendations Relating to PBB and Nursing Mothers. Lansing, Mich.: Michigan Department of Public Health, 1976.

Mitchell, E. A., et al. "Cot Death Supplement: Results from the First Year of the New Zealand Cot Death Study." *New Zealand Medical Journal* 104 (1991): 71–76.

Morino, C., y Susan M. Winn. "Raynaud's Phenomenon of the Nipples: An Elusive Diagnosis." *Journal of Human Lactation* 23 (2007): 191–93.

Morrow-Tlucak, M., R. H. Haude, y C. B. Ernhart. "Breastfeeding and Cognitive Development in the First Two Years of Life." *Social Science Medicine* 26 (1988): 635–39.

Morse, Janice M., y Margaret J. Harrison. "Social Coercion for Weaning." *Journal of Nurse Midwifery* 32 (1987): 205–10.

Mortensen, E. L., et al. "The Association between Duration of Breastfeeding and Adult Intelligence." *Journal of the American Medical Association* 287 (2002): 2365–71.

Morton, Jane, et al. "Combining Hand Techniques with Electric Pumping Increases Milk Production in Mothers of Preterm Infants." *Journal of Perinatology* 29 (2009): 757–64.

Moscone, S. R., y M. J. Moore. "Breastfeeding During Pregnancy." *Journal of Human Lactation* 9 (1993): 83–88.

Mosko, S., et al. "Infant Arousals during Mother-Infant Bed Sharing: Implications for Infant Sleep and Sudden Infant Death Syndrome Research." *Pediatrics* 100 (1997): 841–49.

Neifert, M. R., y J. M. Seacat. "Contemporary Breastfeeding Management Clinics." *Perinatology* 12 (1995): 319–42.

Nommsen-Rivers, L. A., et al. "Newborn Wet and Soiled Diaper Counts and Timing of Onset of Lactation as Indicators of Breastfeeding Inadequacy." *Journal of Human Lactation* 24 (2008): 27–33.

Oddy, W. H., et al. "Breast Feeding and Respiratory Morbidity in Infancy: A Birth Cohort Study." *Archives of Disease in Childhood* 88 (2003): 224–28.

————. "Association between Breast Feeding and Asthma in 6 Year Old Children: Findings of a Prospective Birth Cohort Study." *British Medical Journal* 319 (1999): 815–19.

Owen, C., et al. "Does Breastfeeding Influence Risk of Type 2 Diabetes in Later Life? A Quantitative Analysis of Published Evidence." *American Journal of Clinical Nutrition* 84 (2006): 1043–54.

————. "Infant Feeding and Blood Cholesterol: A Study in Adolescents and a Systematic Review." *Pediatrics* 110 (2002): 597–608.

Pettit, D. J., et al. "Breastfeeding and the Incidence of Non-Insulin-Dependent Diabetes Mellitus in Pima Indians." *Lancet* 350 (1997): 166–68.

Quigley, M. A., et al. "Breastfeeding and Hospitalization for Diarrheal and Respiratory Infection in the United Kingdom: Millennium Cohort Study." *Pediatrics* 119 (2007): e837–42.

Rayburn, W. F., y J. Zhang. "Rising Rates of Labor Induction: Present Concerns and Future Strategies." *Obstetrics and Gynecology* 100 (2002): 164–67.

Reynolds, A. "Breastfeeding and Brain Development." *Pediatric Clinics of North America* 48 (2001): 159–71.

Rickert, V. I., y C. Merle Johnson. "Reducing Nocturnal Awakening and Crying Episodes in Infants and Young Children: A Comparison Between Scheduled Awakenings and Systematic Ignoring." *Pediatrics* 81 (1988): 203–12.

Righard, L., y M. O. Alade. "Effect of Delivery Room Routines on the Success of First Breastfeed." *Lancet* 336 (1990): 1105–7.

Rinker, B.D., et al. "The Effect of Breastfeeding upon Breast Aesthetics." *Aesthetic Surgery Journal* 28 (2008): 534–37.

Riordan, Jan. *A Practical Guide to Breastfeeding.* St. Louis: C. V. Mosby, 1983.

Riordan, Jan, y Kathleen Auerbach. *Breastfeeding and Human Lactation.* Boston: Jones and Bartlett, 1998.

Riordan, Jan, y Francine Nichols. "A Descriptive Study of Lactation Mastitis in Long-term Breastfeeding Women." *Journal of Human Lactation* 6 (1990): 53–58.

Riordan, Jan, et al. "The Effect of Labor Pain Relief Medication on Neonatal Suckling and Breastfeeding Duration." *Journal of Human Lactation* 16 (2000): 7–12.

Roberts, J. E. "The 'Push' for Evidence: Management of the Second Stage." *Journal of Midwifery and Women's Health* 47 (2002): 2–15.

Roberts, J. E., et al. "The Effects of Maternal Position on Uterine Contractility and Efficiency." *Birth* 10 (1983): 243–49.

Romano, A., y J. Lothian. "Promoting, Protecting, and Supporting Normal Birth: A Look at the Evidence." *Journal of Obstetric, Gynecologic, and Neonatal Nursing* 37 (2008): 94–105.

Rosenblatt, K. A., D. B. Thomas, y WHO Collaborative Study of Neoplasia and Steroid Contraceptives. "Lactation and the Risk of Epithelial Ovarian Cancer." *International Journal of Epidemiology* 22 (1993): 192–97.

Sanchez-Ramos, L., et al. "Expectant Management versus Labor Induction for Suspected Fetal Macrosomia: A Systematic Review." *Obstetrics and Gynecology* 100 (2002): 997–1002.

Satter, Ellyn. *Child of Mine: Feeding with Love and Good Sense.* Palo Alto, Calif.: Bull Publishing, 2000.

Savino, F., et al. "*Lactobacillus reuteri* versus Simethicone in the Treatment of Infantile Colic: A Prospective Randomized Study." *Pediatrics* 119 (2007): e124–30.

Schach, B., y M. Haight. "Colic and Food Allergy in the Breastfed Infant: Is It Possible for an Exclusively Breastfed Infant to Suffer from Food Allergy?" *Journal of Human Lactation* 18 (2002): 50–52.

Simpkin, Penny, y M. O'Hara. "Non-Pharmacologic Relief of Pain during Labor: Systematic Reviews of Five Methods." *American Journal of Obstetrics and Gynecology Supplement* 186 (2002): s131–59.

Souto, Gláucia C., et al. "The Impact of Breast Reduction Surgery on Breastfeeding Performance." *Journal of Human Lactation* 19 (2003): 43–49.

Tita, A. T., et al. "Timing of Elective Repeat Cesarean Delivery at Term and Neonatal Outcomes." *New England Journal of Medicine* 360 (2009): 111–20.

Torvaldsen, S., et al. "Intrapartum Epidural Analgesia and Breastfeeding: A Prospective Cohort Study." *International Breastfeeding Journal* 1 (2006): 24.

Vennemann, M. M., et al. "Does Breastfeeding Reduce the Risk of Sudden Infant Death Syndrome?" *Pediatrics* 123 (2009): e406–10.

Victora, C. G., et al. "Use of Pacifiers and Breastfeeding Duration." *Lancet* 341 (1993): 404–6.

Walker, Marsha. "A Fresh Look at the Risks of Artificial Infant Feeding." *Journal of Human Lactation* 9 (1993): 97–107.

Weintraub, R., G. Hams, M. Meerkin, y A. Rosenberg. "High Aluminum Content of Infant Milk Formulas." *Archives of Disease in Childhood* 61 (1986): 914–16.

Wickizer, Thomas M., Lawrence B. Brilliant, Richard Copeland, y Robert Tilden. "Polychlorinated Biphenyl Contamination of Nursing Mothers' Milk in Michigan." *American Journal of Public Health* 71 (1981): 132–37.

Wilson-Clay, B. "Case Report of Methicillin-Resistant *Staphylococcus aureus* (MRSA) Mastitis With Abscess Formation in a Breastfeeding Woman." *Journal of Human Lactation* 24 (2008): 326–29.

Woolridge, M. W., y Chloe Fisher. "Colic, 'Overfeeding,' and Symptoms of Lactose Malabsorption in the Breast-fed Baby: A Possible Artifact of Feed Management?" *Lancet* 2 (1988): 3828.

LECTURAS COMPLEMENTARIAS RECOMENDADAS

Balaskas, Janet. *Active Birth: The New Approach to Giving Birth Naturally*, rev. ed. Boston: Harvard Common Press, 1992.

Boston Women's Health Book Collective and Judy Norsigian. *Our Bodies, Ourselves: Pregnancy and Birth*. New York: Simon & Schuster, 2008.

Bumgarner, Norma Jane. *Mothering Your Nursing Toddler*. Shaumburg, Ill.: La Leche League International, 2000.

Flower, Hilary. *Adventures in Tandem Nursing: Breastfeeding during Pregnancy and Beyond*. Shaumburg, Ill.: La Leche League International, 2003.

Fraiberg, Selma H. *Los años mágicos*. Alcoy: Marfil, 1969.

Gromada, Karen Kerkhoff. *Mothering Multiples*. Shaumburg, Ill.: La Leche League International, 2007.

Huggins, Kathleen. *The Expectant Parents' Companion: Simplifying What to Do, Buy, or Borrow for an Easy Life with Baby*. Boston: Harvard Common Press, 2006.

Huggins, Kathleen, y Jan Ellen Brown. *The Nursing Mother's Companion Breastfeeding Diary*. Boston: Harvard Common Press, 2010.

Huggins, Kathleen, y Jan Ellen Brown. *25 Things Every Nursing Mother Needs to Know*. Boston: Harvard Common Press, 2009.

Huggins, Kathleen, y Linda Ziedrich. *The Nursing Mother's Guide to Weaning*, rev. ed. Boston: Harvard Common Press, 2007.

Karp, Harvey. *El bebé más feliz del barrio*. México: Océano 2003.

Kleiman, Karen R., and Valerie D. Raskin. *This Isn't What I Expected: Overcoming Postpartum Depression*. New York: Bantam Books, 1994.

Kropp, Tori. *The Joy of Pregnancy: The Complete, Candid, and Reassuring Companion for Parents-to-Be*. Boston: Harvard Common Press, 2008.

Lieberman, Adrienne. *Easing Labor Pain: The Complete Guide to a More Comfortable and Rewarding Birth,* rev. ed. Boston: Harvard Common Press, 1992.

McKenna, James. *Dormir con tu bebé: Una guía para padres sobre el colecho*. Barcelona: Crianza Natural, 2009.

Pantley, Elizabeth. *El sueño del bebé sin lágrimas*. Barcelona: Ediciones Medici, 2009.

Pryor, Gale y Kathleen Huggins. *Nursing Mother, Working Mother*, rev. ed. Boston: Harvard Common Press, 2007.

Robertson, Laurel, Carol Flinders, y Brian Ruppenthal. *The New Laurel's Kitchen*. Berkeley: Ten Speed Press, 1986.

Sears, William, Martha Sears, Robert Sears, y James Sears. *The Baby Book: Everything You Need to Know About Your Baby from Birth to Age Two*, rev. ed. Boston: Little, Brown and Company, 2003.

Simkin, Penny. *The Birth Partner: A Complete Guide to Childbirth for Dads, Doulas, and All Other Labor Companions*, 3rd ed. Boston: Harvard Common Press, 2007.

Simkin, Penny, Janet Whalley, and Ann Keppler. *El embarazo, el parto y el recién nacido: Guía completa*. Barcelona: Ediciones Medici, 2006.

Vartabedian, Bryan. *Colic Solved: The Essential Guide to Infant Reflux and the Care of Your Crying, Difficult-to-Soothe Baby*. New York: Ballantine Books, 2007.

ÍNDICE TEMÁTICO